高等医学院校系列教材

麻醉机能实验学

第2版

主　编　戴体俊　张咏梅　秦迎松

副主编　曹　红　张　红　曲梅花

编　委　戴体俊　张咏梅　秦迎松　曹　红
　　　　张　红　曲梅花　章　卓

编　者　（以姓名笔画为序）
　　　　丁俊明　马　涛　王　丹　王海英
　　　　邓胜利　曲梅花　刘功俭　刘金东
　　　　齐敦益　李　波　李荣建　张　红
　　　　张　洋　张咏梅　武静茹　金英良
　　　　孟　晶　孟　雷　赵文静　姜　鲜
　　　　秦迎松　秦榜勇　郭忠民　黄水平
　　　　曹　红　章　卓　蔡回钧　戴体俊

科学出版社

北　京

内 容 简 介

本教材把麻醉学专业的生理学、病理生理学、药理学、麻醉生理学、麻醉药理学、危重病医学和临床麻醉学的实验教学内容有机地整合起来，并突出麻醉学特色及基础和临床的结合，命名为“麻醉机能实验学”本课程共分三部分。第一部分为机能实验学基础，主要介绍机能实验学的基本知识和技能；第二部分为基础性、综合性实验，即精选7门课程中的代表性实验，重新组合，设计成跨学科的综合性实验；第三部分为学生自行选题、自行设计、自行完成的探索性实验，安排在学生完成基础性、综合性实验以后，进行探索性实验。在教师指导下，本科生自行完成查阅文献、立题、课题设计、实验操作、资料处理、论文撰写、宣读和投稿，从而接受一次虽较粗浅、但较为规范的科研训练，提高实践创新能力。

本教材是麻醉学专业第一本机能实验学教材，在徐州医学院试用多年，效果良好，被评为“江苏省精品教材”。本教材主要供麻醉学专业机能学实验教学使用，亦可供其他医药学专业机能学实验教学参考。由于很多内容根据我们的科研工作编写，故本教材也可供麻醉学工作者从事科学研究参考。

图书在版编目（CIP）数据

麻醉机能实验学 / 戴体俊，张咏梅，秦迎松主编. —2版. —北京：科学出版社，2016.1

ISBN 978-7-03-046710-2

Ⅰ. ①麻… Ⅱ. ①戴… ②张… ③秦… Ⅲ. ①麻醉学–实验医学–医学院校–教材 Ⅳ. ①R614-33

中国版本图书馆 CIP 数据核字(2015)第 321940 号

责任编辑：胡治国 / 责任校对：郭瑞芝
责任印制：李　彤 / 封面设计：陈　敬

科学出版社 出版
北京东黄城根北街16号
邮政编码：100717
http://www.sciencep.com
北京凌奇印刷有限责任公司 印刷
科学出版社发行 各地新华书店经销
*
2010年1月第　一　版　　开本：787×1092　1/16
2016年1月第　二　版　　印张：18 1/2
2023年1月第九次印刷　　字数：438 000

定价：76.00元

(如有印装质量问题，我社负责调换)

第2版前言

《麻醉机能实验学》(第1版)2009年出版后在徐州医学院使用，深受学生欢迎。我院本科生已完成论文千余篇，本科生为第一作者的在省级期刊、核心期刊发表论文百余篇。传统的医学教育缺少科研培养，医学本科毕业生没有毕业论文及毕业设计要求。我们的实践表明，医学本科生应该做科研，也能够做科研！本书在2011年被评为江苏省精品教材。《麻醉机能实验学》(第1版)送给几所开办麻醉学专业较早、较好的兄弟院校(温州医科大学、遵义医学院、潍坊医学院、四川医科大学等)审阅，他们也觉得本书很有特色，是国内唯一的麻醉学机能实验学，对培养医学生的实践、创新能力颇有帮助，愿意参加此书修订，不仅提出修订意见，还提供他们学校正在使用的、效果较好的实验充实本书，特此感谢!

在“大众创新、万众创业”的今天，我们感到有必要对此书进行修订。我们采纳了学生、教师及兄弟院校的意见，主要是订正错误，删除陈旧内容，增加兄弟院校的精品实验，把常用实验仪器放到附录中。希望使用者能继续爱护本书，把发现的问题、意见与建议及时反馈给我们，以便我们改进，使本书日臻完善并推广到其他医学院校。

编　者

2015年6月

第1版前言

中共中央、国务院《关于深化教学改革、全面推进素质教育的决定》指出“高等教育要重视培养大学生的创新能力、实践能力和创业精神，普遍提高大学生的人文素养和科学素质”，这应该是我们实验教学改革的指导思想。

麻醉学专业以往的生理学、病理生理学、药理学、麻醉生理学、麻醉药理学、危重病医学和临床麻醉学教学以传授知识为主，实验教学附属于理论教学，实验内容侧重于演示现象、验证理论，忽视了能力与素质的培养。这7门实验课按阶段分科进行，学科间难以互相交叉、渗透与融合，实验内容有很多不必要的重复。学时虽多，但学生动手实践机会少，更缺乏自行设计、自行完成实验的科学训练。仪器设备重复购置，但利用率不高，投资的效益低，仪器更新换代困难。因此，实验技术水平与教学质量难以迅速提高，必须加以改革。

为培养高质量的麻醉医学专门人才，必须注重素质教育，将传授知识、培养能力与提高素质融为一体，以适应科技飞速发展与社会主义建设的需要。

扬州大学医学院与承德医学院先后从1985年及1990年开始，把生理学、病理生理学与药理学三门教学实验课有机地组合成一门“机能实验学”。原中山医科大学从1996年秋起开展“创建跨学科、多层次生理科学实验课的研究”。该研究先后在教育部与卫生部“高等医学教育面向21世纪教学内容和课程体系改革计划”中立项并得到资助。其他不少医学院校也进行了类似的改革，取得了丰富的经验和突出的成绩。多年的教改实践与探索表明，机能学科教学实验课三合而一，独立开课、独立考核，以培养学生综合素质与能力为主要目的，大大调动了学生学习的积极性。在教学中以教师为主导，以学生为主体，促进学生个性的发展，促进教师对学生的因材施教，促进了师生双向交流，对培养学生的综合素质、创新精神与多种能力起了极大的促进作用。这一机能学科教学实验改革的大方向已为教育部、卫生部所肯定。

徐州医学院在全国最早开设麻醉学本科专业，并获得国家级教学成果一等奖。考虑到麻醉学专业的特点，我们学习兄弟院校的经验，把融合的课程由3门扩大为7门，并突出麻醉学特色以及基础和临床的结合，命名为“麻醉机能实验学”。本课程共分三部分。第一部分为机能实验学基础，主要介绍机能实验学的基本知识和技能；第二部分为基础性、综合性实验，即精选7门课程中的代表性实验，重新组合，设计成跨学科的综合性实验；第三部分为学生自行选题、自行设计、自行完成的探索性实验，安排在学生完成基础性、综合性实验以后进行。在教师指导下，本科生自行完成查阅文献、立题、课题设计、实验操作、资料处理、论文撰写、宣读和投稿。目的是让学生经历一次初步科研工作的实践，接受一次虽较粗浅、但比较规范的科研训练，提高综合素质、自学能力、动手操作能力、科学思维能力、语言及文字表达能力、协调公关能力、创新与创业能力……

本教材从实验学角度编排内容，每一系列实验先概述，后为各个具体实验。让学生先了解每类实验的共性，掌握一般规律，然后进行具体实验。教材内容由浅入深，循序渐进。其中，部分实验是本实验室近20年来开设的、效果较好、简便易行且在本实验室能够实施的。有些实验可供同学们进行探索性实验时借鉴、参考的，以便举一反三、再做创新。

自2003年以来，我们开设“麻醉学专业机能实验学”已7年。课程要求每位本科生完成一篇实验设计，每小组撰写论文1篇，迄今已撰写论文300余篇，本科生以第一作者在省级以上刊物发表科研论文70余篇。徐坤同学的论文“模拟网吧环境对小鼠学习记忆能力的影响”在《徐州医学院学报》发表后，被《人民日报》等40几家媒体报道。2004年以来，我们的相关研究先后获徐州医学院教学成果一等奖3项、二等奖1项。2006年我们“麻醉药理学”课程被评为江苏省二类精品课程；戴体俊教授牵头申报的我院机能学实验中心被评为“江苏省高等学校基础课实验教学示范中心”。我们主持的“麻醉学专业机能实验学的创建与研究”获江苏省教育厅立项并已顺利结题，评价甚好。以我们的工作为重要组成部分的我院“麻醉学专业人才培养模式创新实验基地”被评为“2008年省级高等教育人才培养模式创新实验基地”。我们发表教育教学论文30余篇。戴体俊教授被评为江苏省高等学校教学名师。本书的前身——《麻醉学专业机能实验学》(徐州医学院内部印刷)被评为省重点立项建设的精品教材。

曹红教授原为徐州医学院麻醉学系副主任、本书副主编，几年前调任温州医学院麻醉学系副主任。其他编者均为徐州医学院教师。

在本教材编写期间，得到了院系领导的亲切关怀与帮助，也得到了相关部门的大力支持与指导。由于是初次尝试，编者水平有限，加上编写时间仓促，不足之处在所难免。我们衷心希望采用本教材的教师、学生随时提出批评意见，以便在本教材再版时加以改进。

编　者

2009年10月

目　录

第一部分　机能实验学基础

第一章　绪　　论

第一节　机能实验学概述

医学基础课通常分为形态学科和机能学科。机能学科包括生理学、药理学、病理生理学等课程，主要研究机体的正常机能、疾病发生发展的规律及药物与机体的相互作用等。机能实验学就是研究上述内容的实验性学科。鉴于生理学、药理学、病理生理学都是研究“生理机能”的，故早就包涵于广义的生理科学(生理科学还包括生理物理学、营养学、生物化学、免疫学等)之内。传统的机能学科的实验教学是分散进行的，通常是验证本学科的理论内容。其优点是理论教学与实验联系密切，但弊端甚多(见“前言”)。随着教育观念的转变，医学教育改革逐步深入，人们越来越认识到以往实验教学的局限性，而开始探索改革。机能学科实验教学改革的主要形式就是把生理学、药理学与病理生理学三门课程的教学实验内容从各学科脱离出来，重新组合成一门新的学科——实验生理科学(experiment physiological science)或机能实验学。这一探索对转变教育观念、更新教学内容、提高师资水平、改革管理体制和创建新型教学模式等方面都做出了积极的贡献。十几年来，越来越多的医学院校加入了这一改革行列，大量的实践表明，尽管还存在一些问题，但改革的方向是正确的，成绩是巨大的。

由于麻醉学专业的 7 门课程(生理学、药理学、病理生理学、麻醉生理学、麻醉药理学、危重病医学、临床麻醉学)的实验课多与“机能”有关，共性甚多，所以我们在学习兄弟单位经验的基础上，把融合的课程由 3 门扩大到 7 门，并突出了麻醉学的专业特色及基础与临床的结合。考虑到这已超出了生理科学的范畴，故命名为“麻醉机能实验学”。希望通过这门课程，使学生受到一次虽然粗浅、但较为完整的科学研究训练，更好地达到传授知识、培养能力、提高素质等目的。

目前，机能实验学在课程体系、教学内容、教学手段和培养目标等方面已积累了一定的经验，已成为一门重要的医学基础课程。但这门学科毕竟还很年轻，还有很多未知领域需要探索，必须经过长时间的艰苦努力才能逐渐成熟，故我们仍需不断实践、不断总结，以使它日臻完善。

第二节　机能实验学的目的和要求

一、目　　的

(1)了解机能实验学的概念、内涵、三大部分内容及开设机能实验学的意义。

(2)进行较为完整的科学研究训练，了解科学研究的基本程序。

(3)掌握机能学实验的基本知识、基本技能，包括已开出的实验方法、常用的仪器设备、基本操作技能、常用的实验设计和统计方法等。

(4)提高动手能力、自学能力、科学思维能力、语言及文字表达能力、团结协调能力、公关能力、创新和创业能力等。

二、要　　求

1. 实验前

(1)仔细阅读本课程和有关课程的讲义，了解实验的目的、设计思路、要求、步骤和操作程序。充分理解实验设计原理，预测实验结果。

(2)设计好实验原始记录的表格及写好对本实验分析讨论的发言提纲。

(3)结合实验内容复习有关理论。

(4)未预习者不得参与实验。

2. 实验时

(1)必须穿工作服并遵守课堂纪律，准时到达实验室，中途因故外出或早退应向教师请假。

(2)保持实验室的整齐、清洁，实验器材的安放力求整齐、稳当、有条不紊，不必要的物品不要带进实验室，书包等杂物应放于边台或抽屉内。

(3)保持实验室安静，不要高声谈笑，不得进行与实验无关的活动。

(4)爱护公共财物，各组仪器和器材由各组使用，不得与别组调换，以免混乱。如遇仪器损坏或机件不灵，应报告教师或技术人员进行处理。

(5)按照实验步骤，认真操作，注意保护实验动物和标本，节省实验器材和药品。

(6)注意安全，严防触电、火灾、被动物咬伤及中毒事故的发生。

(7)仔细、耐心地观察实验过程中出现的现象，及时、客观地记录实验结果，并加上必要的文字注释，有时还需要绘制图形或曲线进行分析。实验中的每项结果都应随时记录，必要时可进行描记、照相等，不可单凭记忆，以免发生错误或遗漏，更不可随意修改。实验报告中应尽可能使用原始结果，若原始记录图只有一份，其他同学可采用复印等办法加以解决。应培养严谨求实的科学作风。

(8)对实验中取得的结果做如下思考：①取得了什么结果?②为什么出现这种结果?③这种结果有什么理论或实际意义?④出现非预期结果的原因是什么?

3. 实验后

(1)将实验用具整理就绪，所用器械冲洗干净，交还借用的器械。如果器械有损坏或短少，应立即报告负责教师。

(2) 动物尸体、标本、纸片和废品应放到指定地点，不要随地乱丢，严禁丢到水池中，以免堵塞排水管。抹干净实验台。某些试剂或药品可能有毒，或混合后会产生某种毒性，或可能会污染环境，应听从教师的安排，注意安全，适当存放或进行必要的处理。严禁乱放乱弃。要树立牢固的自身安全和环境保护意识。

(3) 值日生应搞好实验室的清洁卫生工作，离开实验室前应关灯、关窗、关水龙头。

(4) 整理实验结果。

(5) 认真撰写实验报告，按时交负责教师评阅。

第三节 实验室守则

一、实验室守则

(1) 实验室是进行教学、科研和培养人才的重要基地，是办好学校的基本条件。所有实验室工作人员和进入实验室的学生及其他人员均应遵守本守则。

(2) 实验室实行主任责任制。实验室主任全面负责实验室教学、科研、建设和管理。未经实验室负责人同意，非本室人员不得在实验室内做实验。任何人不得将仪器设备私自带出实验室。

(3) 实验室工作人员及学生均应爱护仪器设备，节约实验材料，严格按照操作规程操作。仪器设备的账、卡、物必须一致。要保证仪器设备有较高的完好率。

(4) 使用大型精密仪器前需经培训合格，方能上岗。五万元以上的仪器设备要建立技术档案，准确记录使用、损坏、维修等情况。

(5) 实验室必须保持安静、整洁，仪器设备要摆放整齐，定期进行检查保养。

(6) 必须重视安全工作，执行各项安全制度，加强防火、防爆、防盗、防污染等措施。实验室内严禁吸烟。

(7) 仪器设备如有损坏要及时报告、登记、处理，一旦发生事故要及时采取措施，如实上报。

(8) 要建立安全值班制度，实验完毕或下班前要做好整理工作，关闭电源、水源及门窗，并进行安全检查。

(9) 对违反本守则和有关规章制度造成事故的，要认真追究当事人的责任，严肃处理。

二、生物机能实验系统管理规定

(1) 生物机能实验系统由计算机和实验教学软件系统组成。在使用该系统前应仔细阅读实验指导中的操作说明。

(2) 只有在实验教学内容中涉及信号处理时方可启用该系统。

(3) 使用该系统时，不得擅自进入其他系统；不得随意改动计算机的任何设置；不得利用该系统进行任何与本实验教学无关的操作；不得在实验室计算机上运行外来软盘和光盘。

(4) 进入生物机能实验系统后，按实验指导中指定的路径选择实验项目及操作方式；信号采集过程中，可根据提示选择数据处理方式。实验完毕后，按指导教师的要求处理实验结果，并按提示的路径退出该系统。

(5)凡擅自进入其他系统或更改计算机设置或进行与本实验教学无关的操作或使用外来软盘和光盘者，一经发现，取消其本次实验资格，并赔偿由此造成的所有损失；对两次以上违反规定者，取消其实验课上课资格。

第四节 实 验 报 告

实验中应对实验的条件、实验结果、有可能出现的异常现象等进行客观详尽的记录。实验记录的结果必须进行整理和分析，以揭示其变化的规律性，探索这些自然规律的成因。

实验中得到的结果数据，一般叫做原始资料，可分两大类，一类是计量资料，以数值大小来表示某种变化的程度，如血压值、呼吸频率、尿量、血流量等。这类资料可从测量仪器中读出，也可通过测量所描记的曲线而得到。另一类是计数材料，是清点数目所得到的结果，如动物实验中记录动物存活或死亡数目等。实验中必须注意记录对照资料。

凡属曲线记录的实验，应对记录的曲线图进行整理，在图上标注说明，要有刺激记号、时间记号等。

凡属于测量性质的结果，如高低、长短、快慢、轻重、多少等，必须进行测量，以正确的单位和数值定量，并把测量的数值列成表格。

做表格时应事先周密考虑，一般将观察的项目列于表的左侧，由上而下逐项填入。

表的右侧可按时间或数量变化的顺序或观察指标的不同由左至右逐格写入。必要时可根据表格的数值绘图。

为了使实验数值更明确可靠，往往需要有一定数量标本的结果，并进行统计学处理，找出其规律性，有关统计方法参考有关章节或参考书。

每次实验均要求写出实验报告。实验报告应注意文字简洁，正确使用标点符号。实验报告的格式和要求如下。

(1)姓名、班次、组别(此项可写在实验报告本的封面)。

(2)实验序号和题目。注明日期、室温。

(3)实验目的(要求尽可能简洁、清楚)。

(4)实验对象。

(5)实验方法(如与实验指导相同，可省略)。

(6)实验结果。把经过处理的结果写上(多采用表格式)并附上原始资料(包括记录的曲线图)。

(7)讨论：对实验结果进行科学的分析，分析推理要有根据，实事求是，符合逻辑，并在分析实验结果的基础上推导出恰如其分的结论，而不是用现成的理论对实验结果做一般性的解释。如果本实验未能揭示实验结果产生的原因，则可用已知的理论知识加以必要的解释。如需参考课外读物，应注明出处。书写讨论部分应严肃认真，不应盲目抄袭书本或别人的实验报告。

(8)结论：是对实验结果进行分析后所得到的概念或论点。结论应与本实验的目的相呼应，本实验未能验证的内容不要写到结论中，也不要罗列具体的经过或重复讨论的内容。结论的文字要精炼。

第二章 动物实验

第一节 实验动物的种类

“实验动物”是为实验研究而科学培育、控制微生物背景和遗传背景的动物。这些个体具有较好的遗传均一性、对外来刺激的敏感性和实验再现性，用于生命科学、医药、农业、竣工、宇航和食品卫生等领域研究。常用实验动物的种类及其特点如下。

一、青蛙与蟾蜍

两者均属于两栖纲、无尾目，是教学实验中常用的小动物。其心脏在离体情况下仍会有节奏地搏动很久，常用于心脏生理、病理和药理学实验。其坐骨神经-腓肠肌标本可用来观察各种刺激或药物对周围神经、横纹肌或神经肌肉接头的作用。蛙舌与肠系膜是观察炎症反应和微循环变化的良好标本。此外，蛙类还能用于水肿和肾功能不全实验。

二、小 白 鼠

哺乳纲、啮齿目、鼠科，是医学实验中用途最广泛和最常用的动物。因其繁殖周期短，产仔多、生长快、饲养消耗少、温顺易捉、操作方便，又能复制出多种疾病模型，适用于需大量动物的实验，如药物的筛选、半数致死量或半数有效量的测定等；也适用于避孕药、缺氧、抗肿瘤药等方面的研究。

三、大 白 鼠

鼠科，性情不如小白鼠温顺。受惊时表现凶恶，易咬人。雄性大白鼠间常发生殴斗和咬伤。其具有小白鼠的多种优点。用途广泛，如用于胃酸分泌、胃排空、水肿、炎症、休克、心功能不全、黄疸、肾功能不全等的研究。观察药物抗炎作用时，常利用大白鼠的踝关节进行实验。

四、豚 鼠

豚鼠又名天竺鼠、荷兰猪，哺乳纲、啮齿目、豚鼠科，性情温顺。因其对组胺敏感，并易于致敏，故常选用于抗过敏药，如平喘药和抗组胺药的实验；又因它对结核菌敏感，故也常用于抗结核病药的治疗研究；也常用于离体心房、心脏实验和钾代谢障碍、酸碱平衡紊乱的研究。

五、家　　兔

家兔属哺乳纲、啮齿目、兔科。品种很多，常用的有：①青紫蓝兔，体质强壮，适应性强，易于饲养，生长较快；②中国白兔，抵抗力不如青紫蓝兔强；③新西兰白兔，是近年来引进的大型优良品种，成熟兔体重在4～5.5kg；④大耳白兔，耳朵长大，血管清晰，皮肤白色，但抵抗力较差。

家兔性情温顺，便于静脉注射、灌胃和取血，是实验中最常用的动物之一。广泛用于发热及热源研究，胆固醇代谢和动脉粥样硬化，眼科学及免疫学研究，皮肤过敏反应，心血管和慢性肺源性心脏病，生殖生理与胚胎学，微生物研究及血压、呼吸、尿生成等多种实验，还可用于钾代谢障碍、酸碱平衡紊乱、水肿、炎症、缺氧、发热、DIC、休克、心功能不全等研究。

六、猫

猫属哺乳纲、食肉目、猫科。猫的血压比较稳定，而兔的血压波动较大，故观察血压反应猫比兔好。猫也用于心血管药和镇咳药的实验。

七、狗

狗属哺乳纲、食肉目、犬科，嗅觉灵敏，对外环境适应力强，血液、循环、消化和神经系统均很发达，与人类较接近，易于驯养，经过训练能很好地配合实验。适用于许多急、慢性实验，尤其是慢性实验，是最常用的大动物。常用于实验外科学研究，失血性休克、各种消化道和腺瘘(食管瘘、肠瘘、胃瘘、胆囊瘘等)、肾性高血压模型、大脑皮质定位、条件反射、药理毒理学实验、肾盂肾炎、青光眼、狂犬病等研究。但由于价格较昂贵，故教学实验中对于血压、酸碱平衡、DIC、休克等大实验，不如一些中小动物常用。

第二节　实验动物的品系

实验动物学成为一门学科，是近几十年才发展起来的。从20世纪20年代才开始培育近交系动物。因此，关于实验动物品系的分类命名，尚待统一明确。

一、按遗传学特征分类

1. 近交系　一般是指经至少连续20代以上全同胞兄弟姊妹或亲子(子女与年青的父母)进行交配，而培养出来的遗传基因纯化的品系。因全同胞兄弟姊妹交配较为方便而多被采用。如以杂种亲本作为基代开始用上述近交方式，至少要连续繁殖20代才初步育成近交系。因到此时基本接近纯化，品系内个体间差异很小。一般用近交系数(F)代表纯化程度，全同胞兄弟姊妹近交一代可使异质基因(杂合度)减少19%，即可使纯化程度增加19%。全同胞兄妹或亲子交配20代纯合度的理论值可达F=98.6%。然而纯与不纯仅从近交系数来说明并不足为凭。还要用许多检测遗传学纯度的方法加以鉴定。人们曾经习惯用“纯种”称呼近交系。

到 1980 年为止，近交系小白鼠已有 250 个品系。小白鼠、大白鼠等一些实验动物近交系的育成，大大促进了生物医学实验研究的发展。尤其对于肿瘤研究的进展起到更重要的作用。

2. 突变品系　在育种过程中，由于单个基因的突变，或将某个基因导入，或通过多次回交“留种”，而建立一个同类突变品系。此类个体具有同样遗传缺陷或病态，如侏儒、无毛、肥胖症、肌萎缩、白内障、视网膜退化等。现已培育成的自然具有某些疾病的突变品系有：贫血鼠、肿瘤鼠、白血病鼠、糖尿病鼠。高血压鼠和裸鼠(无胸腺无毛)等。这些品系的动物大量应用于相应疾病的防治研究，具有重大的价值。

3. 杂交一代　由两个近交系杂交产生的子一代称为杂交一代。它既有近交系动物的特点，又获得了杂交优势。杂交一代具有旺盛的生命力、繁殖率高、生长快、体质健壮、抗病力强等优点。它与近交系动物有同样的实验效果。杂交一代又称为系统杂交性动物。

4. 封闭群　在同一血缘品系内，不以近交方式而进行随机交配繁衍，经 5 年以上育成的相对维持同一血缘关系的种群。我国已大量繁殖封闭群新西兰白兔和封闭群青紫蓝兔，可用于教学科研实验。

5. 非纯系　即一般任意交配繁殖的杂种动物。杂种动物具有旺盛的生命力，适应性强，繁殖率高，生长快，易于饲养管理。个体差异大，反应性不规则，实验结果的重复性差。但其中包含有最敏感的与最不敏感的两种极端的个体，适用于筛选性实验。杂种动物比较经济，在教学实验中最常用。

二、按微生物学特征分类

1. 基础动物(conventional animal，CV)　即在开放环境中饲养的普通动物，对微生物控制要求最低，其体表内带有多种微生物，甚至带有病原微生物，但不携带人畜共患病和动物烈性传染病院的动物。常用于教学实验、某些科学研究预实验，不用于科研、生产和检定。

2. 清洁动物(clean animal，CL)　该类动物饲养与半屏障环境中，除不携带基础动物要求的病菌，还不携带对动物危害大和科学研究干扰大的病原，是按我国国情设定的一类动物，用于科研的标准实验动物。

3. 无特殊病原体动物(specific pathogen free animal，SPF)　来源于无菌动物或悉生动物，不携带对科学实验干扰大的病原体，主要用于科学研究，是国际上公认的标准级别动物。

4. 无菌动物(germ free animal，GF)　是指用现有手段在动物体内外任何部位都检不出微生物、寄生虫的实验动物。这种动物系在无菌条件下剖腹取出，又饲养在无菌的、恒温、恒湿的隔离条件下，食品饮料等全部无菌。

5. 悉生动物(gnotobiotic animal，GN)　又称已知菌动物，指从无菌动物体内置入抑制微生物的动物。饲养与隔离环境中，与无菌动物属于一个级别。

第三节　实验动物的选择

实验目的不同，专业不同，选择的动物也不一样，在实验研究中使用相应的种属、品系和个体实验动物，是实验研究成败的关键之一。教学实验的动物数量较少，因而实验动物选择正确与否更为重要。

一、种属的选择

在选用实验动物时，尽可能选择其结构、功能和代谢特点接近于人类的动物。不同种属的动物对于同一致病刺激物和病因的反应也不同。例如，过敏反应或变态反应的研究宜选用豚鼠。因为豚鼠易于致敏。动物对致敏物质的反应程度的强弱大致为：豚鼠>家兔>狗>小白鼠>猫>青蛙。因家兔体温变化灵敏，故常用于发热、热原检定、解热药和过热的实验。狗、大白鼠、家兔常用于高血压的研究。肿瘤研究则大量采用小白鼠和大白鼠。研究主动脉神经的作用时，常选用家兔，因为该神经在家兔颈部有很长一段自成一束(又称减压神经)。又如妊娠试验常用雄蛙以便于观察激素的排精作用。

二、品系的选择

同一种动物的不同品系，对同一致病刺激物的反应也不同。例如，津白Ⅱ号小鼠容易致癌。津白Ⅰ号小鼠就不易致癌。再如，以嗜酸粒细胞为变化指标，C57BL 小鼠对肾上腺皮质激素的敏感性比 DBA 小鼠高 12 倍。

三、个体的选择

同一品系的实验动物，对同一致病刺激物的反应存在着个体差异。造成个体差异的原因与年龄、性别、生理状态和健康情况有关。

1. 年龄 年幼动物一般较成年动物敏感。应根据实验目的选用适龄动物。动物年龄可按体重大小来估计。急性实验选用成年动物。大体上，成年小白鼠为 20～30g；大白鼠为 180～250g；豚鼠为 450～700g；兔为 2.2～2.5kg；猫为 1.5～2.5kg；狗为 9～15kg。慢性实验最好选用年轻一些的动物。减少同一批实验动物的年龄差别，可以增加实验结果的正确性。

2. 性别 实验证明，不同性别对同一致病因素的反应也不同。例如，心脏再灌注综合征实验与氨基半乳糖实验性肝细胞黄疸实验用雄性大白鼠比雌性大白鼠容易成功。

因此，在实验研究中，即使对性别无特殊需要时，在各组中仍宜选用雌雄各半。如已证明无性别影响时，亦可雌雄不拘。

3. 生理状态 动物的特殊生理状态，如妊娠、授乳期机体的反应性有很大变化。在个体选择时，应该予以考虑。

4. 健康情况 实验证明，动物处于衰弱、饥饿、寒冷、炎热、疾病等情况下，实验结果很不稳定。健康情况不好的动物，不能用作实验。判定哺乳动物健康状况的外部特征如下。

(1)一般状态：发育良好，眼睛有神，爱活动，反应灵活，食欲良好。

(2)头部：眼结膜不充血，瞳孔清晰。眼鼻部均无分泌物流出。呼吸均匀，无啰音，无鼻翼翕动，不打喷嚏。

(3)皮毛：皮毛清洁柔软而有光泽，无脱毛，无蓬乱现象。皮肤无真菌感染表现。

(4)腹部：不膨大，肛门区清洁无稀便，无分泌物。

(5)外生殖器：无损伤，无脓痂，无分泌物。

(6)爪趾：无溃疡，无结痂。

第四节　实验动物的编号、捉拿与固定

一、实验动物的编号

实验时，为了分组和辨别的方便，常需事先为实验动物进行编号。狗、兔等大动物可用特制的铝号码牌固定于耳上。白色家兔和小动物可用黄色苦味酸溶液涂于身体特定部位的毛上标号。例如，编号 1～10 将小白鼠背部分前肢、腰部、后肢的左、中、右部共九个区域，从右到左为 1～9 号，第 10 号不涂黄色(图 1-2-1)。

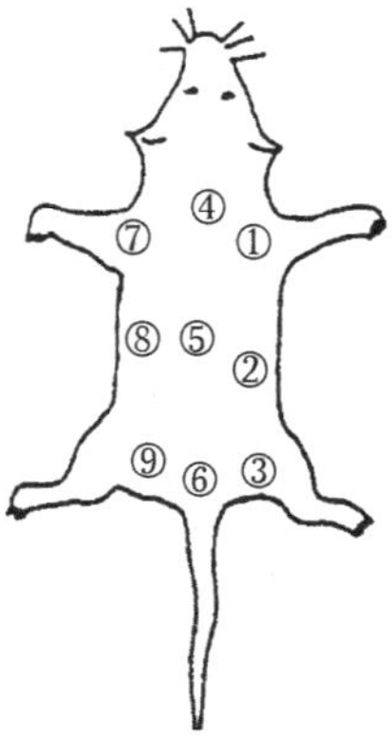

图 1-2-1　小白鼠背部的编号

二、实验动物的捉拿方法

1. 蛙和蟾蜍　用左手握持动物，以示指和中指夹住双侧前肢。捣毁脑和脊髓时，左手示指和中指夹持蛙或蟾蜍的头部，右手将探针经枕骨大孔向前刺入颅腔，左右摆动探针捣毁脑组织。然后退回探针向后刺入椎管内破坏脊髓。固定方法根据实验要求而定。

2. 小鼠　捉拿法有两种：一种是用右手提起尾部，放在鼠笼盖或其他粗糙面上，向后上方轻拉，此时小鼠前肢紧紧抓住粗糙面，迅速用左手拇指和示指捏住小鼠颈背部皮肤并用小指和手掌尺侧夹持其尾根部固定手中；另一种抓法是只用左手，先用拇指和示指抓住小鼠尾部，再用手掌尺侧及小指夹住尾根，然后用拇指及示指捏住其颈部皮肤。前一方法简单易学，后一方法难，但捉拿快速，给药速度快(图 1-2-2)。

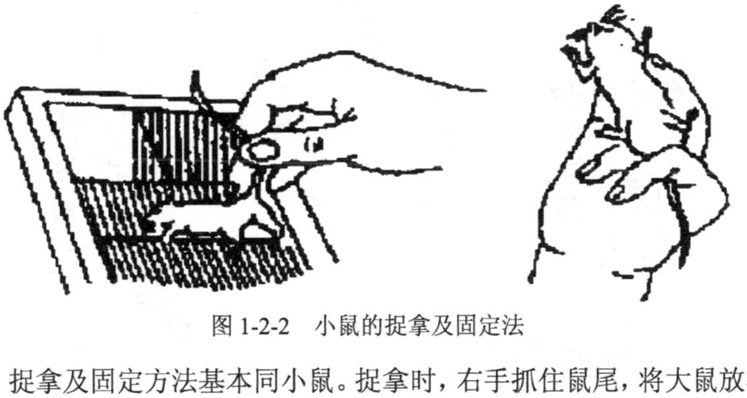
图 1-2-2　小鼠的捉拿及固定法

3. 大鼠　捉拿及固定方法基本同小鼠。捉拿时，右手抓住鼠尾，将大鼠放在粗糙面上。左手戴上防护手套或用厚布盖住大鼠。抓住整个身体并固定其头部以防咬伤，捉拿时勿用力过大过猛，勿捏其颈部，以免引起窒息。大鼠在惊恐或激怒时易将实验操作者咬伤，在捉拿时应注意(图 1-2-3)。

4. 豚鼠　捉拿时以拇指和中指从豚鼠背部绕到腋下抓住豚鼠，另一只手托住其臀部。体重小者可用一只手捉拿，体重大者捉拿时宜用双手(图 1-2-4)。

5. 家兔　捉拿时一手抓住其颈背部皮肤。轻轻将兔提起，另一手托住其臀部(图 1-2-5)。

6. 猫 捉拿时先轻声呼唤，慢慢将手伸入猫笼中，轻抚猫的头、颈及背部，抓住其颈背部皮肤并以另一手抓其背部。如遇凶暴的猫，不让接触或捉拿时，可用套网捉拿。操作时注意猫的利爪和牙齿，勿被其抓伤或咬伤，必要时可用固定袋将猫固定。

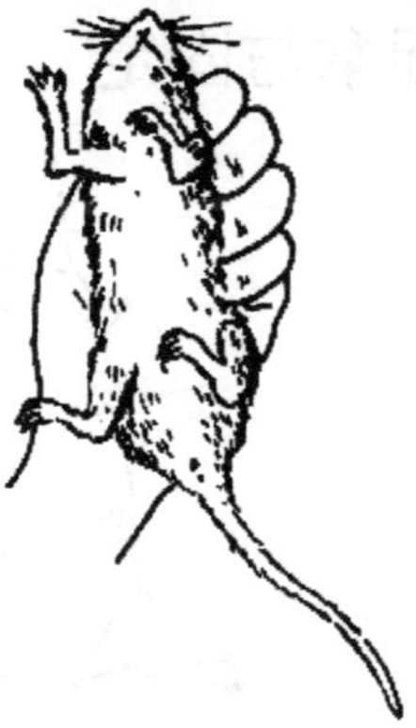

图 1-2-3 大白鼠抓取方法

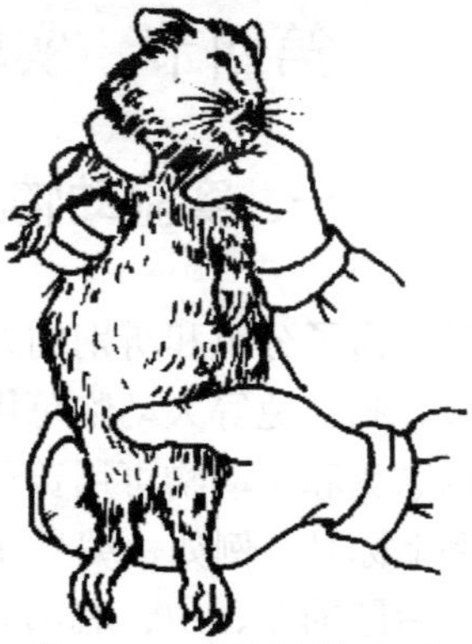

图 1-2-4 豚鼠抓取方法

三、实验动物的固定

(一)狗的固定方法

1. 狗的捆绑 在麻醉和固定狗时，为避免其咬人，应事先将其嘴捆绑。方法如下：用一根粗绳兜住下颌，在上颌打一结(此处亦可不打结，打结时勿激怒动物)，然后将两绳端绕向下颌再作一结，最后将两绳端引至耳后部，在颈项上打第三结，在该结上再打一活结(图 1-2-6)。捆绑狗嘴的目的是避免其咬人，故动物进入麻醉状态后，应立即解绑，尤其

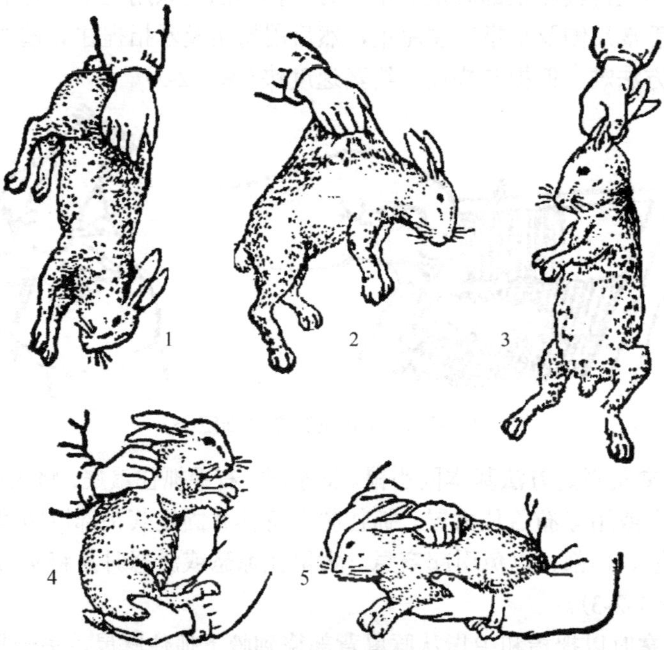

图 1-2-5 抓兔方法

1、2、3 均为不正确的捉取方法(1.可伤两肾；2.可造成皮下出血；3.可伤两耳)；4、5 为正确的捉取方法。颈后部的皮厚可以抓，并用手托住兔体

是用乙醚麻醉时更应特别注意。因为狗嘴被捆绑后，动物只能用鼻呼吸，如果此时鼻腔有多量黏液填积，就可能造成窒息。有些麻醉药可引起呕吐，尤应注意。

2. 头部的固定　麻醉完毕后，将动物固定在手术台或实验台上。固定的姿势，依手术或实验种类而定，一般多采取仰卧位或俯卧位。前者便于进行颈、胸、腹、股等部的实验，后者便于脑和脊髓实验。固定狗头用特别的狗头夹。狗头夹(图 1-2-7)为一圆铁圈，圈的

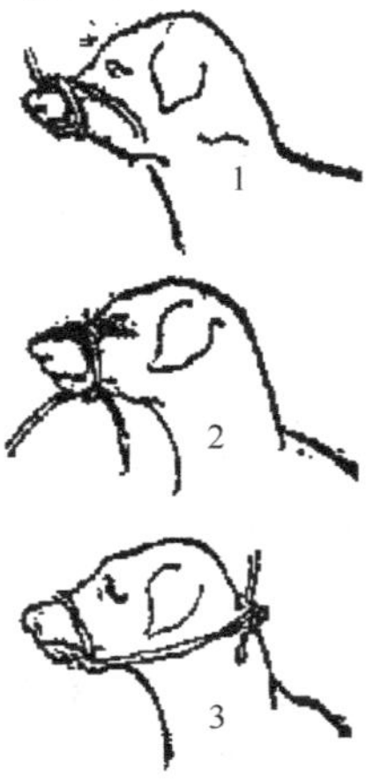

图 1-2-6　捆绑狗嘴的步骤

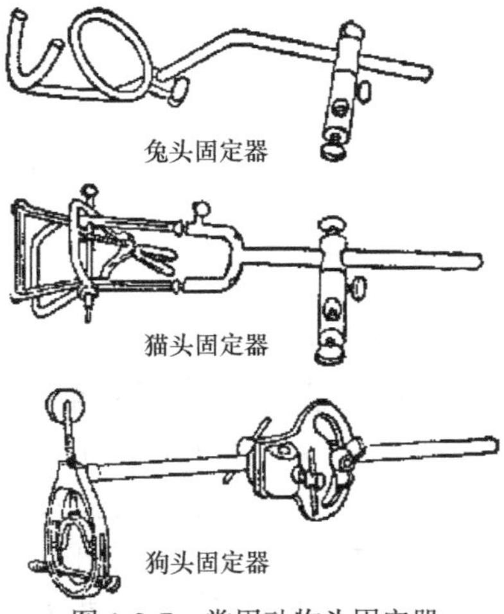

图 1-2-7　常用动物头固定器

中央横有两根铁条，上面的一根略呈弯曲，与螺旋铁棒相连；下面的一根平直，并可抽出。固定时先将狗舌拽出，将狗嘴伸入铁圈，再将平直铁条插入上下颌之间，然后下旋螺旋铁棒，使弯形铁条压在鼻梁上(俯卧位固定时)或下颌上(仰卧位固定时)。铁圈附有铁柄，用以将狗头夹固定在实验台上。

3. 四肢的固定　一般在头部固定后，再固定四肢。先用粗棉绳的一端缚扎于踝关节的上方。若动物取仰卧位，可将两后肢左右分开，将棉绳的另一端分别缚在手术台两侧的木钩上，而前肢须平直放在躯干两侧。为此可将绑缚左右前肢的两根棉绳从狗背后交叉穿过，压住对侧前肢小腿，分别缚在手术台两侧的木钩上。缚扎四肢的扣结见图 1-2-8。

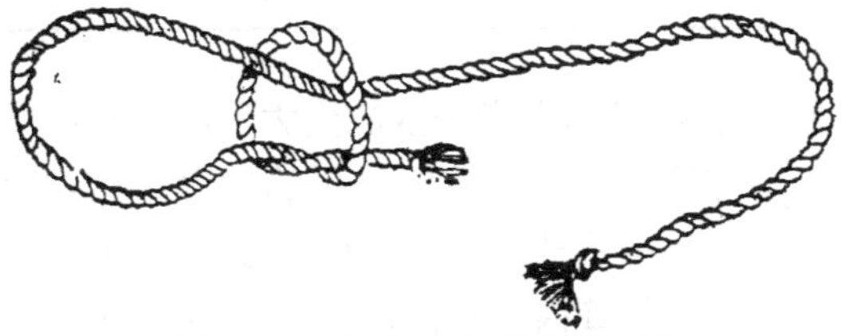

图 1-2-8　绑扎动物四肢的扣结

(二)猫和兔的固定方法

1. 头部的固定　固定猫头和兔头可用特制的猫头夹和兔头夹(图 1-2-7)。兔头夹为附有铁柄的半圆形铁圈和一可调铁圈。固定时，先将麻醉好的兔颈部放在半圆形的铁圈上，再把嘴伸入可调铁圈内，最后将兔头夹的铁柄固定在实验台上。或用一根粗棉绳，一端栓动物的两只上门齿，另一端拴在实验台的铁柱上。做颈部手术时，可将一粗注射器筒垫于动物的项下，以抬高颈部，便于操作。以上方法较适于仰卧位固定。动物取俯卧位时(特

别是头颅部实验时)，常用马蹄形头固定器固定。

2. 四肢的固定 猫和兔取仰卧位时，方法与上述狗仰卧位四肢固定方法相同；若动物取俯卧位，前肢缚绳即不必左右交叉，将四肢缚绳直接固定在实验台两侧前后固定钩上即可。

第五节 实验动物的给药方法

一、经口给药法

(一)灌胃法

1. 小鼠灌胃法 左手拇指和示指捏住小鼠颈背部皮肤，无名指或小指将尾部紧压在手掌上，使小鼠腹部向上。右手持灌胃针头(1～2ml 注射器上连接以由 7 号注射针头尖端磨钝后稍加弯曲制成的灌针头或特制的铜头或铝头灌胃针)，灌胃针长 4～5cm，直径约 1mm。操作时，经口角将灌胃管插入口腔。用胃管轻压小鼠头部，使口腔和食管成一直线，再将胃管前端插入约到达膈肌水平(体重 20g 左右的小鼠)，此时可稍感有抵抗。如此时动物无呼吸异常，即可将药注入，如遇阻力或动物憋气时则应抽出重插。如误插入气管时可引起动物立即死亡。药液注完后轻轻退出胃管。操作时宜轻柔，细致，切忌粗暴，以防损伤食管及膈肌。小鼠及其他动物一次性不同方式给药最大耐受量见表 1-2-1。

表1-2-1 不同种类实验动物一次性给药最大耐受剂量(ml)

种类	灌胃	皮下注射	肌内注射	腹腔注射	静脉注射
小鼠	0.9	1.5	0.2	1	0.8
大鼠	5.0	5.0	0.5	2	4.0
兔	200	10	2.0	5	10
猴	300	50	3.0	10	20
犬	500	100	4.0	—	100

2. 大鼠灌胃法 一只手的拇指和中指分别放到大鼠的左右腋上，示指放于颈部，使大鼠伸开两前肢，握住动物。灌胃法与小鼠相似。采用的灌胃管长 6～8cm，直径约为 1.2mm，尖端呈球状。插管时注意判断灌胃针是落入气管还是食管，为防止插入气管，应先抽回注射器针栓，无空气抽回说明不在气管内即可注药。如遇阻力或动物憋气时则应抽出重插。一次药量可注射 1ml/100g 体重。

3. 豚鼠灌胃法 助手以左手从动物背部把后肢伸开，握住腰部和双后肢，用右手拇、示指夹持两前肢。术者右手持灌胃管沿豚鼠上腭壁滑行，插入食管，轻轻向前推进插入胃内。插管时亦可用木制或竹制的开口器，将导尿管穿过开口器中心的小孔插入胃内。插管完毕后，先回抽注射器针栓，无空气抽出时，再慢慢推注药液；如有空气抽回时，说明插入气管，应拔出重插。药物注完后再注入生理盐水 2ml，冲净管内残存药物。当拔出插管时，应捏住导尿管的开口端，慢慢抽出，当抽到近咽喉部时应快速抽出，以防残留的液体进入咽喉部，使动物吸入、呛坏动物。

4. 兔灌胃法 用兔固定箱，可一人操作。右手将开口器固定于兔口中，左手将导尿管经开口器中央小孔插入。如无固定箱，则需两人协作进行，一人坐好，腿上垫好围裙，将兔的两后肢夹于两腿间，左手抓住双耳，固定其头部，右手抓住其两前肢。另一人将开口器横放于兔口中，将兔舌压在开口器下面。此时助手的双手应将兔耳、开口器和两前肢同时固定好，另一人将导尿管自开口器中央的小孔插入，慢慢沿兔口腔上腭壁插入食管 15～18cm。插管完毕将胃管的外口端放入水杯中，切忌伸入水过深。如有气泡从胃管逸出，说明不在食管内而是在气管内，应拔出来重插。如无气泡逸出，则可将药推入，并以少量清水冲洗胃管，胃管最后的拔出同豚鼠。

（二）口服法

如药物为固体剂型时，可直接将药物放入某些动物口中，令其口服，咽下。

二、注射给药法

（一）皮下注射

1. 小鼠皮下注射　通常在背部皮下注射，注射时以左手拇指和中指将小鼠颈背部皮肤轻轻提起，示指轻按其皮肤，使其形成一个三角形小窝，右手持注射器从三角窝下部刺入皮下，轻轻摆动针头，如易摆动时则表明针尖在皮下，此刻可将药液注入。针头拔出后，以左手在针刺部位轻轻捏住皮肤片刻，以防药液流出。大批动物注射时，可将小鼠放在鼠笼盖或粗糙平面上，左手拉住尾部，小鼠自然向前爬动，此时右手持针迅速刺入背部皮下，推注药液。

2. 大鼠皮下注射　注射部位可在背部或后肢外侧皮下，操作时轻轻提起注射部位皮肤，将注射针头刺入皮下，一次注射量为<1ml/100g。

3. 豚鼠皮下注射　部位可选用两肢内侧、背部、肩部等皮下脂肪少的部位，通常在大腿内侧。注射针头与皮肤呈 45° 角的方向刺入皮下，确定针头在皮下推入药液，拔出针头后，拇指轻压注药部位片刻。

4. 兔皮下注射法　参照小鼠皮下注射法。

（二）腹腔注射法

1. 小鼠腹腔注射　左手固定动物，使腹部向上，头呈低位。右手持注射器，在小鼠左侧下腹部刺入皮下，沿皮下向前推进 3～5mm，然后刺入腹腔。此时有抵抗力消失之感觉，这时在针头保持不动的状态下推入药液。一次可注射量为 0.1～0.2ml/10g 体重。应注意切勿使针头向上注射，以防针头刺伤内脏。

2. 大鼠、豚鼠、兔、猫等的腹腔注射　皆可参照小鼠腹腔注射法。但应注意家兔与猫在腹白线两侧注射，应离腹白线约 1cm 处进针。

（三）肌内注射法

1. 小鼠、大鼠、豚鼠肌内注射　一般因肌肉少，不做肌内注射，如需要时，可将动物固定后，一手拉直动物左或右侧后肢，将针头刺入后肢大腿外侧肌肉内，用 5～7 号针头，小鼠一次注射量不超过 0.1ml/只。

2. 兔肌内注射　固定动物，右手持注射器，令其与肌肉成 60° 角一次刺入肌肉中，先抽回针栓，视无回血时将药液注入，注射后轻按摩注射部位，帮助药液吸收。

(四) 静脉注射法

1. 小鼠、大鼠 多采用尾静脉注射，先将动物固定于固定器内(可采用筒底有小口的玻璃筒、金属或铁丝网笼)。将全部尾巴在外面，以右手示指轻轻弹尾尖部，必要时可用45～50℃的温水浸泡尾部或用75%乙醇擦尾部，使全部血管扩张充血、表皮角质软化。以拇指与示指捏住尾部两侧，尾静脉充盈更明显，以无名指和小指夹持尾尖部，中指从下托起尾巴固定之。用4号针头，令针头与尾部呈30°角刺入静脉，推动药液无阻力、且可见沿静脉血管出现一条白线说明在血管内，可注药。如遇到阻力较大，皮下发白且有隆起时，说明不在静脉内，需拔出针头重新穿刺。注射完毕后，拔出针头，轻按注射部位止血。一般选择尾两侧静脉，并宜从尾尖端开始，渐向尾根部移动，以备反复应用。一次注射量为0.05～0.1ml/10g体重。大鼠亦可舌下静脉注射或把大鼠麻醉后，切开其大腿内侧皮肤进行股静脉注射，亦可颈外静脉注射。

2. 豚鼠 可选用多部位的静脉注射，如前肢皮下头静脉、后肢小隐静脉、耳壳静脉或雄鼠的阴茎静脉，偶可心内注射。

一般前肢皮下头静脉穿刺易成功。也可先将后肢皮肤切开，暴露胫前静脉，直接穿刺注射，注射量不超过2ml。

3. 家兔 家兔静脉注射一般采用耳缘静脉。耳缘静脉沿耳背后缘走行，较粗，剪除其表面皮肤上的毛并用水湿润局部，血管即显现出来。注射前可先轻弹或揉擦耳尖部并用手指轻压耳根部，刺入静脉(第一次进针点要尽可能靠远心端，以便为以后的进针留有余地)后顺着血管平行方向深入1cm，放松对耳根处血管的压迫，左手拇指和示指移至针头刺入部位，将针头与兔耳固定，进行药物注射。若注射阻力较大或出现局部肿胀，说明针头没有刺入静脉，应立即拔出针头，在原注射点的近心段重新刺入。注射完毕，拔出针头，用棉球压住针刺孔，以免出血。若实验过程中需补充麻醉药或静脉给药，也可不拔出针头，而用动脉夹将针头与兔耳固定，只拔下注射器筒，用一根与针头内径吻合且长短适宜的针芯(可用针灸针代替)插入针头小管内，防止血液流失，以备下次注射时使用。

4. 狗 抓取狗时，要用特制的钳式长柄夹夹住狗颈部，将它压倒在地，由助手将其固定好，剪去前肢或后肢皮下静脉部位的被毛，前肢多取内侧的头静脉，后肢多取外侧面的小隐静脉，静脉注射麻醉药或实验药物。

5. 淋巴囊注射法 蛙及蟾蜍常用淋巴囊给药。它们有数个淋巴囊，该处注射药物易吸收。一般多用腹淋巴囊作为注射部位，将针头先经蛙后肢上端刺入，经大腿肌肉层，再刺入腹壁皮下腹淋巴囊内，然后注入药液。这种注射方法可防止拔出针头后药液外逸。注射量为0.25～1.0ml/只。

第六节 实验动物的麻醉

一、麻醉药的种类

进行在体动物实验时，宜用清醒状态的动物，这样将更接近生理状态，有的实验则必须用清醒动物。但在进行手术时或实验时为了保护动物、消除疼痛或减少动物挣扎而影响实验结果，必须使用麻醉药，用麻醉动物进行实验。

动物实验中常用的麻醉剂分为三类，即挥发性麻醉剂、非挥发性麻醉剂和中药麻醉剂。①挥发性麻醉剂包括乙醚、氯仿、恩氟烷等。②非挥发性麻醉剂种类较多，包括苯巴比妥钠、戊巴比妥钠、硫喷妥钠等巴比妥类的衍生物，以及氨基甲酸乙酯和水合氯醛。这些麻醉剂使用方便，一次给药可维持较长的麻醉时间，麻醉过程较平衡，动物无明显挣扎现象；但缺点是苏醒较慢。③中药麻醉剂包括洋金花和氢溴酸东莨菪碱等，但由于其作用不够稳定，而且常需加佐剂麻醉效果才能理想，故在使用过程中不能得到普及，因而，多数实验室不选用这类麻醉剂进行麻醉。

二、麻醉药的选择

麻醉动物时，应根据不同的实验要求和不同的动物选择麻醉药。

（一）局部麻醉

如以 0.5%～2%普鲁卡因或 1%～2%利多卡因给兔颈部皮下做浸润麻醉，可进行局部手术，0.02%盐酸可卡因可用于兔眼球手术麻醉，仅需数秒钟即可出现麻醉。0.5%～1.0%盐酸普鲁卡因可用于猫、狗局部麻醉，眼鼻、咽喉黏膜表面麻醉宜用 2%盐酸可卡因。

（二）全身麻醉

1. 吸入麻醉　乙醚（ether）醮在棉球上放入玻璃罩内，利用其挥发的性质，经呼吸道进入肺泡，对动物进行麻醉。可用于各种动物。适用于时间短的手术过程或实验，吸入后 15～20min 开始发挥作用。采用乙醚麻醉的优点是：麻醉的深度易于掌握，比较安全，麻醉后苏醒快。缺点是：局部刺激作用大，可引起上呼吸道黏膜液体分泌增多，再通过神经反射可影响呼吸、血压和心跳活动，并且容易引起窒息，需要专人管理。在麻醉初期常出现强烈兴奋现象，对呼吸道有较强的刺激作用。对于经验不足的操作者，用乙醚麻醉动物时可能因麻醉过深而致动物死亡。另外，乙醚易燃、易爆，对人亦有麻醉、刺激作用，使用时应避火、通风、注意安全。其他吸入麻醉药如恩氟烷、异氟烷、N_2O 等亦可用于吸入麻醉，但多需特殊器械。

2. 注射麻醉　常用药物及给药途径见附录 8。

（1）巴比妥类：各种巴比妥类药物的吸收和代谢速度不同，其作用时间亦有长有短。戊巴比妥钠（sodium pentobarbital；nembutal）作用时间为 1～2h，属中效巴比妥类，人虽很少使用，但动物实验中最为常用。常配成 1%～5%的水溶液，由静脉或腹腔给药。硫喷妥钠（sodium thiopental；sodium pentothal）作用时间仅 10～15min，属超短效巴比妥类，适用于较短时程的实验。

巴比妥类对呼吸中枢有较强的抑制作用，麻醉过深时，呼吸活动可完全停止。故应注意防止给药过多过快。对心血管系统也有复杂的影响，故这类药物用于研究心血管机能的实验动物麻醉，是不够理想的。

（2）氯醛糖：本药溶解度较小，常配成 1%～2%水溶液。使用前需先在水浴锅中加热，使其溶解，但加热温度不宜过高，以免降低药效。本药的安全度大，能导致持久的浅麻醉，对自主神经中枢的机能无明显抑制作用，对痛觉的影响也极微，故特别适用于研究要求保留生理反射(如心血管反射)或研究神经系统反应的实验。静脉注射或腹腔注射，剂量为80mg/kg，维持4～6h。

(3)乌拉坦：又名氨甲乙酸乙酯(urethane)，与氯醛糖类似，可导致较持久的浅麻醉，对呼吸无明显影响。乌拉坦对兔的麻醉作用较强，是家兔急性实验常用的麻醉药。对猫和狗则奏效较慢，在大鼠和兔能诱发肿瘤，需长期存活的慢性实验动物最好不用它麻醉。本药易溶于水，使用时配成10%～25%的溶液，常用量为注射900～1200mg/kg，作用可维持2～4h。

机能学实验中常将氯醛糖与乌拉坦混合使用。以加温法将氯醛糖溶于25%的乌拉坦溶液内，使氯醛糖的浓度为5%。狗和猫静脉注射剂量为每千克体重用1.5～2ml混合液，其中氯醛糖剂量为75～100mg/kg体重。兔也可用此剂量做静脉注射。

与乙醚比较，巴比妥类、氯醛糖和乌拉坦等非挥发性麻醉药的优点是：使用方法简便；一次给药(硫喷妥钠和环己烯巴比妥钠除外)可维持较长时间的麻醉状态；手术和实验过程中不需要专人管理麻醉；而且麻醉过程比较平稳，动物无明显挣扎现象。缺点是：苏醒较慢。

三、各种动物的麻醉方法

1. 小白鼠 根据需要选用吸入麻醉或注射麻醉。注射麻醉时多采用腹腔注射法。

2. 大白鼠 多采用腹腔麻醉，也可用吸入麻醉。

3. 豚鼠 可进行腹腔麻醉，也可将药液注入背部皮下。

4. 猫 多用腹腔麻醉，也可用前肢或后肢皮下静脉注射法。

5. 兔 多采用耳缘静脉麻醉。注射麻药时前2/3量注射可稍快，后1/3量要慢，并密切注意兔的呼吸及角膜反射等的变化。在用巴比妥类麻醉时，特别要注意呼吸的变化，当呼吸由浅而快转为深而慢时，表明麻醉深度已足够，应停止继续注射。

6. 狗 多用前肢或后肢皮下静脉注射。

四、麻醉时的注意事项

(1)不同动物个体对麻醉药的耐受性是不同的。因此，在麻醉过程中，除参照上述一般药物用量标准外，还必须密切注意动物的状态，以决定麻醉药的用量。麻醉的深浅可根据呼吸的深度和快慢、角膜反射的灵敏度、四肢及腹壁肌肉的紧张性、皮肤夹捏反应等进行判断。当呼吸突然变深变慢、角膜反射的灵敏度明显下降或消失、四肢和腹壁肌肉松弛、皮肤夹捏无明显疼痛反应时，应立即停止给药。静脉注药时应坚持先快后慢的原则，避免动物因麻醉过深而死亡。

(2)麻醉过深时，最易观察到的是呼吸极慢甚至停止，但仍有心跳。此时首要的处理措施是立即进行人工呼吸。可用手有节奏地压迫和放松胸廓，或推压腹腔器官使膈上下移动，以保证肺通气。与此同时，迅速做气管切开并插入气管套管，连接人工呼吸机以代替徒手人工呼吸，直至主动呼吸恢复。还可给予苏醒剂以促恢复。常用的苏醒剂有咖啡因(1mg/kg体重)、尼可刹米(2～5mg/kg体重)和山梗茶碱(0.3～1mg/kg体重)等。心搏停止时应进行心脏按压，注射温热生理盐水和肾上腺素。

实验过程中如麻醉过浅，可临时补充麻醉药，但一次注射剂量不宜超过总量的1/5。

第七节　实验动物的取血与处死

一、实验动物的取血方法

(一)小鼠、大鼠的取血法

1. 断头取血　这是常用的一种简便取血法，操作时抓住动物，用剪刀剪掉头部，立即将鼠颈部向下，提起动物，并对准已准备好的容器(内放抗凝剂)，鼠血快速滴入容器内。

2. 眶动脉或眶静脉取血　将动物倒持压迫眼球，使其突出充血后，用止血钳迅速摘除眼球后，眼眶内很快流出血液，将血滴入加有抗凝剂的玻璃器皿内，直至不流为止。一般可取得相当于动物体重4%～5%的血液量。用毕动物即死亡，只适用于一次性取血。

3. 眼眶后静脉丛取血　用玻璃毛细管，内径为1.0～1.5mm，临用前折断成1～1.5cm长的毛细管段，浸入1%肝素溶液中，取出干燥。取血时左手抓住鼠两耳之间的颈背部皮肤，使头部固定，并轻轻向下压迫颈部两侧，引起头部静脉血液回流困难，使眼眶静脉丛充血。右手持毛细管，将其新折断端插入眼睑与眼球之间后，轻轻向眼底部方向移动，并旋转毛细管以切开静脉丛，保持毛细管水平位，血液即流出，以事先准备的容器接收。取血后立即拨出取血管，放松左手即可止血。小鼠、大鼠、豚鼠及家兔均可采取此法取血。其特点是可根据实验需要，在数分钟内在同一部位反复取血。

4. 尾尖取血　这种方法适用于采取少量血样。取血前宜先使鼠尾血管充血，室温低时可用热吹风吹；然后剪去尾尖，血即自尾尖流出。

5. 心脏取血　左手抓住鼠背及颈部皮肤，右手持注射器，在心尖搏动最明显处刺入心室，抽出血液。也可从上腹部刺入，穿过横膈膜刺入心室取血。动作应轻巧，否则，取血后动物可能死亡。

(二)豚鼠的取血方法

心脏取血：需二人协作进行，助手以两手将豚鼠固定，腹部向上。操作者用左手在胸骨左侧触摸到心脏搏动处，选择心跳最明显部位进针穿刺，一般是在第4～6肋间。如针头进入心脏，则血液随心跳而进入注射器内，取血应快速，以防在管内凝血。如认为针头已刺入心脏但还未出血时，可将针头慢慢退回一点即可。失败时应拔出重操作，切忌针头在胸腔内左右摆动，以防损伤心脏和肺而致死。此法取血量较大，可反复采血，但需技术熟练。

(三)兔的取血法

1. 耳缘静脉取血法　以小血管夹夹住耳根部，沿耳缘静脉局部涂抹二甲苯，使血管扩张，涂后即用乙醇拭净。以粗针头插入耳缘静脉，拔出针头血即流出，此法简单、取血量大，可取到2～3cm，且可反复取血。

2. 颈动脉取血　先做颈动脉暴露手术，把其分离出2～3cm长成游离状态，并在其下穿两条线，用一条结扎远心端，使血管充盈。近心端以小动脉夹夹闭，用眼科剪刀向近心端剪一“V”形小切口，插入制备好的硬塑料动脉插管，以线结扎紧，并将远心端结扎线与近心端结扎线相互结紧，防止动脉插管脱出。动物体内可注射肝素抗凝。手术完毕后，取血时打开动脉夹放出所需之血量，而后夹闭动脉夹。这样可以按照所需时间反复取血，方便而准确。但该动物只能利用一次。

(四)狗的取血法

1. 前肢皮下头静脉取血 剪毛后，助手压迫血管上端或用橡皮带扎其上端。以左手二指固定静脉后即可用注射器针头刺入取血。

2. 后肢小隐静脉取血 取血方法同前肢皮下头静脉。

二、实验动物的处死方法

1. 颈椎脱臼法 本法适用于小鼠，用拇指和示指压住小鼠的后头部，另一手捏住小鼠尾巴，用力向上牵拉，使之脱臼死亡。处死大鼠也可用此法，但需较大力气。

2. 空气栓塞法 用注射器将空气急速注入静脉，可使动物死亡。一般兔与猫可注入空气 10～20ml。

3. 心脏取血法 用粗针头一次大量抽取血液，可致动物死亡。此法常用于豚鼠、猴等。

4. 大量放血法 大鼠可采取摘除眼球，由眼眶动脉放血致死；或断头、切开股动脉，使其大量失血而死。家兔亦可在麻醉情况下，由颈动脉放血，并轻轻挤压胸部，尽可能使之大量放血致死。

5. 其他方法 蛙或蟾蜍类可断头，也可用探针经枕骨大孔破坏脑和脊髓处死，动物处死的其他方法，还有如电击法、注射或吸入麻醉药法等。

第八节　实验动物的人道关怀

动物作为人类的实验对象已有数百年历史。目前，除了遍布世界各地实验室的大鼠和小鼠之外，豚鼠、兔、狗、猪、猴、鸡等也都很常见。它们在人类的科学研究活动中担负起特殊使命，成为“有生命的仪器和试剂”，作为人类的替难者，亲历各种病痛和危险，为人类的健康做出了巨大牺牲。

然而，最初人们只是把实验动物当作研究材料，在饲养和实验中很少考虑它们的感受。到了 19 世纪初，随着文明程度的提高，对生命价值的尊重开始发挥作用，越来越多的人开始认识到动物和自己一样，能够感觉疼痛、冷热，有社会性，有情感系统，同样害怕死亡、渴望爱护，大自然给予它们同等的生存权利，动物并不应该被简单地视为实验对象。

随着“动物福利”概念的提出，各国陆续将实验动物归入动物福利的关心范围，其生存状况日益受到关注。在中国，北京市于 2005 年初率先订立了针对实验动物福利的相关法规；2006 年 9 月 13 日，国家科技部颁布了《关于善待实验动物的指导性意见》，倡导关注实验动物福利状况。

(1)全世界对于动物福利有一个共识：应当满足实验动物生存的最低需求，并使它们能够舒适躺卧、自由表达天性、免于疾病和伤害、免于恐惧和不安。这五项原则的提出，标志着人类对其认识从“实验材料”到“生命”的提升，体现了对科学技术发展和人类文明进步的深入思考。

在此基础上，使用实验动物还应遵循“3R”原则。

1)减少(Reduction)：是指如果某一研究方案中必须使用实验动物，同时又没有可行的替代方法，则应把使用动物的数量降低到实现科研目标所需的最小量。

2)替代(Replacement)：是指使用低等级动物代替高等级动物，或不使用活着的脊椎动物进行实验，而采用其他方法达到与动物实验相同的目的。

3)优化(Refinement)：是指通过改善动物设施、饲养管理和实验条件，精选实验动物、技术路线和实验手段，优化实验操作技术，尽量减少实验过程对动物机体的损伤，减轻动物遭受的痛苦和应激反应，使动物实验得出科学的结果。

在“3R”原则的基础上，我国学者又提出了实验动物福利的“3H”原则，即机体健康(be Healthy of body)、生活快乐(be Happy in living)、有益于科研(be Helpful for science)。“3H”原则进一步体现了实验动物科学价值和生命价值的统一，以及科学探索和人文关怀的平衡。

(2)善待实验动物是动物福利的重要内容。善待实验动物的相关措施包括：①生产、经营和使用实验动物的组织和个人必须取得相应的行政许可；②使用实验动物进行研究的科研项目，应制定科学、合理、可行的实施方案，该方案经实验动物管理委员会(或实验动物道德委员会、实验动物伦理委员会等)批准后方可组织实施；③使用实验动物进行动物实验应有益于科学技术的创新与发展；有益于教学及人才培养；有益于保护或改善人类及动物的健康及福利或有其他科学价值；④各级实验动物管理部门应根据实际情况制定实验动物从业人员培训计划并组织实施，保证相关人员了解善待实验动物的知识和要求，正确掌握相关技术；⑤在实验动物的应用者之间进行协调，尽可能合理地使用动物，以减少实验动物的使用数量。

善待实验动物的具体细节如下。

1)饲养管理过程中善待实验动物：为实验动物提供清洁、舒适、安全的生活环境和符合质量标准的笼具、垫料；保证动物所占笼具面积；笼具内应放置供实验动物活动和嬉戏的物品；非人灵长类及犬、猪等天性喜爱运动的实验动物应设有运动场地并定时遛放；饲养人员在抓取动物时，应方法得当、态度温和、动作轻柔，不得戏弄或虐待实验动物；给予动物足够的饲料和清洁的饮水等。此外，提倡要尽量满足动物的天性，如夜间记得关灯，因为啮齿类动物喜欢昼伏夜动，交配、繁殖、进食及各种群体性活动都在黄昏和夜间等活动高峰期进行，长期的强光刺激会打乱它们的生活节奏，还可能导致神经内分泌紊乱、胃溃疡、忧郁症等。

2)应用过程中善待实验动物，包括：实验过程中应将动物的惊恐和疼痛减少到最低程度，无关人员免入；实验动物手术时必须进行有效麻醉，并根据实际情况进行术后镇痛、护理及饮食调理；实验动物的保定应遵循“温和保定、善良抚慰、减少痛苦和应激反应”的原则，在不影响实验的前提下，对动物身体的强制性限制宜减少到最低程度；处死实验动物时必须按照人道主义原则实施安死术，处死现场不宜有其他动物在场，确认动物死亡后方可妥善处置尸体；在不影响实验结果判定的情况下选择“仁慈终点”，避免延长动物承受痛苦的时间；灵长类实验动物的使用仅限于非用灵长类动物不可的实验，除非因伤病不能治愈而备受煎熬者，灵长类动物原则上不予处死，实验结束后单独饲养，直至自然死亡。

3)运输过程中善待实验动物，除按照国家有关活体动物运输的相关规定实施外，还包括：本着安全、舒适、卫生的原则，通过最直接的途径尽快完成；把动物放在合适的笼具里，笼具应能防止动物逃逸或其他动物进入，并能有效防止外部微生物侵袭和污染；运输过程中，能保证动物自由呼吸，必要时应提供通风设备；实验动物不应与感染性微生物、害虫及可能伤害动物的物品混装在一起运输；患有伤病或临产的怀孕动物不宜长途运输，必须运输的应有监护和照料；运输时间较长的，途中应为实验动物提供必要的饮食和饮用水，避免实验动物过度饥渴。

有下列行为之一者，视为虐待实验动物：①非实验需要，挑逗、激怒、殴打、电击或用有刺激性食品、化学药品、毒品伤害实验动物的；②非实验需要，故意损害实验动物器官的；③玩忽职守，致使实验动物设施内环境恶化，给实验动物造成严重伤害、痛苦或死亡的；④进行解剖、手术或器官移植时，不按规定对实验动物采取麻醉或其他镇痛措施的；⑤处死实验动物不使用安死术的；⑥在动物运输过程中给实验动物造成严重伤害或大量死亡的；⑦其他有违善待实验动物基本原则的行为。情节较轻者，由所在单位进行批评教育，限期改正；情节较重或屡教不改者，应离开实验动物工作岗位；因管理不妥屡次发生虐待实验动物事件的单位，将吊销单位实验动物生产许可证或实验动物使用许可证。

事实上，重视动物福利不仅能够最大限度地尊重生命，提升人类自身的文化修养和道德情操，维护社会的健康和稳定，而且客观上有利于获得正确、可靠的实验结果；不友善的饲育管理和实验操作等可能使动物感到压抑、厌恶甚至恐惧，导致其出现生长发育迟缓、内环境紊乱、免疫力下降、精神行为异常等症状；运输过程中的饥渴、冷热、噪声、颠簸、拥挤、混群、环境变迁等应激，可以引发神经内分泌、免疫、代谢、行为等一系列的异常改变，从而引起机体生理、生化指标的改变。福利较差的实验动物不仅生存质量下降，其机体各系统的紊乱状态还会改变动物在研究过程中的反应性，降低实验动物的科学应用价值，就好比应用变质的试剂或者失准的仪器做实验。体质差的动物更是不能耐受麻醉，往往术前的麻醉即可导致动物死亡。

实施实验动物人道主义，为它们提供合理配伍的饲料及最大限度的舒适度，使其身心稳定、健康，就可以排除各种病原体和有害环境因素对动物健康的影响，在一定程度上为实验提供了一个健康、背景清晰的真实模型，以获得准确而可靠的实验结果，同时节约了实验资源。因此，动物福利既是伦理问题，也是科学技术的问题。

相关术语：

实验动物：是指经人工饲育，对其携带的微生物实行控制，遗传背景明确或者来源清楚的用于科学研究、教学、生产、检定及其他科学实验的动物。

保定：为使动物实验或其他操作顺利进行而采取适当的方法或设备限制动物的行动，实施这种方法的过程叫保定。

安死术：是指用公众认可的、以人道的方法处死动物的技术。其含义是使动物在没有惊恐和痛苦的状态下安静地、无痛苦地死亡。

仁慈终点：是指动物实验过程中，选择动物表现疼痛和压抑的较早阶段为实验的终点。

第三章　机能学实验的设计

第一节　机能学实验研究的基本程序

机能学研究人体机能的活动规律，即研究正常的、疾病下及用药后的机能活动变化规律及其机制。机能实验学是医学生必修的一门基础课程。机能学科从概念的建立到基本规律的概括都必须以大量的实验为基础并接受实验及临床的检验。

机能实验学课程的目的是提高学生的科学实验能力，发现问题、分析问题和解决问题的能力，自学、动手和表达的能力，培养学生三严作风(严格的要求、严肃的态度、严密的方法)、素质、智能和探索、求实、协作、创业等精神。

实验研究有一定的程序，这里的“程序”指过程、顺序、步骤之意，而非计算机指令组成的程序。实验研究的基本程序大致包括立题、实验设计、实验及观察、实验结果的处理分析、研究结论。有人将研究设计(或实验设计)包括上述所有程序，但本文中“实验设计”仅指其中一个步骤。

一、立　　题

立题即确定所要研究的课题，是研究设计的前提，决定科研方向和总体内容。立题的过程是创造性的思维过程。它包括选题和建立假说。实际上，这是发现和提出问题、分析问题并提出假定的解释。

(一)选题的原则

一个好的选题应该具有目的性、创新性、科学性和可行性。

1. 目的性　选题应明确、具体地提出要解决的问题，它必须具有明确的理论和(或)实践意义。

2. 创新性　选题应有创新性，或提出新规律、新见解、新技术、新方法，或是对原有的规律、技术或方法的修改、补充。没有新意的课题毫无价值。

3. 科学性　选题应有充分的科学依据，与已证实的科学理论、科学规律相符合，而非毫无根据的胡思乱想。

4. 可行性　选题应切合实验者的主、客观条件，盲目地求大、求全、求新，最终只能纸上谈兵，无法实施。

因此，选题过程中要搜集大量的文献资料及实践资料并进行分析研究，了解前人及别人对有关课题已做的工作、取得的成果和尚未解决的问题。只有在充分了解目前的进展和动向、进行综合分析的基础上，才能找出所要探索的研究课题的关键所在，进而建立假说、确定研究课题。

(二)假说的建立

假说是预先假定的答案或解释，亦是实验的预期结果。科学的假说是关于事物现象的原因、性质或规律的推测性说明。其建立需要运用对立统一的观点进行类比、归纳和演绎等一系列逻辑推理过程。

二、实验设计

实验设计是实验研究的计划、方案的制订，必须根据研究目的、结合专业和统计学要求，做出周密完整的有关具体内容、方法和计划安排，是实验过程的依据、数据处理的前提，是提高实验研究质量的保证。

实验设计的任务：有效地控制干扰因素，保证实验数据的可靠性和精确性；节省人、物力、财力和时间；尽量安排多因素、多剂量、多指标的实验，提高实验效率。

实验设计包括三大要素和四大原则(详见后文)。

三、实验和观察

(一)实验准备和预备实验

实验准备包括实验理论准备和实验实施准备。前者主要包括实验的理论基础、假说的理论基础、实验方法、技术等的参考文献等；后者指仪器设备的选择配套、药物及试剂的配制与剂量的初步选定、实验方法与指标的建立、实验对象的准备等。这些是实验研究的理论和物质基础。

预试实验是对所选课题进行初步实验。预试实验可为选题和实验设计提供依据，从而为正式实验提供补充、修正和宝贵经验，是完善实验设计和保证研究成功的必不可少的重要环节。通过预试实验可熟悉实验技术，确定正式实验动物的种类和例数，改进实验方法和指标，调整处理因素的强度如确定用药剂量等。

(二)实验及其结果的观察

(1)记录及时、准确、客观地观察并记录实验结果。

(2)熟练掌握实验方法，用药剂量准确，严肃认真地操作。

(3)经分析属于错误操作或不合理的结果应重做实验。

(4)仔细、耐心地观察实验过程中出现的现象(结果)并进行思考：发生了什么现象；该现象发生在什么情况或时间；该现象后来如何转归；为什么会发生这些现象；该现象有何意义(生理、病理或临床意义)；有无出现非预期结果或“反常”现象?在重复验证排除了错误结果后，应对其进行分析，进一步的实验可能有新发现，甚至得出新理论。

重视原始记录，要预先拟定原始记录方式和内容。记录的方式有文字、数字、表格、图形、照片、录像及影片等。原始记录应及时、完整、精确和整洁。严禁撕页或涂改，不能用整理后的记录代替原始记录，要保持记录的原始性、真实性。

通常实验记录的项目和内容如下。

1) 实验名称、实验日期、实验者。

2) 受试对象：动物种类、品系、编号、体重、性别、来源、合格证号、健康状况、饲料、离体器官名称等。

3) 实验药物或试剂：名称、来源(生产厂)、剂型、批号、规格、含量、浓度、给药体积、给药剂量、给药时间、给药间隔、疗程等。

4) 实验仪器：主要仪器名称、生产厂、型号、规格等。

5) 实验条件：实验时间、室温、动物饲养环境、恒温条件等。

6) 实验方法及步骤：动物麻醉、固定、分组、手术部位及过程，施加刺激的强度、各种插管、给药方法、测量方法等。

7) 实验指标：名称、单位、数值及不同时间的变化等。如有实验曲线，应注明实验项目、刺激物名称及强度(或药物剂量与给药途径)、标本名称、实验方法或主要仪器、指标及单位等。

8) 数据处理：实验结果的整理、统计方法与结果等。

四、实验结果的处理分析

首先，将原始数据或资料整理核实，计算出各组数据的均值、标准差或率等，并制成一定的统计表或统计图。其次，做相应的统计学显著性检验或计算某些特征参数等。

在分析和判断实验结果时，绝不能有研究者的偏见，或者在计算均数或率时任意将资料取舍。必须实事求是，不能人为地强求实验结果符合自己的假说，而应该根据实验结果去修正假说，使假说上升为理论。

五、研究结论

科学研究经过实验设计、实验与观察、数据处理，对实验结果进行由表及里的分析，就可做出研究总结、得出结论，并写出论文。这个结论要回答原先建立的假说是否正确，从而对所提出的问题做出解答，并应对实验中发现的现象和搜集到的资料做出理论解释。研究结论是从实验观察结果概括或归纳出来的判断。结论内容要严谨、精炼、准确。

第二节　实验设计三大要素

科研立题后，从题目通常可反映研究内容的三个要素，即处理因素、受试对象、实验效应(表 1-3-1)。

表1-3-1　实验设计三大要素

处理因素	受试对象	实验效应
理化因素	蟾蜍	对心脏正常节律性活动的影响
酚妥拉明	小鼠	对实验性肺水肿的预防作用
丙泊酚	家兔	对定量药物脑电图的影响
乙醚	犬	麻醉表现

一、处理因素

实验研究的特点之一是研究者人为设置处理因素(study factor)。处理因素可以是物理的因素，如机械、电刺激、射线、温度、外伤、手术等；可以是化学的因素，如药物、毒物、营养物、缺氧等；也可以是生物的因素，如细菌、真菌、病毒、寄生虫等。在确定处理因素时应注意如下几点。

1. 抓住实验的主要因素 实验主要因素按所提出的假设、目的，可能确定是单因素或多因素。一个实验的处理因素不宜过多，否则会使分组过多，方法繁杂，受试对象增多，实验时难以控制。而处理因素过少又难以提高实验的广度、深度及效率。必要时，可采用几个小实验构成系列实验。

2. 确定处理因素的强度 处理因素的强度是因素的量的大小，如电刺激的强度、药物的剂量等。处理的强度应适当。同一因素有时可以设置几个不同的强度，如一试验药设几个剂量(高、中、低)，但处理因素的水平也不要过多。

3. 处理因素的标准化 处理因素在整个实验过程中应保持不变，即应标准化，否则会影响实验结果的评价。例如电刺激的强度(电压、持续时间、频率等)、药物质量(来源、成分、纯度、生产厂、批号、配制方法等)应始终一样。

4. 重视非处理因素的控制 非处理因素(干扰因素)会影响实验结果，应加以控制，如离体实验时的恒温、恒压，患者的病种、病情(轻重)、病程(急慢)、年龄、性别等。

二、受试对象

受试对象(object)包括动物和人。

(一)实验动物

随着科学技术的发展，无损伤技术、遥控技术、微量技术等现代检测技术使某些实验直接在人体上进行的可能性越来越大，但基于人道和安全等理由，在体实验往往用动物作为实验对象。

1. 在选择动物复制人类疾病模型的注意事项

(1)动物的生物学特性要接近人类而又较经济易得。

(2)动物的种属及其生理生化特点适合于复制稳定可靠的模型。例如，家兔适合于做发热模型，却不宜于做休克模型；狗不宜做发热模型，却适合做休克模型等。

(3)动物的品系和等级符合研究要求。一般以用纯种动物为好。

(4)动物的健康、营养状况良好。

(5)动物的年龄、体重、性别等尽可能一致，以减少动物个体差异。

2. 对实验动物的要求 严格地说，实验动物是供科研用的有明确生物学特征、遗传背景和微生物背景清楚的实验用动物。

(1)微生物背景：分为Ⅰ级动物(普通动物)、Ⅱ级动物(清洁动物)、Ⅲ级动物(无特异性病原体动物)、Ⅳ级动物(无菌动物)。

(2)遗传背景：有近交系动物(纯种动物)、突变系动物、系统杂交动物。

(3)饲料控制：包括营养素要求及搭配、合理加工、无发霉变质等。

(4)设备标准化：如饲养环境的温度、湿度、光照、空气清洁度、噪声控制等。

3. 实验动物的选择

(1)小鼠：繁殖力强，价廉，在生物医学中，广泛用于需大量动物的实验。例如，药物筛选实验、急性毒性实验、镇痛、抗感染、抗肿瘤、避孕、生物制品、遗传性疾病等的研究。

(2)大鼠：用量仅次于小鼠。用于心血管实验、关节炎实验、毒性实验、致畸实验、免疫、内分泌、神经生理、肿瘤研究等。

(3)蛙：神经系统、心血管系统实验等。

(4)豚鼠：过敏、抗感染实验等。

(5)兔：心脏实验、离体耳实验、发热实验、生殖生理研究等。

(6)猫：神经系统(包括神经节)实验、心血管实验、呕吐实验等。

(7)猪：烧伤实验、肿瘤实验、心血管实验、泌尿系统实验等。

(8)犬：神经系统、心血管系统、消化系统、毒性实验、实验外科等。

(9)非人灵长类：本类动物具有许多与人类相似的生物学特征，科研广泛应用的是猕猴属的猴，用于避孕实验、镇痛药耐受、传染病、心血管病研究等。

有时同一药物对不同动物同一器官系统的效应可不同，如吗啡对人、猴、犬、兔的中枢神经系统产生抑制效应，而对虎、猫、小鼠则引起兴奋效应。

(二)人

人包括患者和健康受试者。患者应已经诊断明确；受试人应依从性好(如能按时用药)，能真实反映主观感受(如治疗后症状的改变)，且尽量减少退出试验的可能性。

三、实验效应

被试因素作用于受试对象引起的实验效应(effect)或反应(reaction)总是通过具体实验指标来反映的，因此必须正确选定效应指标。这也与实验方法有关。

(一)实验方法

按性质可将实验方法分为机能学方法、形态学方法等；按学科可分为生理学方法、生物化学方法、生物物理学方法、免疫学方法等；按范围可分为整体综合方法(清醒动物、麻醉动物、病理模型动物的方法)、局部分析法；按水平可分为整体、器官、细胞、亚细胞、分子、量子水平等。通常大致分为在体(in vivo)实验和离体(in vitro)实验。

1. 在体实验　又称活体实验或整体实验，是在活着的整体动物上进行的，存在着神经体液调节和完整统一的内环境，是药物效应完整、最终的表现。但有时却难以进行精细的分析和深入的研究。

2. 离体器官、组织实验　是将动物的某些器官或组织从体内取出放入特定的生理代用液中，根据不同的实验目的和不同种属动物特点进行恒温、通氧或恒温灌流及建立与动物机体内环境基本相似的人工环境，以保证器官或组织维持正常活动状态。在此基础上通过一定的检测手段观察并记录其生理活动、病理变化及各种药物和试剂等施加因素对其生理生化及形态变化的影响。

离体实验方法可排除在整体情况下体内各种复杂因素的干扰，直接观测离体标本的各项指标。各种施加因素可人为调节，严格控制实验环境，方法精确，研究深入，有利于分析作用机制及对药物的药效做定量研究，可获得准确、精细的结果。然而，离体器官、组织实验方法也存在一定的缺点和局限性。它失去了机体完整统一的内环境和神经体液调控作用，失去了体内各种组织、细胞之间的正常比例和相互关系，与正常整体情况相距较远，易受外环境各种因素的干扰，不能用于研究药物对精神状态方面的影响。某些药物必须经体内代谢成活性形式才有药理作用，在离体实验有时得不到正确结果。此外，体外实验所用的药物剂量、浓度、酸碱度、离子含量等，都会影响实验结果。因此，对于一种机制的论证，必须结合整体实验结果加以阐明。

离体器官、组织实验常用方法有离体心脏、离体骨骼肌、离体平滑肌实验法等。

(1)心脏是血液循环的动力装置。离体心脏实验研究方法众多。其优点是可在短时间内获得较多的有价值的分析性资料，在仪器的准确控制之下，直接观察记录它的活动反应，可排除一切复杂因素和人为控制作用因素，可以从质和量上掌握研究对象的活动与反应。但不足之处是该类实验不能完全反映心脏在整体情况下的活动规律。

(2)骨骼肌是随意肌。骨骼肌的研究方法多数是离体实验。在适当的人工环境下，通过一定的检测手段观察记录以研究骨骼肌收缩的力学特性、神经肌肉兴奋传导、生物电现象等。还可以进一步研究肌肉收缩的微细变化。

(3)平滑肌是不随意肌。它不像骨骼肌和心脏那样是一个单一机能的组织。平滑肌广泛分布于机体的消化、血管和泌尿生殖系统，其结构和收缩机能较为复杂。在实验生理科学实验中，离体平滑肌实验方法用得较多。通常使用的离体标本为哺乳类动物的气管、胃底、小肠、胆囊、胆管、动脉条、子宫、输精管、输尿管等。在适当的人工环境下研究其机械收缩变化、生物电变化、各种因素和药物的影响及作用原理等。

在体实验和离体实验各有长处和短处，只有两者结合起来，才能相得益彰，全面揭示事物本质。

(二)实验指标

实验指标(观测指标)是指在实验观察中用于反映研究对象中某些可被检测仪器或研究者感知的特征或现象标志。实验指标选择的基本条件如下。

(1)特异性：指标应能特异性地反映某一特定的现象而不至于与其他现象相混淆。如研究原发性高血压应用动脉压作指标。急性肾炎以小便和肾功能改变比用血压作指标好。特异性低的指标容易造成“假阳性”(本不应出现的现象却出现了)。

(2)客观性：应避免受主观因素干扰造成较大误差。尽可能选可用具体数字或图形表达的客观指标，如心电图、脑电图、血压、呼吸等描记及化验检查等。而用疼痛、饥饿、疲倦、全身不适、咳嗽等感觉性指标时，由于个体差异的原因，其客观性、准确性则较差。

(3)灵敏度：灵敏度高的指标能使处理因素引起的微小效应显示出来。灵敏度低的指标可使本应出现的变化不出现，造成“假阴性”结果。

(4)精确度：精确度包括精密度与准确度。精密度指重复观察时观察值与其均值的接近程度，其差值属于随机误差。准确度指观察值与其真值的接近程度，主要受系统误差的影响。实验指标要求既精密又准确。

(5)可行性：指研究者的技术水平和实验室的设备能够完成本实验指标。

(6)认可性：指经典的(公认的)实验测定方法必须有文献依据，自己创立的指标测定方法必须经过与经典方法做系统比较并有优越性，方能获得学术界的认可。

实验资料可分为计量(量反应，graded response)资料和计数(质反应，alt-or-none response)资料。有连续量变的资料为计量资料(measurement data)，如血压、尿量、检验值、收缩力、身高、体重、年龄、体温等。计量资料实验效率较高，实验要求的例数可较少。其统计描述主要为平均数、标准差。统计检验主要为 t 检验、F 检验。

只是出现与否(全或无，阳性或阴性)的资料是计数资料(enumeration data)，如有效与无效、中毒与未中毒、死与活等。实验效率较低，实验要求的例数较多。其统计描述主要为率。统计检验主要为χ^2检验。另有一类是等级资料，如病理改变的程度－、＋、＋＋、＋＋＋、＋＋＋＋(“－”为正常，“＋＋＋＋”为病变最严重)。有人也把药物的疗效分为－(无效)、＋(显效)、＋＋(近控)、＋＋＋(治愈)。等级资料一般可归入计数资料内。需注意计数资料的“数”也是一种量的表达方式，因此不意味着计数资料就一定是定性研究的资料。

第三节　实验设计的四大原则

实验设计三大原则是对照、随机、重复。随着科学的发展，现又增加了“均衡”，变为四大原则。这些原则是实验过程应始终遵循的，是为了避免和减少实验误差、取得实验可靠结论所必需的。

一、对照原则

“有比较才有鉴别”，要比较就要有对照(control)，要确定处理因素对实验指标的影响，如无对照是不能说明问题的。实验分组时有处理组和对照组。对照原则要求处理组和对照组除处理因素以外的其他可能影响实验的因素应力求一致(即齐同比较或有可比性)。有自然痊愈倾向的疾病在研究时更应要设立对照非处理。心理因素影响药物疗效时必须有对照。对照形式有如下几点。

1. 空白对照　空白对照不对受试对象做任何处理。严格说，这种对照组与处理组缺乏“齐同”，当处理因素是给药，除用药外，有给药操作(如注射)或手术的差异，因此这种对照通常少用。有时这种对照可提供某种非处理因素对实验影响程度的参考。

2. 假处理对照　经过同样的麻醉、注射，甚至进行假手术、做切开、分离……，但不用药或不进行关键处理。假处理所用的液体在 pH、渗透压、溶媒均与处理组相同，因而可比性好。在做药物试验时，常将动物做成一定的病理模型，然后才用药，不用药(但应使用生理盐水或溶媒)的模型作模型组，这种对照对于评价药物对这种模型的作用是必需的。

3. 安慰剂对照 安慰剂是一种在形状、颜色、气味均与药物相同，但不含有生物活性的主药制剂。安慰剂通过“用药”心理因素对患者产生“药效”，对某些疾病如头痛、心绞痛、神经官能症等可产生 30%～50%的疗效。安慰剂也可产生“不良反应”，如思睡、乏力、头痛、头晕等。在新药研究中，应尽量采用双盲法：患者及医务人员均不能分辨治疗药品和对照剂(即安慰剂)，以确定其真实疗效。安慰剂在新药临床研究双盲对照中极为重要，可用以排除假阳性疗效或假阳性不良反应。主持研究者应掌握用药组和安慰剂对照组的患者名单，必要时采用适当措施，以保证患者的安全。

4. 历史对照 用以往的研究结果或历史文献资料作为对照。在癌症、狂犬病等难治性疾病的疗效研究时可采用此法。如某病以往治愈率为 0，则现用新药有 2 例治愈，可认为是一种好药。但一般疾病不应使用，因为不同时代的医护水平、病情轻重等不同，干扰因素难控制。

5. 自身对照 对照与处理在同一受试对象中进行。如以患者给药前的血压值作为对照。这种对照简单易行，但它不是随机分配的，如实验前后时间不同某些因素发生改变并且会影响结果，这就难以说明问题。故在实验中常仍需单独设立对照组，通常用统计比较处理组和对照组前后效应的差异。对照与处理在同一机体的左、右对称部位(如左腿、右腿)进行，也是自身对照。

6. 标准对照 用现有的标准方法或典型同类药物作为对照，其目的是比较标准方法(或典型药物)与现用方法(或现用药物)所产生的影响(作用)的差异。

7. 相互对照 指各处理间互为对照。如几种药物治疗某种疾病，可观察几种疗效，各给药组间互为对照。

以上 1～5 属于阴性对照，6 属于阳性对照。并非每个课题均需上述所有对照，而应视情况而定。统计学指出，实验组与对照组例数相等时，统计效率最高，轻视对照或仅用少量动物对照是不妥当的。

二、随机原则

随机(randomization)是使每个实验对象在接受分组处理时具有相等的机会，以减少偏性，使各种因素对各组的影响保持一致(均衡性好)，通过随机化可减少分组人为误差。这是对资料分析时进行统计推断的前提。

通常在随机分组前对可能明显影响实验的一些因素，如性别、病情等，先加以控制，这就是分层随机(均衡随机)。例如，将 30 只动物(雌雄各半)分为 3 组，可先把动物分为雌 15 只、雄 15 只，再分别于不同性别中各随机分为 3 组，这样比把 30 只动物不管性别随机分在 3 组为好。又如，把 42 例患者分为 3 组，先把患者分为女病情轻 9 例、女病情重 9 例、男病情轻 12 例、男病情重 12 例，再将各部分患者随机分为 3 组(分别为 1～3 组)，最后把各部分同一组的病例集中。随机实验设计的类型和方法见本章第四节。

三、重复原则

重复(replication)是指可靠的实验应能在相同条件下重复出来(重现性)，这就要求实验要有一定的例数(重复数)。因此，重复的含义是重现性与重复数。

1. 重现性　可用统计学中显著性检验的值来衡量其是否满意。

(1) $P\leqslant0.05$：差异在统计学上有显著意义，不可重现的概率小于或等于5%，重现性好。

(2) $P\leqslant0.01$：差异在统计学上有非常显著意义，不可重现的概率小于或等于1%，重现性非常好。

2. 重复数(实验例数)　应适当，过少固然不行，过多也不必要，这不仅是浪费，而且要例数多才有显著水平的动物实验反而比例数少就能有显著水平的实验重现性差。实验例数与许多因素有关。一般而言，以下情况例数可以较少：生物差异较小，处理因素强度较大，实验技术(仪器、操作)较先进，计量资料，两组例数相同，高效实验设计(如拉丁方设计、正交设计)，大动物；反之则要较多例数(表1-3-2)。

表1-3-2　动物实验每组基本例数

	计量资料	计数资料
小动物(小鼠、大鼠、蛙)	≥10	≥30
中等动物(豚鼠、兔)	≥6	≥20
大动物(猫、猴、犬)	≥5	≥10

注：某药分3～5剂量组时也可少些

四、均 衡 原 则

均衡(balance)原则要求各实验组(包括正常组、模型组、阴性及阳性处理组、不同剂量组等)的实验对象(动物、人)除处理因素外，其他(包括平均体重、性别比例、年龄、身体状况、智力水平、病种、病情轻重等基本条件)条件均应一致。这就需要在实验前，按设计要求，对实验对象进行分组，使之达到均衡。

第四节　常用的实验设计方法

实验设计方法指实验设计的随机分组方法，有以下几种主要类型。它们的资料与相应的统计分析法相配，如完全随机设计、配对设计、配伍设计、拉丁方设计与正交设计等。其中，拉丁方设计和正交设计内容涉及的统计专业知识较多，只要求统计了解。统计学课也只要求统计学专业的学生掌握。

一、完全随机设计

完全随机设计(completely random design)是把实验动物完全随机地分配到各处理组及对照组中去，仅涉及一个处理因素，又称单因素设计。其可分为2组或2组以上；各组例数可相等，也可不等。本法设计及处理简单易行，但只能处理一个因素，效率较低。实施方法有抽签法(如15只动物分为三组，可将1～15号签混合均匀后各取5枚签为一组)与随机数字表法。

例：将雌兔16只分为2组，2组例数相同。编上动物号(体重由小至大)。从随机数字表(见本章末附表)中取第7行第1～16列数字。先以随机数字奇数编为甲组、偶数编为乙组，得甲组 9 只，乙组 7 只。因需将甲组 1 只调为乙组，再取随机数字表中的一个大于 9 的数字(如 76)，将该数字除以 9(即甲组 9 只兔有均等的归入乙组的机会)得余数(4)，故将甲组的第 4 只归入乙组(表 1-3-3)。

表1-3-3　完全随机设计

兔号	1	2	3	4	5	6	7	8	9	10	11	12	13	14	15	16
随机数字	84	42	17	53	31	57	24	55	06	88	77	04	74	47	67	21
组　别	乙	乙	甲	甲	甲	甲	乙	甲	乙	乙	甲	乙	乙	甲	甲	甲
组别调整						乙										

如将动物分为 3 组，过程相似，其中将随机数字被 3 除，余数为 1、2、0 者分别归入甲、乙、丙组。

完全随机设计数据的分析，可按单因素方差分析法(F 检验)，如只有两组可用成组比较 t 检验。质反应数据常用 χ^2 检验法。

二、配 对 设 计

配对设计(paired design)将受试对象按相似条件配对，再随机分配每对中两个受试对象到两个组。在动物实验中常将同胎、同姓别、相近体重动物配对。本设计与配伍设计能提高统计效率。

例：将 12 对动物进行配对设计。取第 20 行前 12 个随机数字，数字为奇数者将配对组第 1 个动物分入甲组，偶数者分入乙组(配对设计资料的分析用配对 t 检验法)，见表 1-3-4。

表1-3-4　配对设计

随机数字	31	16	93	32	43	50	27	89	87	19	20	15
配对组第 1 个动物组别	甲	乙	甲	乙	甲	乙	甲	甲	甲	甲	乙	甲
配对组第 2 个动物组别	乙	甲	乙	甲	乙	甲	乙	乙	乙	乙	甲	乙

三、配 伍 设 计

配伍设计(随机区组设计，randomized block design)是配对设计的扩大，每一配伍组的动物数在 3 只或以上。各配伍组的例数为组数。本设计涉及 2 个处理因素，又称为双因素设计。

例：将已分成 5 个配伍组的 20 只动物随机分配到甲、乙、丙、丁四个组。取随机数字，每取 3 个数字留一空位，第一配伍组中 3 个数字依次用 4、3、2 除之，余数分别为 1(甲)、1(乙，即剩下的乙、丙、丁之第 1 位)、0(丁，丙、丁的第 2 位)、第 4 个只能为丙，其他配伍组类推。进而整理出各配伍组的动物编号(表 1-3-5)。

表1-3-5　配伍设计

动物编号	1	2	3	4	5	6	7	8	9	10	11	12	13	14	15	16	17	18	19	20
随机数字	61	58	22	*	04	02	99	*	99	78	78	*	83	82	43	*	67	16	38	*
除数	4	3	2	*	4	3	2	*	4	3	2	*	4	3	2	*	4	3	2	*
余数	1	1	0	*	0	2	1	*	3	0	0	*	3	1	1	*	3	1	0	*
组别	甲	乙	丁	丙	丁	乙	甲	丙	丙	丁	乙	甲	丙	甲	乙	丁	丙	甲	丁	乙

以上的随机分组结果整理得以下结果(表 1-3-6)。

表1-3-6　配伍设计结果

配伍组	(1)	(2)	(3)	(4)	(5)
甲组	1	7	12	14	18
乙组	2	6	11	15	20
丙组	4	8	9	13	17
丁组	3	5	10	16	19

配伍设计的数据可用双因素方差分析。

四、拉丁方设计

拉丁方设计(latin square design)涉及三个因素，又称为三因素设计。本设计的情况被安排在一个 $n \times n$ 拉丁方阵中，如 4×4 拉丁方：

A	B	C	D
B	A	D	C
C	D	B	A
D	C	A	B

从上表可见，每行或每列均有 ABCD 四种处理，不重复也不遗漏，比配伍设计更均衡，故这种设计误差更小，效率很高，特别适用于离体标本(包括药物有后遗作用时)，可以消除标本间及用药次数间的干扰，确切地比较用药效果。在实际应用时，使用优化拉丁方则更佳，如 4×4 优化拉丁方(表 1-3-7)。

表1-3-7　优化拉丁方设计

标本号	1	2	3	4
用　1	A	B	C	D
药　2	B	D	A	C
顺　3	C	A	D	B
序　4	D	C	B	A

表 1-3-7 中，每种药物之前受其他药物影响各一次，每种药物之后又影响其他药物即抵消了各药间的交互影响。在统计计算时不必计算各药的后遗作用。

拉丁方设计的数据可用三因素方差分析。

五、正 交 设 计

要分析的处理因素较多时，可用正交设计(orthogonal design)，以提高实验效率，节省试验次数。例如，做一个 4 因素、各因素有 3 个水平的全面试验需 3^4=81 次，但用正交设计仅需做 9 次试验。正交设计利用一套正交表(见有关统计书)，将各处理因素与各水平之间的组合均匀配搭，合理安排，是一种高效、快速的多因素实验设计方法。正交设计一般记为 $L_9(3^4)$、$L_8(2^7)$等，L 表示正交表，L 的右下标表示试验次数，括号内的数字表示水平数，右上角表示因素数，如 $L_8(2^7)$表示做 8 次试验，每个因素有 2 个水平，可安排 7 个因素。正交设计特别适合用于优化工艺方法、实验条件、多药处方配比等场合。如有 4 种药物(因素)，每种药物有 3 个剂量(水平)，可用国 $L_9(3^4)$，具体见表 1-3-8。

表1-3-8　正交设计

药	物	A	B	C	D
	1	1	1	1	1
	2	1	2	2	2
试	3	1	3	3	3
	4	2	1	2	3
验	5	2	2	3	1
	6	2	3	1	2
号	7	3	1	3	2
	8	3	2	1	3
	9	3	3	2	1

表 1-3-8 中，各药剂量以 1(低)、2(中)、3(高)表示，第 1 次试验表示 4 种药均用低剂量混合，第 5 次试验表示 A、B 药均用中剂量，C 药用高剂量，D 药用低剂量。经各次试验后，用最好的效果(可用某些指标或定量计分)判断某次试验的药物配比为最佳处方。

第五节　药物剂量的确定

一、药物剂量单位

1. 质量(重量)单位　药量的基本质量单位是克(g)，有时用到毫克(mg)、微克(μg)、纳克(ng)及皮克(pg)，一般固体药物多用质量表示：

1kg =10^3g =1000g (gram)

1g =10^0g =1000mg (milligram)

1mg =10^{-3}g =1000μg (microgram)

1μg =10^{-6}g =1000 ng (nanogram)

1ng =10^{-9}g =1000pg (picogram)

1pg =10^{-12}g =1000fg (fentogram)

1fg $=10^{-15}$g =1000ag (attogram)

2. 容量单位　药量的基本容量单位是毫升(ml)，液体药物多用容量表示：

1L = 1000ml (milliter)

1ml = 10^{-3}L =1000μl (microliter)

1μl = 10^{-6}L =1000nl (nanoliter)

1nl $=10^{-9}$L =1000pl (picoliter)

1pl $=10^{-12}$L =1000fl (emtoliter)

1fl $=10^{-15}$ =1000al (attoliter)

1al $=10^{-18}$L (超微量容量单位)

二、按体表面积折算剂量的概念

药物剂量的确定是实验研究的重要问题。人或某种动物的剂量一般可从药典或文献中获得，此时能否折算为其他动物的剂量也是机能学实验中常常碰到的问题。

药物的剂量以往多用体重折算，以 mg/kg 表示。目前的研究认为，许多药物的体内代谢及作用与体表面积的关系比与体重的关系更为密切。剂量用 mg/m^2 表示时，不同种类动物很接近(相当于等效剂量)，即剂量与体表面积近似成正比。而用 mg/kg 表示剂量时不同种类动物则相差很大。

体表面积(A，单位 m^2)不易测定，可用体型指数(R)与体重(W，单位 kg)估算：$A=RW^{2/3}$。

体型指数：小鼠 0.059，大鼠 0.09，豚鼠 0.099，兔 0.093，猫 0.082，猴 0.111，人 0.11(体型指数各家可有不同)。人的 R 值为 0.1～0.11，高瘦者取 0.11，矮胖及婴幼儿取 0.1。

三、动物间剂量折算

在许多情况下，并不需要计算体表面积。由于各动物的 R 值是固定的，如各动物假定一个“标准体重”，就很容易按上式求出各动物间剂量的比例关系，见表 1-3-9(K 与 Kw 均以剂量最小者为 1.00，取 3 位有效数字)。

表1-3-9　不同动物的剂量折算

动物	小鼠	大鼠	豚鼠	兔	猫	猴	犬	人
标准体重(g)	20	200	400	1500	2000	4000	12000	60000
体重比例	1	10	20	75	100	200	600	3000
R(体型指数)	0.059	0.09	0.099	0.093	0.082	0.111	0.104	0.11
K(剂量折算系数)	1.00	7.08	12.4	28.0	29.9	64.3	125	353
Kw(公斤体重剂量折算系数)	8.51	6.02	5.26	3.18	2.55	2.74	1.78	1.00

(一)动物符合标准体重时剂量的折算

1. 在动物体重符合或基本符合标准体重时　可方便地进行动物间剂量折算。

例：(1)20g 体重的小鼠每只剂量为 3.2mg，求 4kg 体重的猴每只的剂量。

解：因符合标准体重，

猴每只剂量=3.2mg×64.3/1.00=205.76mg（约 200mg）。

（2）体重为 12kg 的犬剂量为 1.5mg/kg，求 200g 大鼠的剂量（mg/kg）。

解：大鼠剂量=1.5mg/kg×6.02/1.78=5.07mg/kg

2. 动物不符合标准体重时剂量的折算 当动物不符合标准体重（离标准体重较远）时，仍需利用上述求体表面积公式。

每只用量（绝对量）关系：

$$\frac{D_1}{D_2}=\frac{R_1W_1^{2/3}}{R_2W_2^{2/3}}$$

mg/kg 用量关系：

$$\frac{D_{W_1}}{D_{W_2}}=\frac{R_1W_1^{2/3}/W_1}{R_2W_2^{2/3}/W_2}=\frac{R_1W_2^{1/3}}{R_2W_1^{1/3}}$$

例：（1）猫 W_2=3kg，D_2=20mg，求豚鼠 W_1=0.3kg 时的 D_1。

解：用上述每只用量关系的公式，得

$$D_1=\frac{R_1W_1^{2/3}}{R_2W_2^{2/3}}$$

$$D_2=\frac{0.099\times0.3^{2/3}}{0.082\times3^{2/3}}\times20=5.2\text{mg}$$

（2）兔 W_2=2.5kg，D_{W_2}=40 mg/ kg，求：人 W_1=70kg 时的 D_{W_1}。

解：用上述 mg/kg 用量关系的公式，得

$$D_{W_1}=\frac{R_1W_2^{1/3}}{R_2W_1^{1/3}}D_{W_2}=\frac{0.11\times2.5^{1/3}}{0.093\times70^{1/3}}\times40=16\text{mg/kg}$$

当新药用于患者时，从动物折算的人用量应减少。

（二）不同体重同种动物剂量折算

同种动物剂量的折算，因不涉及体型指数，较为简单，其绝对量直接与 $W^{2/3}$ 成正比。

例：（1）小鼠 W_2=20g 时每只剂量为 D_2=5mg，求其 W_1=40g 时的 D_1。

解：

$$D_1=\frac{W_1^{2/3}}{W_2^{2/3}}D_2=\frac{40^{2/3}}{20^{2/3}}\times5=8\text{mg}$$

（2）犬 W_2=10kg 时剂量为 D_{W_2}=20 mg/kg，求其 W_1=25kg 时的 D_{W_1}。

$$D_{W_1}=\frac{W_2^{1/3}}{W_1^{1/3}}D_{W_2}=\frac{10^{1/3}}{25^{1/3}}\times20=14.7\text{mg/kg}$$

四、确定剂量的其他一些问题

（1）合理的剂量一般可通过查阅文献利用前人的经验参照试用。若查不到待试药物的剂量而有其他种类动物的剂量，可以做动物间剂量换算。由于动物对药物敏感性的种属差异的因素很多，按上述方法折算的剂量只是粗略的，还需在实验中进一步确定。

(2)动物剂量也可通过实验探索获得。一般从较小剂量开始，如前一剂量反应很小时，对整体动物试验增加至 3 倍剂量通常不会产生过强的反应；离体器官剂量可按 3 或 10 倍递增。

(3)人用的剂量首先要考虑安全，对新药的临床试用要慎重。不要将在动物折算过来的剂量随便用在人身上。有人认为上述折算法计算出最大耐受量的等效剂量的 1/3 可作为较安全的试用量。试用后如未出现药效也未出现不良反应，此时增加一倍量一般不会引起严重中毒，随着剂量的递增，每次增加的比例要逐步减少到 30%～35%。

(4)还与受试者对药物敏感性有关的是，有些接受电流刺激的实验，动物或组织敏感性可逐渐下降；也有些药物反复应用后，受试者对其敏感性下降而出现耐受性。

本章思考题

1. 如何才能使所选课题具有创新性?
2. 为什么会出现“假阳性”和“假阴性”实验结果?如何避免?
3. 为什么要对实验数据进行统计学处理?

附

随机数字表(部分内容)

行数	列数																								
	1	2	3	4	5	6	7	8	9	10	11	12	13	14	15	16	17	18	19	20	21	22	23	24	25
1	03	47	43	73	86	36	96	47	36	61	46	98	63	71	62	33	26	16	80	45	60	11	14	10	96
2	97	74	24	67	62	42	81	14	57	20	42	53	32	37	32	27	07	36	07	51	24	51	79	89	73
3	16	76	62	27	66	56	50	26	71	07	32	90	79	78	53	13	55	38	58	59	88	97	54	14	10
4	12	56	85	99	26	96	96	68	27	31	05	03	72	93	15	57	12	10	14	21	88	26	49	81	76
5	55	59	56	35	64	38	54	82	46	22	31	62	43	09	90	06	18	44	32	53	23	83	01	30	30
6	16	22	77	94	39	49	54	43	54	82	17	37	93	23	78	87	35	20	96	43	84	26	34	91	64
7	84	42	17	53	31	57	24	55	06	88	77	04	74	47	67	21	76	33	50	25	83	92	12	06	76
8	63	01	63	78	59	16	95	55	67	19	98	10	50	71	75	12	86	73	58	07	44	39	52	38	79
9	33	21	12	34	29	78	64	56	07	82	52	42	07	44	38	15	51	00	13	42	99	66	02	79	54
10	57	60	86	32	44	09	47	27	96	54	49	17	46	09	62	90	52	84	77	27	08	02	73	43	28

第四章　常用的生物统计方法

经过动物实验、取得资料后，应对资料进行整理分析(数据处理)。本章侧重于应用，仅介绍简要的统计分析方法。恰当地运用统计方法，能帮助我们正确认识客观事物，透过样本实测值的信息进行统计推断，以阐明机体机能变化、药物作用的特点和规律性，从而做出比较可靠的结论。

下面从几个方面简要介绍常用统计指标的计算及统计学显著性检验(显著性水平以三星法表示：*$P>0.05$ 差异无统计学意义；**$P\leqslant0.05$ 差异有统计学意义；***$P\leqslant0.01$ 差异有非常显著的统计学意义)。

第一节　量反应资料统计方法

一、量反应指标

1. 算术均数($\bar{x}$，arithmetic mean，样本平均数)　是量反应资料数据的平均值，适用于正态分布资料，是表示一组数据的平均水平或集中趋势的指标。

2. 标准差(SD 或 s，standard deviation，样本标准差)　是描述正态分布资料离散性、表示数据间变异程度的常用指标，它是离均差平方和自由度均数的平方根。

在求得均数与标准差后，一般用均数±标准差($\bar{x}\pm s$)联合表示集中趋向与离散程度。样本量足够时，可用(1.96S)作为双侧 95%正常参考值范围。

3. 标准误(S_x, SE, standard error，均数的标准误)　是表示样本均数间变异程度的指标。

4. 变异系数(CV)　当两组数据单位不同或两均数相差较大时，不能直接用标准差比较其变异程度的大小，这时可用变异系数作比较。

$$CV=SD/\bar{x}$$

CV 可用小数或百分数表示，是一种相对离散度，它既能反映实验数据的离散程度(s)，又能代表集中趋向的正确程度($\bar{x}$)。CV 越小，表示数据的离散性越小，均数代表集中趋向的正确性越好。

5. 可信限　用来衡量实验结果的精密度，即从某实验所得部分动物实测值参数推算总体(全部动物)均数范围。

$$95\%\text{可信限}=\bar{x}\pm t_{(n')0.05}S_x$$

$$99\%\text{可信限}=\bar{x}\pm t_{(n')0.01}S_x$$

前一式表示在 0.05 的概率水平估计其可信限范围(也可以说 100 次实验有 95 次其均数落在这个范围)。

后一式表示在0.01的概率水平估计其可信限范围（也可以说100次实验有99次其均数落在这个范围）。

对量反应数据，样本例数 n 及 $\bar{x}$、s 是最基本的，其他指标（CV、S_x、可信限）可由此进一步求得。

二、t 检 验

t 检验是用 t 值作显著性检验的统计方法。t 值是样本均数与总体均数间的差相当于标准误的倍数。

1. 自身前后比较(个别比较、配对比较)　实验结果用给药前后值或配对比较时用本法。

$$t = \frac{|\bar{x}|}{S_x} \qquad (n'=n-1)$$

式中，$\bar{x}$ 为给药前后（或配对）值之差的均数，S_x 为给药前后数值之差的标准误。根据 t 值表（见附录表1）中所列的 $t(n')0.05$ 与 $t(n')0.01$ 的值确定 P 值，t 值越大，P 值越小，统计学上越有显著意义。

2. 两组成组比较(团体比较)　两组的量反应资料（n值相同或不同）用本法。

$$t = \frac{|\bar{x}_1 - \bar{x}_2|}{S_{x1-x2}} \qquad (n'=n_1+n_2-2)$$

式中

$$S_{x1-x2} = \sqrt{S_c^2 \frac{n_1+n_2}{n_1 n_2}}$$

$$S_c^2 = \frac{\sum x_1^2 - (\sum x_1)^2/n_1 + \sum x_2^2 - (\sum x_2)^2/n_2}{n_1+n_2-2}$$

为较方便地用计算器计算，可先求出两组平均数、标准差，按下式求 $S_c^{\ 2}$，便可进一步求出 t 值。

$$S_c^2 = \frac{(n_1-1)S_1^{\ 2} + (n_2-1)S_2^2}{n_1+n_2-2}$$

三、方 差 分 析

多组（3组或3组以上）量反应资料间的比较，用方差分析（analysis of variance）。这是一种很常用的统计方法。

这里用随机分组的方差分析为例说明。样本均数间的差异可能由两种原因造成：抽样误差（个体间差异）的影响和不同处理的作用。如果处理不发生作用（即各样本均数来自同一总体），则组间均方（$MS_{组间}$，表示组间变异的程度）与组内均方（$MS_{组内}$，表示组内变异的程度）之比值（F 值）接近1。如果 F 值远大于1，超过方差分析用的 F 值表（见附录2）中 $F(n_1$，

n_2)0.05 的数值，则各种处理作用不同(如处理是不同的药物，则不同的药物或不同的剂量作用不同)。下面是方差分析的基本步骤。

1. 求 *F* 值，作方差分析

(1)计算各组的$\sum x$、$\sum x^2$、n、$\bar{x}$ （$\bar{x}$、n 为小写，与各组数据有关)及$\sum x$、$\sum x^2$、N、$\bar{X}$ （X、N 为大写，与整个数据有关)。

(2)求 F 值(表 1-4-1)。

表1-4-1　方差分析求*F*值

变异来源	离均差平方和(SS)	自由度	均方(MS)	F 值
总变异	$\sum x^2-C$	$N-1$		
组间变异	$\sum[(\sum x)^2/n]-c$	$n_1=k-1$	SS 组间/n_1	MS 组间/MS 组内
组内变异	SS 总－SS 组间	$n_2=N-kd$	SS 组内/n_2	

$C=(\sum x)^2/N$　　k 为组数

(3)从计算的 F 值及 $F_{(n_1,\ n_2)0.05}$、$F_{(n_1,\ n_2)0.01}$ 判断 P 值及显著性。

2. 各组均数两两比较　如方差分析得 $P\leqslant 0.05$，则进行下列计算：

(1)将各组平均数排序(由大至小或由小至大)。

(2)求两组比较的 q 值：

$$q=\frac{\left|\bar{x}_a-\bar{x}_b\right|}{\sqrt{\frac{S^2}{2}\left(\frac{1}{n_a}+\frac{1}{n_b}\right)}}$$

式中 S^2 为组内均方。

(3)从 q 值表(见附录表 3)中查出 $q_{(n',\ T)0.05}$ 及 $q_{(n',\ T)0.01}$ 的值(n'为组内自由度，T 为处理数)，判断 P 值及显著性。

第二节　质反应资料统计方法

一、质反应资料的指标

1. 正反应率(p)　如以 n、r 分别代表例数及正反应数，则

正反应率 $p=\dfrac{r}{n}$　　负反应率 $q=1-p$　(p、q 常用小数表示)

2. 标准误(S_P，率的标准误)

$$S_p=\sqrt{\frac{pq}{n}}$$

此公式在样本 n>50 时使用。如 n 较小，式中分母以 n–1 代替 n。

3. 可信限

率的 95%可信限=$P\pm1.96\ Sp$

率的 99%可信限=$P\pm2.58\ Sp$

质反应资料以例数及率(或正反应数与负反应数)为最基本的。

二、四格表资料的显著性测定

1. 四格表专用公式　两组质反应资料可用四格表(第 1 组正负反应数为 *a*、*b*，第 2 组正负反应数为 *c*、*d*)表示，其显著性常用四格表专用公式计算。

$$x^2=\frac{(|ad-bc|-N/2)^2 N}{(a+b)(c+d)(a+c)(b+d)}$$

(n' =1，$x^2_{0.05}$=3.84，$x^2_{0.01}$=6.63，见附录表 4)

例：某次药理试验结果，有效和无效例数 A 药为 20、8，B 药为 4、10，试做显著性检验(表 1-4-2)。

表1-4-2　A、B药试验结果

	+	−	合计	+(%)
A	20a	8b	28	71.4
B	4c	10d	14	28.6
合计	24	18	42N	

$$x^2=\frac{(|20\times10-8\times4|-42/2)^2\times42}{28\times14\times24\times18}=5.359$$

0.01＜*P*＜0.05

2. 四格表资料概率直接计算　当 *N*<40 或四格表中有理论值(*T*)<5 时，需直接计算概率。如 *a* 理论值 T_a＝(*a*+*b*) (*a*+*c*) /*N*。

直接计算的概率是计算数次概率之和(如四格表中有 1 个实际数为 0 时只计算 1 次)乘以 2 的值。第 1 次计算概率后，4 个实际数中的最小 1 个值减 1，并调整 *a*、*b*、*c*、*d* 的值，使 *a*+*b*、*c*+*d*、*a*+*c*、*b*+*d* 值不变，进行第 2 次概率计算，如此计算若干次，直至 *a*、*b*、*c*、*d* 中有 1 个为 0 止。每次 *P* 值计算法为

$$P=\frac{(a+b)!(c+d)!(a+c)!(b+d)!}{a!b!c!d!N!}$$

使用计算器时，上式通过对数计算较为方便。以上是双侧检验的情况，如果已知 A 药疗效不可能优于 B 药，试验者要求通过试验后能确定 A 药是否差于 B 药，就可应用单侧检验，这时就只要计算各次概率之和(不用乘以 2)。

三、回归与相关

前面的资料均为单变量资料。如果两个变量 *X*、*Y*，其间存在密切的数量关系，就说 *X* 与 *Y* 有相关关系(简称相关)。如果两个变量中，*X* 为自变量，*Y* 为因变量，则可以根据实验数据计算出从自变量 *X* 的值推算 *Y* 的估计值的函数关系，找出经验公式，此即回归分析。如果相关是直线相关，求算的经验公式是直线方程称为直线回归分析。

1. 相关系数与直线回归

(1)相关系数及其显著性检验：两个变量分不清哪一个是自变量，哪一个是因变量时，通常计算其相关系数测定其显著性以了解其相关的密切程度。直线回归资料的两变量应是密切相关的。

相关系数

$$r=\frac{\sum xy-\sum x\cdot\sum y/n}{\sqrt{\left[\sum x^{2-(\Sigma x)^2}/n\right]\left[\sum y^{2-(\Sigma y)^2}/n\right]}}\qquad (n'=n-2)$$

查相关系数表以判断其显著性(表 1-4-3)。

表1-4-3　相关系数表

n'	0.05	0.01	n'	0.05	0.01
1	0.997	1.000	16	0.468	0.590
2	0.950	0.990	17	0.456	0.575
3	0.878	0.959	18	0.444	0.561
4	0.811	0.917	19	0.433	0.549
5	0.755	0.875	20	0.423	0.537
6	0.707	0.834	21	0.413	0.526
7	0.666	0.798	22	0.404	0.515
8	0.632	0.765	23	0.396	0.505
9	0.602	0.735	24	0.388	0.496
10	0.576	0.708	25	0.381	0.487
11	0.553	0.684	26	0.374	0.479
12	0.532	0.661	27	0.367	0.471
13	0.514	0.641	28	0.361	0.463
14	0.497	0.623	29	0.355	0.456
15	0.482	0.606	30	0.349	0.449

(2)直线回归：直线回归分析是要估计回归直线两个参数：直线斜率 b(回归系数)和截距 a(纵截距)。

$$b=\frac{\sum xy-\sum x\sum y/n}{\sum x^2-(\sum x)^2/n}$$

$$a=\overline{y}-bx$$

用有回归功能的计算器可方便地直接求出 r、a、b。

2. 可化为直线的回归分析法　药理学中许多资料两个变量间不是直线关系而是曲线关系，这属于曲线回归问题。对于能转化为直线关系一般经直线化处理后做直线回归分析，如药动学分析、受体动力学分析等。

受体动力学半效浓度(D_{50}，即解离常数 K_D、K)可用下法求出：

$$E=\frac{E_{\max}}{1+K/[A]}$$等式两边取倒数并乘以［A］，得

$$\frac{[A]}{E}=\frac{1}{E_{\max}}[A]+\frac{K}{E_{\max}}$$

令 $y=\frac{[A]}{E},X=[A]$，则　$Y=\frac{1}{E_{\max}}X+\frac{K}{E_{\max}}$

求出回归参数后，$E_{\max}=1/b$，$K=a/b$。

求出解离常数 K 后，可求出 $pD_2(pD_2=-\lg K)$。

3. 因变量为质反应资料的回归　以上的回归资料，其自变量与因变量均为量反应资料。药理学中对 LD_{50} 和 ED_{50} 分析时，其因变量(效应)是质反应资料。

上面对生理科学中较常用而重要的统计方法做一简述，主要从实用角度说明其计算方法及适用的场合，方便查阅，不论对动物或人的资料均适用。若欲详细了解，可参阅有关书籍。

目前，用于统计分析的计算机软件很多，如 SPSS、SAS 等软件包，也有许多自编的软件可以应用。这使统计分析工作量大大减轻且可减少错误。

第五章　SPSS13.0 统计软件操作入门

第一节　医学常用统计软件概述

一、SAS

SAS 全称 Statistical Analysis System，1966 年由美国北卡罗来纳州立大学开发的统计分析软件，并于 1976 年成立了 SAS 软件研究所，正式推出了 SAS 软件。完整的 SAS 系统包括三十多个模块，各模块具有相对独立的功能范围，包括数据访问、数据储存及管理、数据分析、图形处理、运筹学方法及计量经济学与预测等，但各模块之间又可互相联系。核心模块为 SAS/Base，具有数据输入、整理、转换、计算和数据输出等各种数据处理功能。经过 30 多年的发展，当前 SAS 已经推出 SAS9.2 版本。其操作至今仍以编程为主，非统计专业人员掌握起来相对困难，SAS 操作窗口见图 1-5-1。

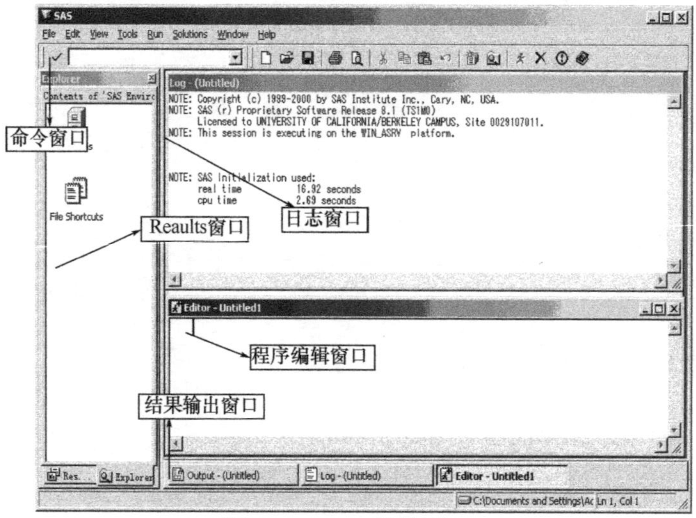

图 1-5-1　SAS 操作窗口

二、Stata

Stata 最初由美国计算机资源中心(Computer Resource Center)研制。Stata 最为突出的特点是短小精悍、功能强大，其 8.0 版大约占 30M 的硬盘空间，但已经包含了全部的统计分析、数据管理和绘图等功能，比起 1G 以上 SAS 统计软件毫不逊色。由于 Stata 在分析时是将数据全部读入内存，在计算全部完成后才和磁盘交换数据，因此运算速度极快。Stata 也是采用编辑语句方式来操作，但使用上远比 SAS 简单。其生存数据分析、纵向数据(重复测量数据)分析等模块的功能甚至超过了 SAS。用 Stata 绘制的统计图形相当精美，很有特色。目前，Stata 在科研和教育领域得到了广泛应用，WHO 的研究员也把 Stata 作为最主要的统计分析工作软件，其操作窗口见图 1-5-2。

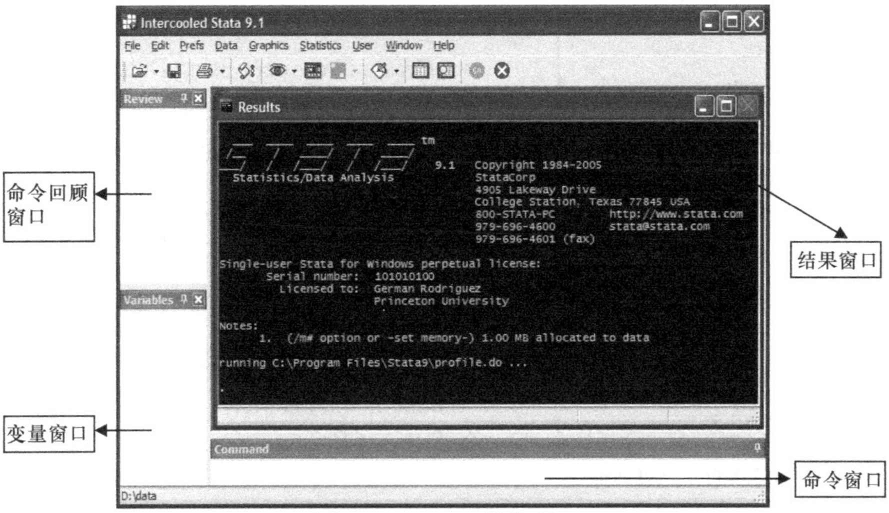

图 1-5-2　Stata 操作窗口

三、SPSS

SPSS 全称原意为 Statistical Package for the Social Sciences，即“社会科学统计软件包”。1968 年由斯坦福大学开发研制，并于 1975 年在芝加哥组建了 SPSS 总部。全球产品用户广泛分布于医疗、银行、证券、保险、制造、商业、市场研究、科研教育等多个行业和领域。随着SPSS产品服务领域的不断扩展，公司已于2000年正式将软件全称更改为Statistical Product and Service Solutions，意为“统计产品与服务解决方案”，标志着 SPSS 的战略方向正在做出重大调整。由于 SPSS 工作界面友好，操作简便易学，统计分析过程主要通过菜单命令的选择和点击功能按钮来完成，无需记忆操作命令，深受广大用户的青睐。

第二节　SPSS13.0 统计软件的基本操作

一、SPSS for Windows 的启动和退出

(一) SPSS 13.0 的启动

单击开始菜单→程序→SPSS for Windows→SPSS13.0 for Windows；或双击桌面上的快捷方式 “SPSS13.0 for Windows” 图标，即可启动 SPSS。进入 SPSS 后会出现一个导航对话框，提示 What would you like to do?(你想做什么？)，该对话框提供了选择进入 SPSS 的多种方式，如图 1-5-3 所示。

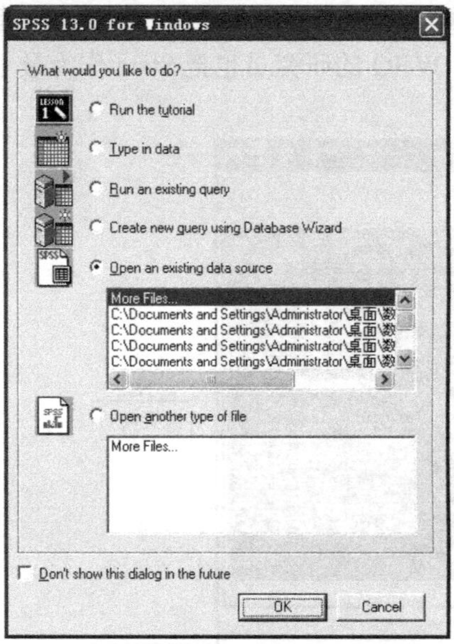

图 1-5-3 SPSS13.0 的导航对话框

- Run the tutorial：运行指南。
- Type in data：录入数据。
- Run an existing query：运行一个已存在的数据文件。
- Create new query using Database Wizard：用数据库处理工具建立新文件。
- Open an existing data source：打开一个已经存在的数据文件。
- Open another type of file：打开其他类型的文件。

最下边的 Don't show this dialog in future 是一复选对话框，如果用户选中该复选项后，下次启动 SPSS 时将不会显示导航对话框，将直接进入数据编辑窗口，如图 1-5-4 所示。

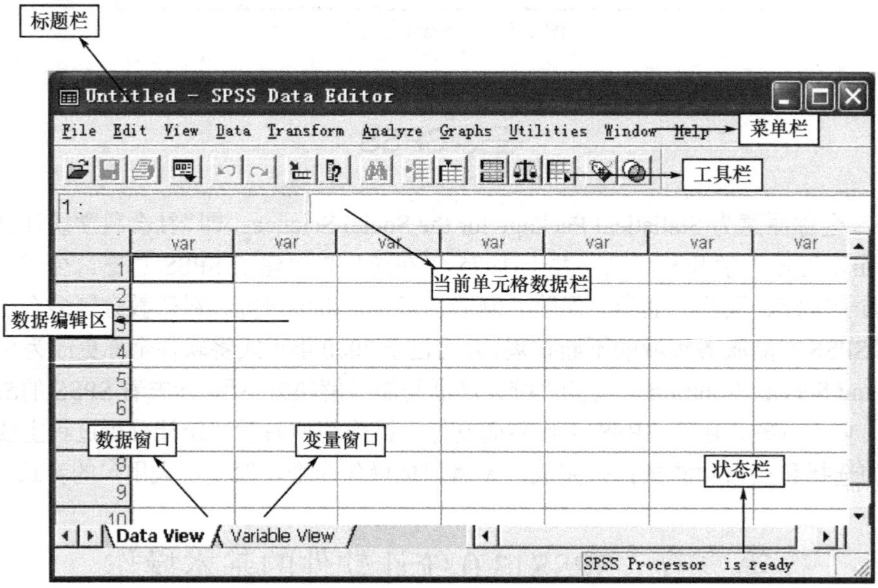

图 1-5-4 SPSS13.0 数据编辑窗口

(二) SPSS 13.0 的退出

退出 SPSS for Windows 统计分析软件，可采用下列方法之一。

(1) 单击数据编辑窗口右上角的"☒"关闭按钮。

(2) 打开 File 菜单，单击 Exit 选项。

(3) 右击数据编辑窗口标题栏的任何位置，从弹出的快捷菜单中选择关闭。

(4) 双击数据编辑窗口左上角的▦图标。

(5) 使用快捷键 Alt+F4。

二、SPSS 数据编辑窗口

SPSS Data Editor（数据编辑窗口）是 SPSS 的主要工作平台，用户可以在这里建立、读入、编辑数据文件。该窗口主要由标题栏、菜单栏、工具栏、状态栏构成。

其中菜单栏由 10 个菜单项目组成，其主要内容为：

1.File	文件操作	2.Edit	文本编辑
3.View	视图	4.Data	数据操作
5.Transform	数据转换	6.Analyze	统计分析
7.Graphs	统计图	8.Utilities	实用程序
9.Window	窗口信息与控制	10.Help	帮助

三、数据文件的建立及保存

数据编辑窗口主要由两张表组成，分别是 Data View（数据窗口）和 Variable View（变量窗口）。通过点击可以实现相互切换。Data View 的数据编辑区是 SPSS 的主要操作窗口，是一个二维平面表格，用于输入观测值和编辑数据或存放数据，左端列边框显示每输入一观察对象对应的序号，最上端行边框用来显示变量名，未定义时变量名显示为“var”。Variable View 表用来定义和修改变量，每行可用于定义一个变量，每一列具体内容如下。

（1）Name：变量名。变量名必须以字母、汉字及@开头，最后一个字符不能是句号。默认显示宽度为 8 个字符，即 4 个汉字或 8 个英文字母的长度，SPSS13.0 最长可以输入 64 个字符。变量名必须唯一，英文字母命名时不区分大小写。

（2）Type：变量类型。SPSS13.0 中变量类型共有 8 种，其中常用类型为：Numeric（数值型）、Date（日期型）和 String（字符型），系统默认类型为 Numeric，如图 1-5-5 所示。

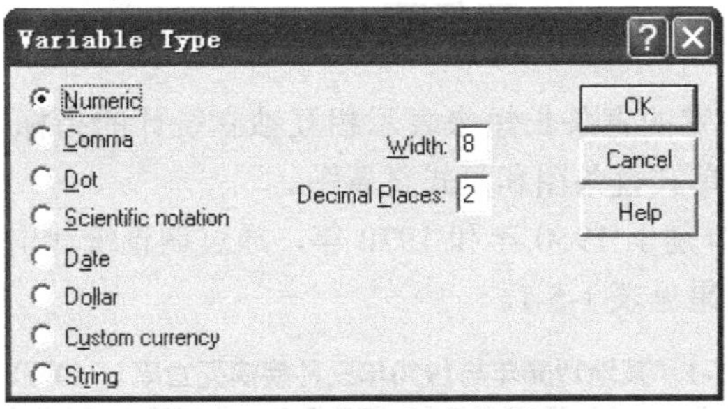

图 1-5-5 变量类型对话框

（3）Width：变量宽度。设置变量输入值的宽度，默认为 8 位字符。

（4）Decimals：小数位数。默认为 2 位字符。

（5）Label：变量名标签。当变量需要解释时，对变量的详细说明。

（6）Values：变量值标签。对于分类变量各个取值含义的说明。如性别变量在输入数据时分别用 1 和 2 表示，同时在 value labels 里进一步说明 1 表示男，2 表示女，如图 1-5-6 所示。

（7）Missing：缺失值的定义。

（8）Columns：变量在 Date View 中所显示的列宽，默认列宽为 8 位字符。

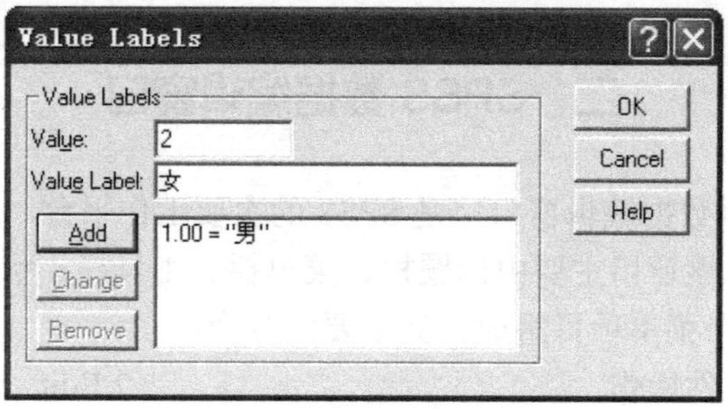

图 1-5-6　分类变量变量值标签

(9) Align：数据对齐格式，包括左对齐、右对齐和居中对齐三种方式。

(10) Measure：数据的测度尺度。共三种测量尺度：Scale（计量变量尺度）、Ordinal（等级变量尺度）和 Nominal（定性变量尺度）。该选项一般在绘制交互式图坐标轴的区分和 SPSS 决策树模块时需进行定义。

如果输入变量名后回车，系统将默认变量名依次为 Var00001、Var00002 等。定义了变量的各种属性后，切换到 Data View 表中，就可以直接在表中录入数据。输入数据后，点击 File→Save 或 Save as 就可以将数据文件保存。SPSS 软件默认的文件保存类型扩展名为 *.sav，此外还可以保存为早期 SPSS DOS 版本的数据文件*.sys；Excel 数据文件*.xls；DBASE 数据库格式文件*.dbf 及 SAS 数据库文件等。

第三节　SPSS13.0 的统计绘图功能

统计图是用点、线、面等各种几何图形进行组合来表达统计数据，其特点是简明生动，形象具体、通俗易懂。SPSS 具有很强的制图功能，可以绘制多种统计图形，主要由菜单“Graphs”来完成。在医学统计工作中，常用的图形主要有直条图、构成图、线图、直方图和散点图等。

一、直条图 (Bar Charts)

直条图主要是用等宽的直条长短来表示相互独立统计的指标数值大小和它们之间的对比关系。常用的有：单式直条图和复式直条图。

例 5-1：某研究者分别于 1950 年和 1970 年，通过调查统计出某地区三种疾病死亡率 (1/10 万) 情况，调查结果见表 1-5-1。

表1-5-1　某地1950年与1970年三种疾病死亡率 (1/10万) 比较

死因	1950 年	1970 年
肺结核	160.2	26.4
心脏病	71.5	85.5
恶性肿瘤	54.5	173.2

(一) 操作过程

1. 数据库基本格式

(1) 单式直条图：如果我们仅想比较 1950 年三种疾病死亡率的大小可以考虑绘制单式直条图。单式直条图需要建立两个变量，本例为死因变量和死亡率变量，其中死因变量用

1 表示肺结核，用 2 表示心脏病，用 3 表示恶性肿瘤，同时可在变量窗口做好变量值标签，如图 1-5-7 所示。

(2) 复式直条图：有一个统计指标，两个分组因素。本例死亡率为统计指标，时间和死因为分组因素。如果我们不但想比较三种疾病死亡率的大小，而且还要考虑不同时间，则可绘制复式直条图。复式直条图需要建立三个变量，本例为死因变量、y1950 变量和 y1970 变量，其中死因变量用 1 表示肺结核，用 2 表示心脏病，用 3 表示恶性肿瘤，同时在变量窗口做好变量值标签，如图 1-5-8 所示。

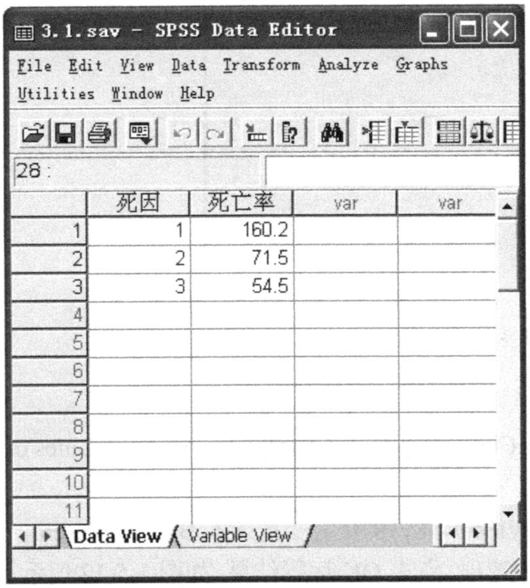

图 1-5-7　单式直条图数据库基本格式

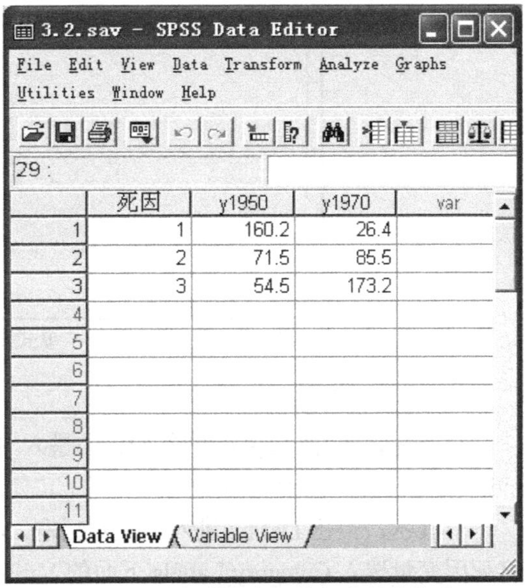

图 1-5-8　复式直条图数据库基本格式

2. 基本步骤

(1) 单式直条图

1) 首先，单击 Graphs 菜单→Bar，进入 Bar Chart 对话框。系统提供了 3 种数据类型：Summaries for groups of cases (以同一变量不同取值分组体现数据)、Summaries of separate variables (以不同变量为单位体现数据)、Values of individual cases (以观测值为单位体现数据)。系统默认第一种情况。在定义选项框的上方有 3 种直条图：单式直条图 (Simple)；复式直条图 (Clustered)；堆积式直条图 (Stacked)。本例选 Simple 和 Values of individual cases，如图 1-5-9 所示。

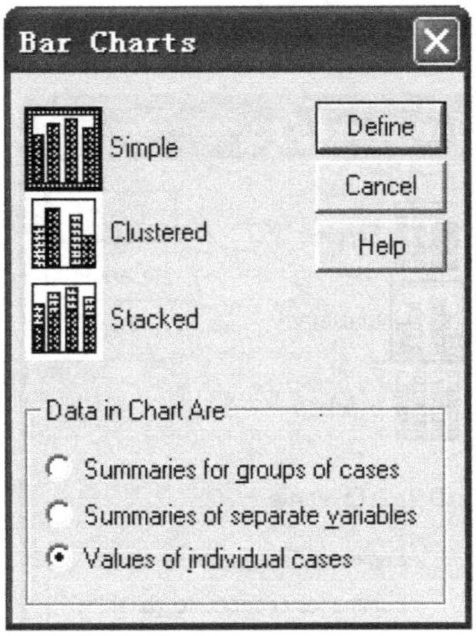

图 1-5-9　单式直条图操作对话框

2) 其次，点击 Define 进入定义对话框，将死亡率变量选入 Bars Represent，将死因变量选入 Category Labels 下面的 Variable 选项内，点击 OK 运行结果，如图 1-5-10 所示。

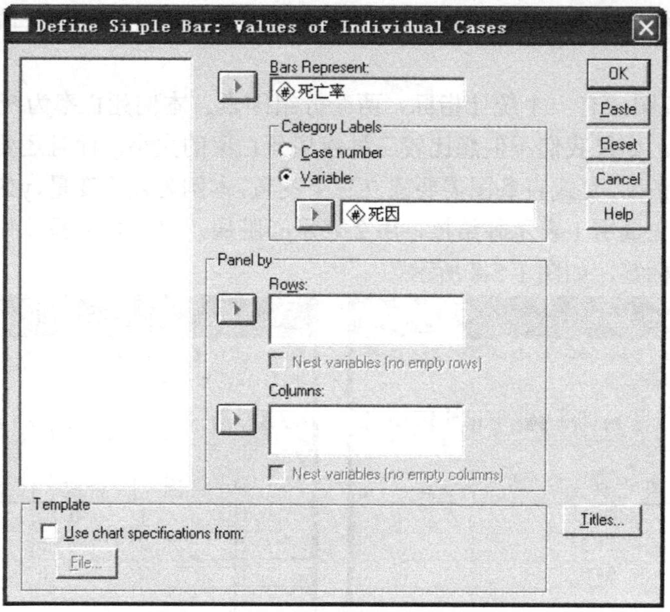

图 1-5-10　单式直条图的定义对话框

(2) 复式直条图

1) 首先，单击 Graphs 菜单→Bar，进入 Bar Chart 对话框。本例选 Clustered 和 Values of individual cases，如图 1-5-11 所示。

2) 其次，点击 Define 进入定义对话框，将 y1950 和 y1970 两变量选入 Bars Represent，将死因变量选入 Category Labels 下面的 Variable 选项，点击 OK 运行结果，如图 1-5-12 所示。

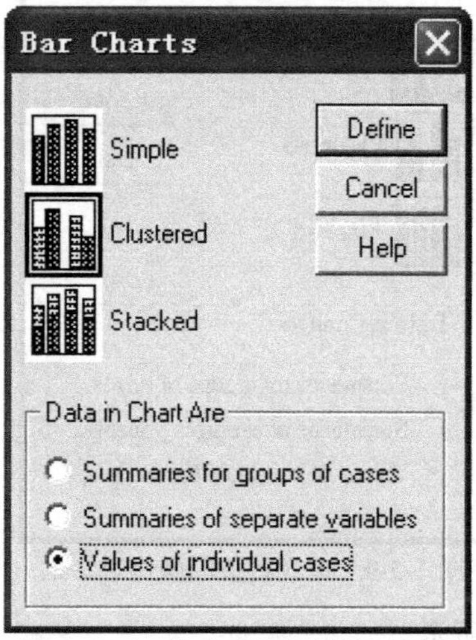

图 1-5-11　复式直条图操作对话框

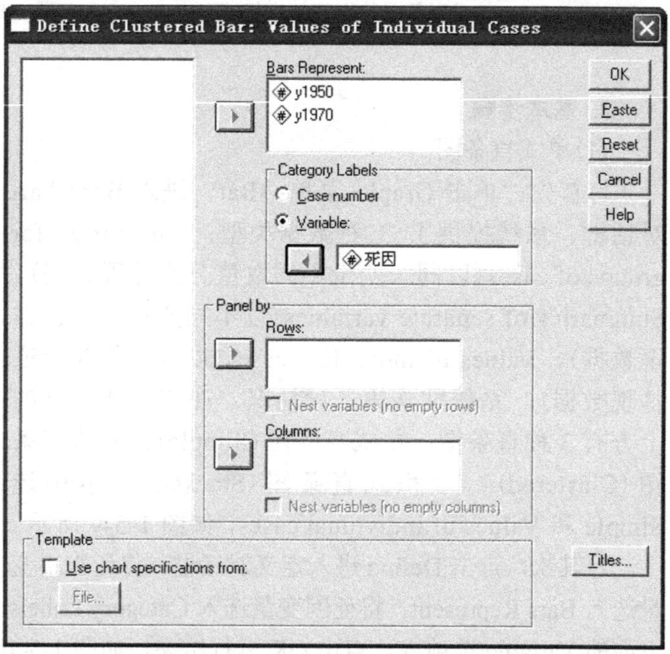

图 1-5-12　复式直条图的定义对话框

(二)结果解读

本例所绘制的图形结果见图 1-5-13 和图 1-5-14。为了进一步探查数据或增强视觉效果，常常需要对 SPSS 生成的图形进行编辑，直接双击可进入图形的编辑状态，实现对统计图的各种编辑，详细操作请参考其他相关软件教程，编辑后关闭统计图编辑窗口，回到结果窗口。

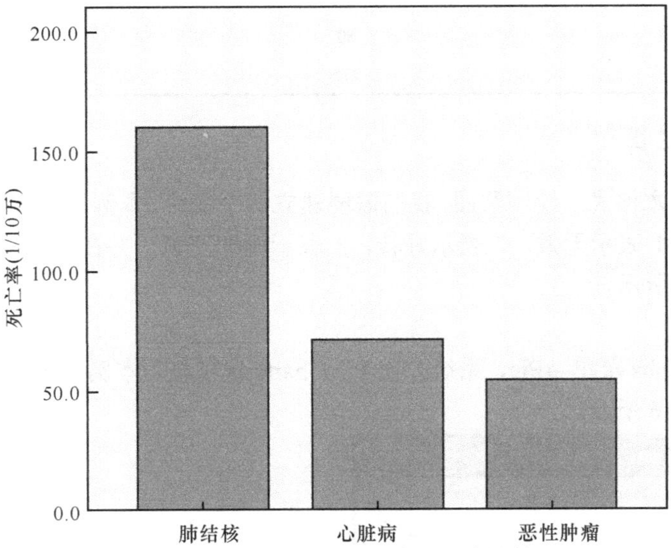

图 1-5-13　三种不同死因的死亡率比较

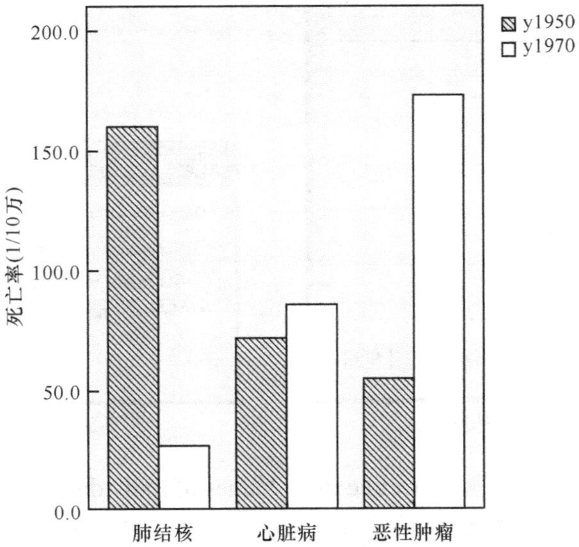

图 1-5-14　三种不同时间不同死因的死亡率比较

二、圆图(Pie Charts)

圆图是指以圆的总面积表示某事物的全部，而用圆内各扇形面积来表示各部分所占总体的构成比或比重，也称构成图。

例 5-2：某医院用麦芽根糖浆治疗肝炎疗效情况见表 1-5-2，试绘制图形进行描述。

表1-5-2　某医院用麦芽根糖浆治疗肝炎疗效构成情况

疗效	例数	构成比(%)
无效	55	31.43
好转	40	22.86
近期痊愈	80	45.71
合计	175	100.00

(一)操作过程

1. 数据库基本格式　绘制圆图，我们需要建立两个变量，本例为疗效变量和例数变量，其中疗效变量用 1 表示无效，2 表示好转，3 表示近期痊愈，并在变量窗口做好变量值标签，如图 1-5-15 所示。

2. 基本步骤

(1) 点击 Graphs 菜单→Pie，系统弹出 Pie Charts 选项框，本例题选 Values of individual cases，如图 1-5-16 所示。

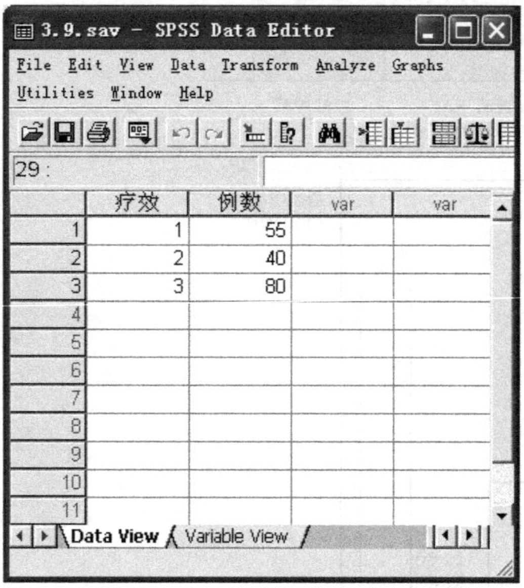

图 1-5-15　圆图数据库基本格式

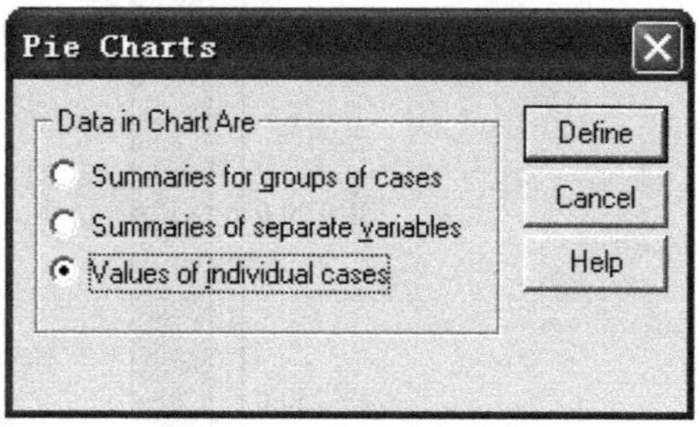

图 1-5-16　圆图主对话框

(2) 点击 Define，系统将弹出 Define Pie：Values of Individual Cases 对话框，将例数变量选入 Slices Represent，疗效变量选入 Slice Labels 下的 Variable 选项，如图 1-5-17 所示。

(3) 点击 OK 运行。

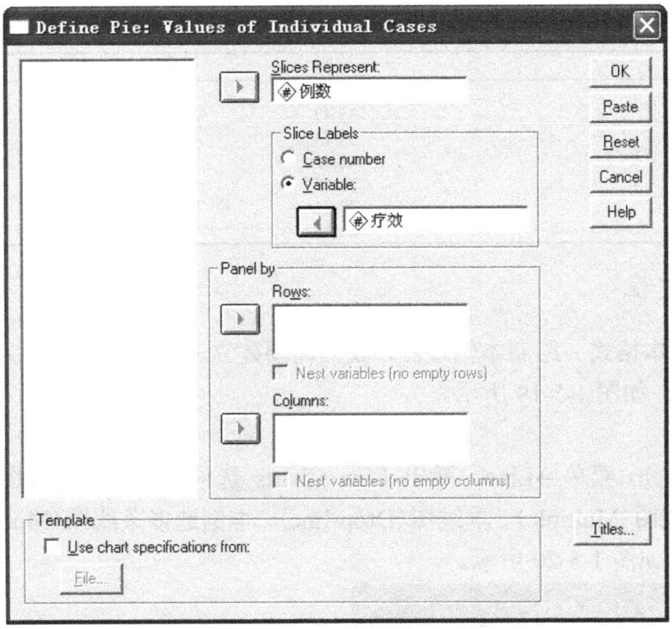

图 1-5-17　圆图的定义对话框

(二)结果解读

图中各扇形面积的大小代表疗效各分类例数占总例数的百分构成情况，各部分百分构成之和应为 100%，如图 1-5-18 所示。

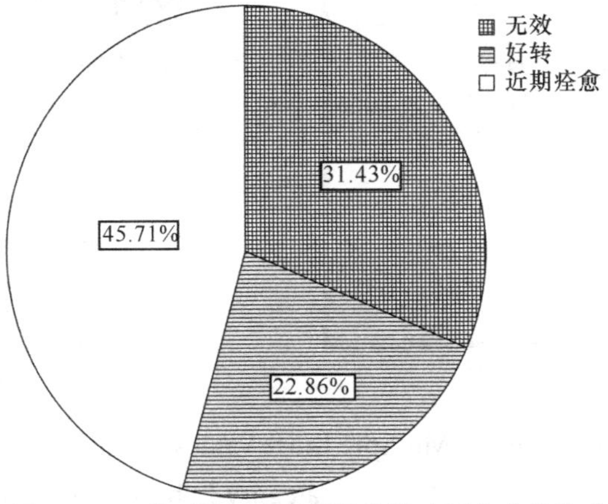

图 1-5-18　某医院用麦芽根糖浆治疗肝炎疗效构成

三、线图(Line Charts)

线图是利用线段的上下波动来反映某统计指标随连续变量变化而变化的趋势，分为普通线图和半对数线图。普通线图只反映事物的变化趋势，而半对数线图可反映事物间的相对变化速度。

例 5-3：某地 1980～1986 年，男女之间某病发病情况见表 1-5-3，试绘制线图进行描述。

表1-5-3　某地1978～1984年某病发病率(1/10万)

年份	男性	女性
1980	40.15	142.51
1981	35.42	128.00
1982	38.73	132.08
1983	36.42	128.40
1984	31.15	47.98
1985	32.31	37.80
1986	21.15	29.09

(一)操作过程

1. 数据库基本格式　绘制本例线图，我们需要建立三个变量，本例为年份变量、男性变量和女性变量，如图 1-5-19 所示。

2. 基本步骤

(1)点击 Graphs 菜单→Line，弹出 Line Charts 选项框。有三种线图可选：单一线图(Simple)、多条线图(Multiple)、垂线图(Drop-line)。本例选多条线图(Multiple)和 Values of individual cases，如图 1-5-20 所示。

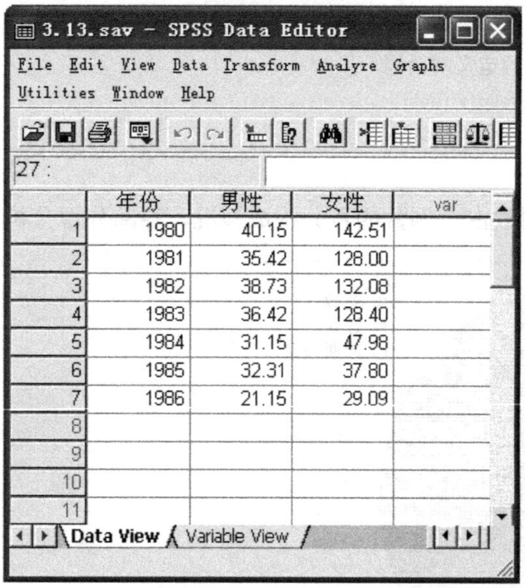

图 1-5-19　线图数据库基本格式

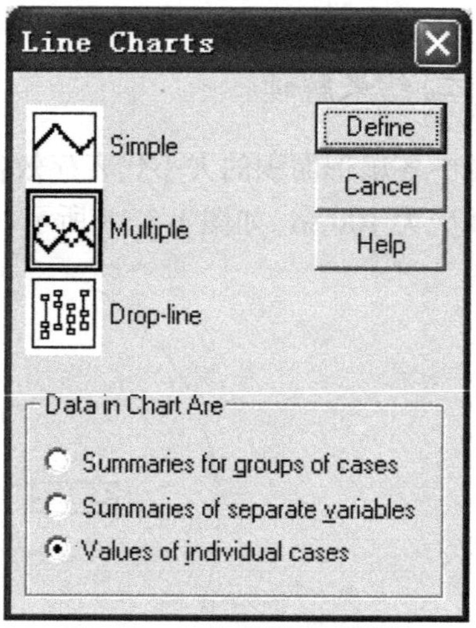

图 1-5-20　线图操作对话框

(2)点击 Define 按进入 Define Multiple Line: Values of Individual Cases 对话框。在 Lines Represent 中选入男性变量和女性变量。在 Category Labels 下 Variable 选入年份变量，如图 1-5-21 所示。

(3)点击 OK 运行。

(二)结果解读

图 1-5-22 为普通线图。如要绘制半对数线图，可双击图形进入编辑状态，选中 Y 轴双击，在 Properties 对话框中选择 Scale，将 Type 中改选为 logarithmic，便可得到半对数线图，半对数线图适用于组间数量相差较大，可反映组间的相对变化速度，如图 1-5-23 所示。

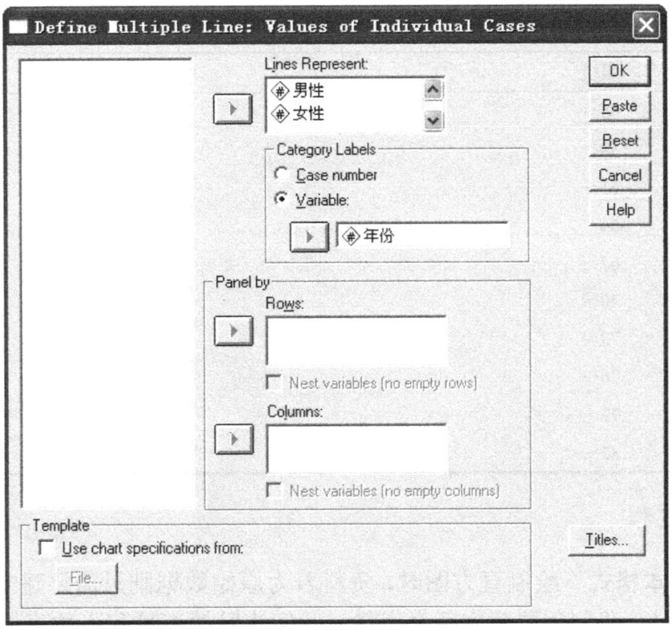

图 1-5-21　线图的定义对话框

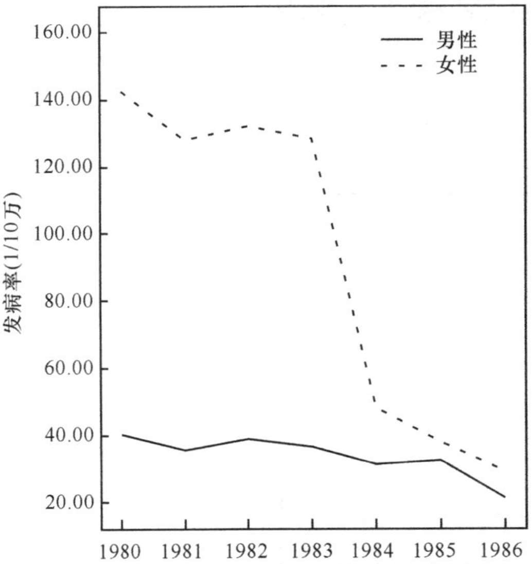

图1-5-22　某地1980～1986年不同性别某病发病率

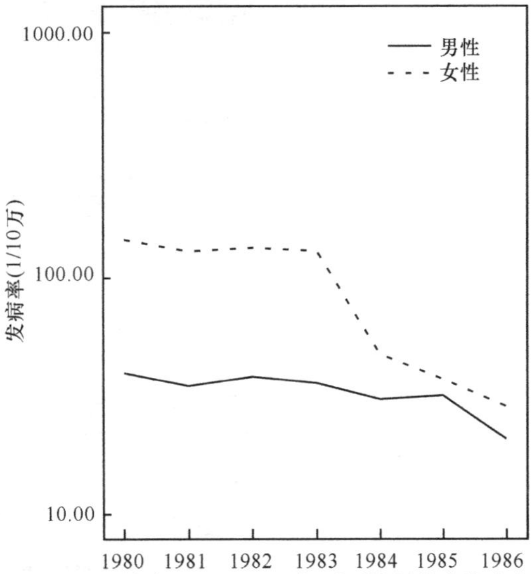

图1-5-23　某地1980～1986年不同性别某病发病率

四、直方图(Histogram)

直方图是指横轴用等宽矩形表示连续变量的各组段，纵轴用各矩形面积代表各组段的频数或频率。该图主要适用于反映连续变量的频数分布。

例 5-4：测得某地 130 名健康成年男子脉搏资料(次/分)，见表 1-5-4，试绘制直方图进行描述。

表1-5-4 某地130健康成年男子分布脉搏的频数表(次/分)

组段	人数
55～	2
58～	6
61～	12
64～	18
67～	23
70～	28
73～	17
76～	14
79～	8
82～	2

(一)操作过程

1. 数据库基本格式 绘制直方图时，资料若为原始数据则只需要建立一个变量，如果数据为频数表资料，我们需要建立两个变量，此例为脉搏变量和人数变量，脉搏数分别用频数表中各组段组中值代表，如图 1-5-24 所示。

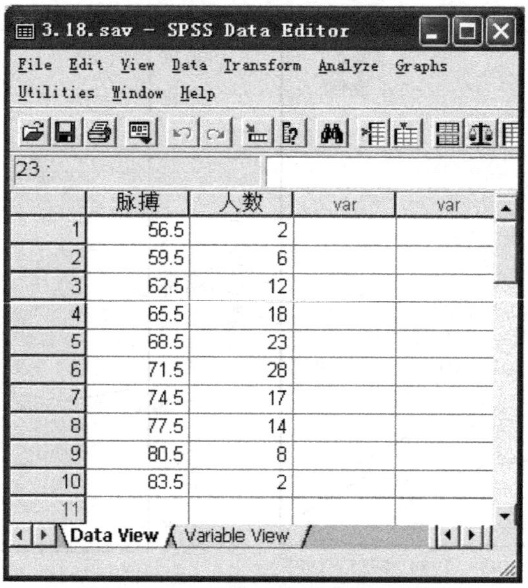

图 1-5-24 直方图数据库基本格式

2. 基本步骤

(1)点击 Date 菜单→Weight Cases，系统弹出 Weight Cases 对话框。

(2)将人数变量选入 Frequency Variable 框，点击 OK 返回。如果资料为原始数据则不需要(1)和(2)步，直接从(3)开始操作，此时只需建立一个连续变量。

(3)点击 Graphs 菜单→Histogram，系统弹出 Histogram 对话框，点击脉搏变量进入 Variable 框，如图 1-5-25 所示。

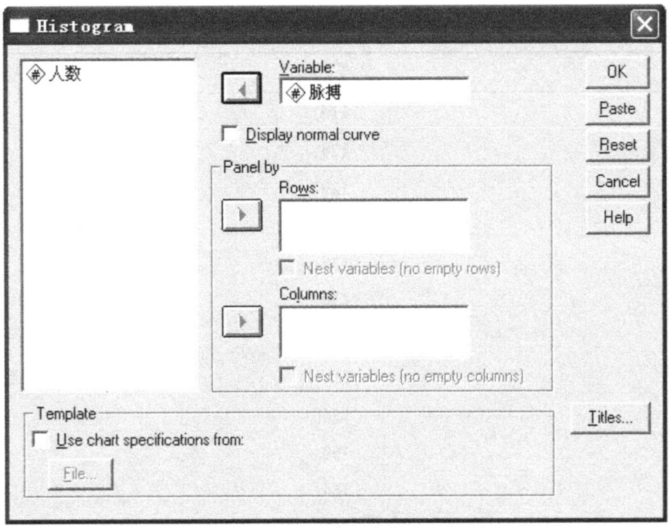

图 1-5-25　直方图的定义对话框

(4) 点击 OK 按提交系统运行，可绘制出直方图。

(二) 结果解读

本例直方图绘制结果见图 1-5-26，从该样本数据频数分布来推测，该总体的分布应为正态分布或近似正态分布。Weight Cases 过程是对观测值进行加权处理，本例加权后，人数变量中的人数代表脉搏变量各组段组中值的具体个数。

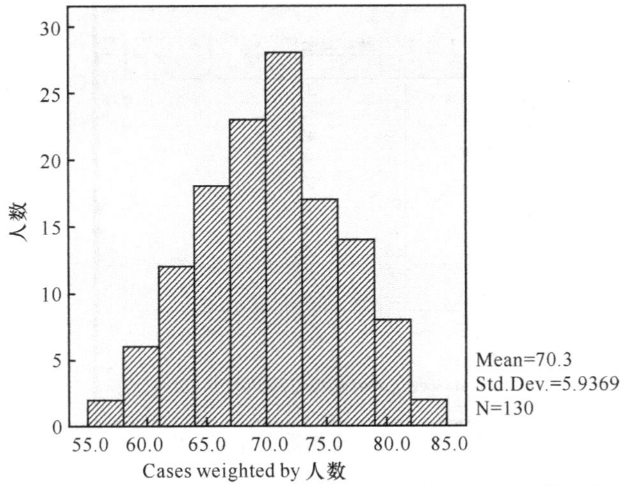

图 1-5-26　某地 130 名健康成年男子脉搏 (次/分) 频数分布

五、散点图 (Scatter)

散点图是以点的密集程度和变化趋势来表示两变量间的相关关系。

例 5-5：现调查某地 12 名儿童的身高与肺死腔容积的观测数据，结果如表 1-5-5 所示，试做散点图。

表1-5-5 儿童的身高与肺死腔容积的观测数据

对象号	身高(cm)	肺死腔容积(ml)
1	116	32
2	124	42
3	129	45
4	131	57
5	138	80
6	150	55
7	153	59
8	155	93
9	156	77
10	159	65
11	164	87
12	168	113

(一)操作过程

1. 数据库基本格式 绘制散点图，我们需要建立两个变量，此例为身高变量和肺死腔容积变量，如图 1-5-27 所示。

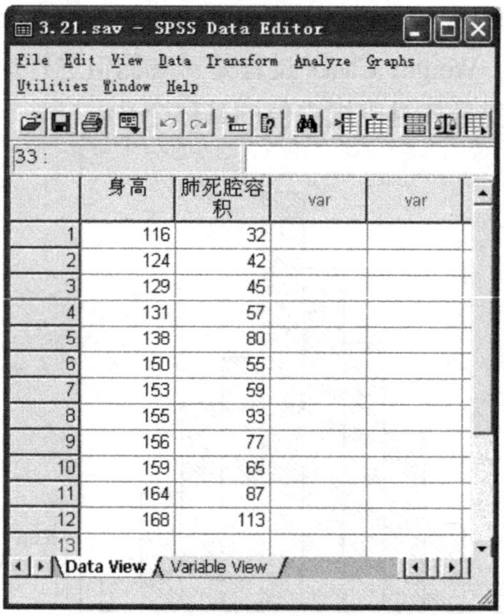

图 1-5-27 散点图数据库基本格式

2. 基本步骤

(1) 点击 Graphs 菜单→Scatter/Dot，系统弹出 Scatter/Dot 对话框，选 Simple Scatter，如图 1-5-28 所示。

(2) 点击 Define 后，弹出 Simple Scatterplot 对话框，将身高变量选入 X Axis 框，同时将肺死腔容积变量选入 Y Axis 框，见图 1-5-29。

(3) 点击 OK 运行。

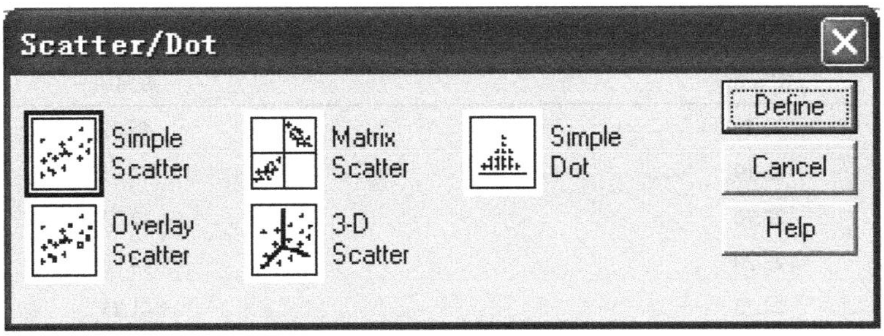

图 1-5-28　散点图操作对话框

(二)结果解读

以身高为横坐标，肺死腔容积为纵坐标做得散点图如图 1-5-30 所示，从结果可看出肺死腔容积有随身高增加而增加的线性趋势。

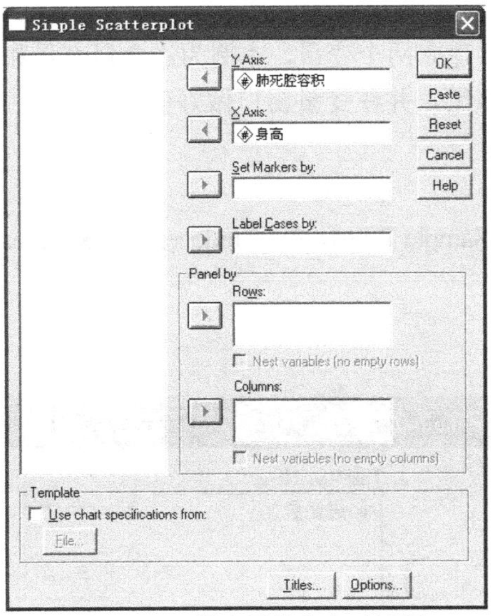

图 1-5-29　散点图的定义对话框

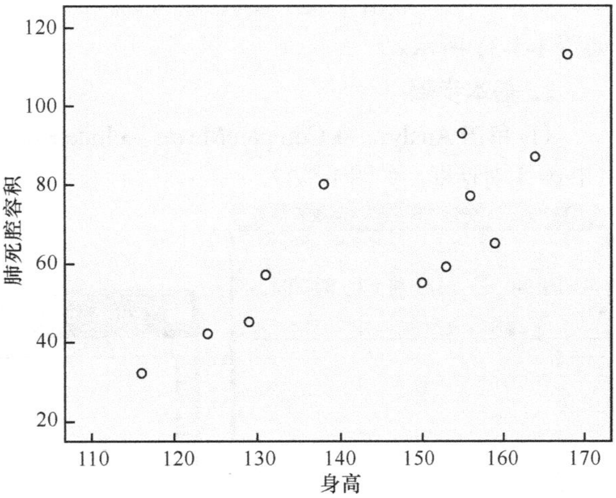

图 1-5-30　12 名儿童的身高与肺死腔容积散点图

第四节　计量资料的统计分析方法

对于计量资料，两组样本均数的比较可采用 *t* 检验，两组及两组以上均数的比较可采用单因素方差分析(one-way ANOVA)。

一、两独立样本 *t* 检验

两独立样本 *t* 检验(Independent-Samples T Test)，适用于完全随机设计对两总体均数的比较。将受试对象完全随机分配到两组中，每组受试对象接受不同的处理。

例 5-6：某项研究将实验动物随机分为两组，一组为实验组，另一组为对照组，分别测得两组动物每日进食量如表 1-5-6 所示。问：两组动物每日进食量是否相同？

表1-5-6 两组动物每日进食量(g)

实验组	对照组
25.46	45.29
26.19	44.21
27.70	42.72
23.20	44.70
24.78	41.25
26.19	42.23
29.10	43.08
24.70	42.16
26.80	43.24
	44.32

(一)操作过程

1. 数据库基本格式 两组独立样本 t 检验，需要建立两个变量，本例为进食量变量和组别变量。组别取值 1 表示实验组；取值 2 表示对照组，并在变量窗口做好变量值标签，如图 1-5-31 所示。

2. 基本步骤

(1) 单击 Analyze → CompareMeans → Independent-Sample T Test，打开 Independent-Samples T Test 主对话框，如图 1-5-32。

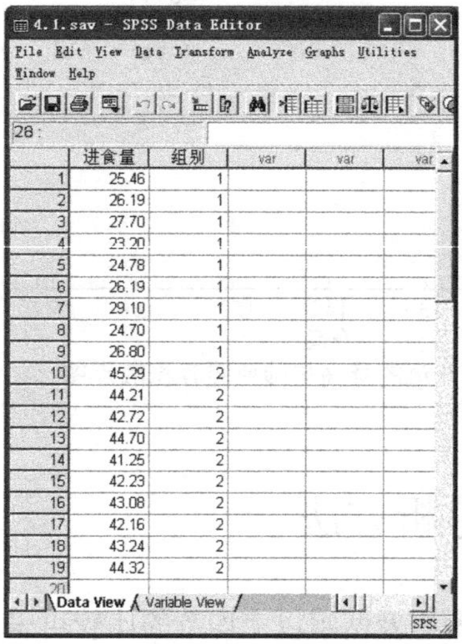

图 1-5-31 两独立样本 t 检验数据库基本格式

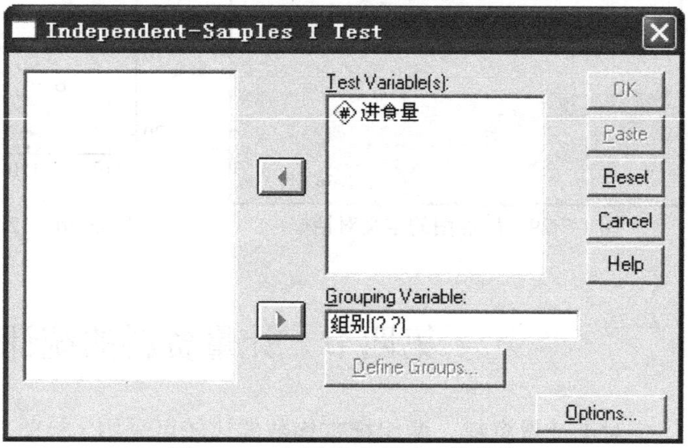

图 1-5-32 两个独立样本 t 检验的主对话框

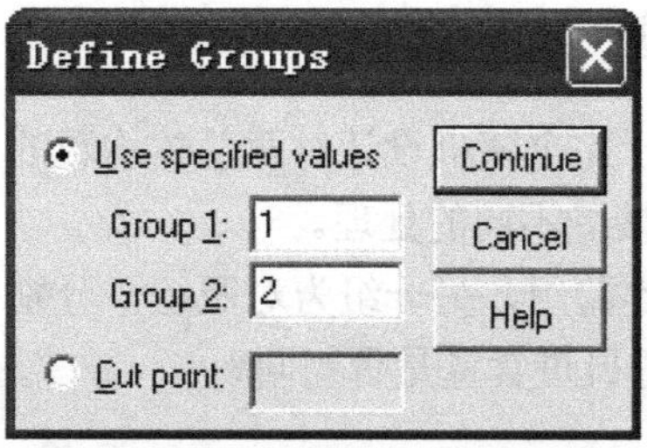

图 1-5-33 分组变量定义对话框

(2) 选择要检验的变量“进食量”进入 Test Variables(检验框)中。

(3) 选择分组变量“组别”进入 Grouping Variable(分组框)中，然后单击 Define Groups 按钮，打开分组对话框如图 1-5-33 所示，在 Group1 和 Group2 框中分别输入 1 和 2，如果分组变量为连续变量，可以选择 Cut point 单选项，并在激活的框内输入一个值作为分组界限值。

(4)单击 Options 按钮，可设置置信区间的可信度及缺失值的处理方法，本例默认即可。

(5)点击 OK 键，可得输出结果。

(二)结果解读

1. 两组需检验变量的基本统计描述 包括例数、样本均数、标准差和标准误，见表 1-5-7。

表1-5-7 两组变量的统计描述

Group Statistics

	组别	N	Mean	Std. Deviation	Std. Error Mean
进食量	实验组	9	26.0133	1.75074	.58358
	对照	10	43.3200	1.28323	.40579

2. 主要分析结果 此表第二列和第三列是 Levene 方差齐性检验。如果 Sig(即 P 值)>0.05，说明方差满足齐性。t 检验的结果分两行，第一行是方差具有齐性时的 t 检验结果；第二行是方差齐性不满足时的 t 检验结果。本例中，Sig=0.514>0.05 说明两组总体方差具有齐性。从第四列开始是对两个样本的均值是否相等进行检验。从假设检验结果 t=–24.761，P<0.001 来看，按 α=0.05 检验水准，拒绝原假设 H_0，差异有统计学意义，可认为两组间的进食量有差异。而第七列之后分别是均值差、均值差标准误、均值差的置信区间，见表 1-5-8。

表1-5-8 两独立样本 t 检验结果

Independent Samples Test

		Levene's Test for Equality of Variances		t-test for Equality of Means						
									95% Confidence Interval of the Difference	
		F	Sig.	t	df	Sig. (2-tailed)	Mean Difference	Std. Error Difference	Lower	Upper
进食量	Equal variances assumed	.445	.514	-24.761	17	.000	-17.30667	.69896	-18.78134	-15.83199
	Equal variances not assumed			-24.348	14.577	.000	-17.30667	.71080	-18.82553	-15.78781

二、配对样本 t 检验(Paired-Sample T Test)

检验两配对设计资料正态总体的均值是否存在差异。一般来说有三种情况：第一种是自身比较，指同一受试对象处理前后的比较；第二种是将同一样本(如患者痰液)分成两半，分别用两种不同方法来检测；第三种是将条件相似的个体进行匹配如按患者性别、年龄、病情等。

例 5-7：某医生将 10 名志愿者用药物进行降胆固醇试验，受试者试验前后各测一次血清胆固醇(mmol/L)，试分析药物降胆固醇措施是否有效(表 1-5-9)？

表1-5-9　药物治疗受试者前后血清胆固醇(mmol/L)

受试者	试验前	试验后
1	6.78	6.54
2	7.21	6.95
3	8.10	7.91
4	7.31	6.82
5	6.82	6.71
6	7.67	7.20
7	7.34	6.59
8	7.68	7.21
9	7.16	6.56
10	6.62	6.15

(一)操作过程

1. 数据库基本格式　需要建立两个变量，这里为试验前和试验后两个变量，需注意基本格式与两样本 t 检验不同，这里每个变量代表一个组，每条记录代表一对数据，见图 1-5-34。

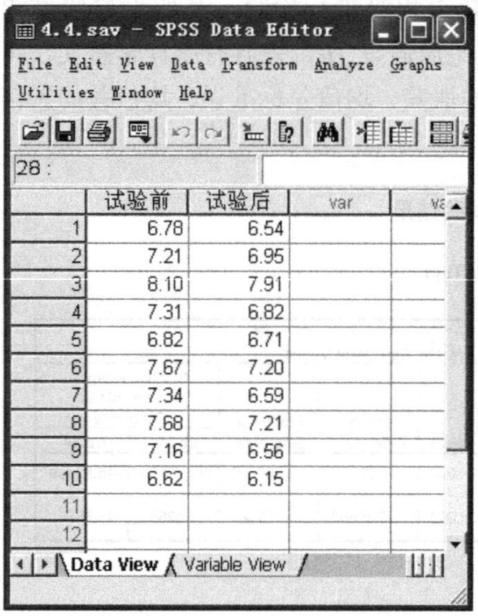

图 1-5-34　配对样本 t 检验数据库基本格式

2. 基本步骤

(1) 单击 Analyze →Compare Means → Paired-Samples T Test，打开 Paired-Samples T Test 主对话框，如图 1-5-35 所示。

(2) 同时选取两变量到检验框中，注意一定要同时选择两个变量进入检验框内，否则软件将无法运行。

(3) 单击 Options 按钮，可设置置信区间的可信度及缺失值的处理方法。

(4) 点击 OK 键可得输出结果。

(二)结果解读

软件先输出了试验前后血清胆固醇的样本均数、观察例数、标准差和标准误见表 1-5-10；最后输出的是主要检验结果，t=6.417，P<0.001。按 α=0.05 检验水准，拒绝原假设 H_0，差异有统计学意义，可认为药物治疗方法有降低血清胆固醇的作用。同时，系统还输出了试验前后血清胆固醇差值的样本均数、标准差、标准误及 95%可信区间，见表 1-5-11。

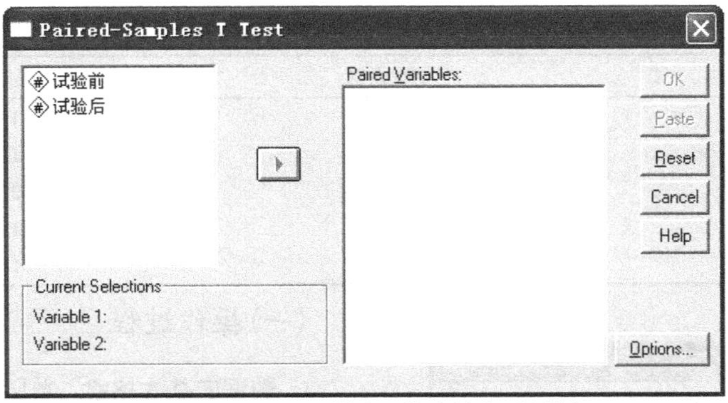

图 1-5-35　配对样本 t 检验的主对话框

表1-5-10　两组基本统计指标描述

Paired Samples Statistics

		Mean	N	Std. Deviation	Std. Error Mean
Pair 1	试验前	7.2690	10	.45999	.14546
	试验后	6.8640	10	.48786	.15427

表1-5-11　两配对样本 t 检验结果

Paired Samples Test

	Paired Differences					t	df	Sig. (2-tailed)
	Mean	Std. Deviation	Std. Error Mean	95% Confidence Interval of the Difference				
				Lower	Upper			
Pair 1　试验前 - 试验后	.40500	.19957	.06311	.26224	.54776	6.417	9	.000

三、单因素方差分析

单因素方差分析(One-Way ANOVA)又称完全随机设计方差分析，主要用于计量资料多组间均数的比较。

例 5-8：为探讨糖尿病合并脑缺血再灌注对动物体重的影响，某研究者将雌性 Wistar 大鼠 30 只随机分为三组，10 只作为正常对照组，10 只制成脑缺血再灌注模型组即脑缺血组，另 10 只制成糖尿病+脑缺血组即模型组，5 周后测得三组大鼠体重(g)资料见表 1-5-12，问：5 周后三组体重有无差别？

表1-5-12　造模5周后三组雌性Wistar大鼠体重情况(g)

正常对照组	脑缺血组	模型组
198	225	215
252	272	192
239	241	226
258	281	178
216	223	166

续表

正常对照组	脑缺血组	模型组
256	246	196
236	258	172
242	278	210
238	232	186
221	223	166

(一)操作过程

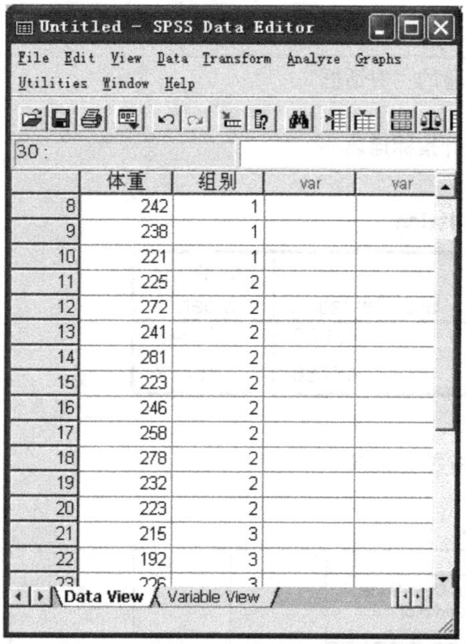

图 1-5-36　多个独立样本 *F* 检验数据库基本格式

1. 数据库基本格式　单因素方差分析，需要建立两个变量，本例为体重变量和组别变量。组别取值 1 表示正常对照组；2 表示脑缺血组；3 表示模型组，并在变量窗口做好变量值标签，见图 1-5-36。

2. 基本步骤

(1) 单击 Analyze → Compare Means → One-Way ANOVA，打开 One-Way ANOVA 对话框，如图 1-5-37 所示。

(2) 从左框中选择因变量“体重”进入 Dependent List 框内，选择因素变量“组别”进入 Factor 框内。

(3) 单击 Options 按钮，打开 One-Way ANOVA：Options 对话框，如图 1-5-38 所示，在 Statistics 选项中选择输出项。一般可选择 Descriptive (基本统计描述) 和 Homogeneity of variance test (方差齐性检验) 两项。

(4) 如果需要进行不同组别间的两两比较，可以单击 Post Hoc 按钮，打开多重比较对话框。如图 1-5-39 所示，在该对话框中列出了 14 种多重比较检验，其中 SNK (Student Newman Keuls) 法是较为常用的一种两两比较方法，而 Dunnett 法是唯一一种多组与一组比较的方法。

(5) 点击 OK 按钮，运行分析结果。

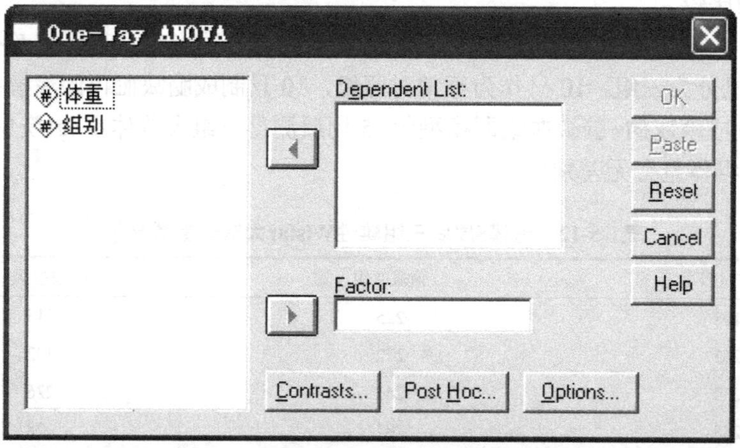

图 1-5-37　单因素方差分析的主对话框

（二）结果解读

1. 基本统计描述　包括例数、样本均数、标准差、标准误、95%置信区间、最小值和最大值，结果见表 1-5-13。

2. 方差齐性检验　本例 F=0.550，P=0.583>0.05，可认为总体方差具有齐性，见表 1-5-14。

3. 方差分析结果　本例 F=20.394，P<0.001，按 α=0.05 水准，差异有统计学意义，可认为三组 5 周后体重平均水平不同，结果见表 1-5-15。但是，究竟哪些组之间差异有统计学意义？还需进一步做两两比较分析。

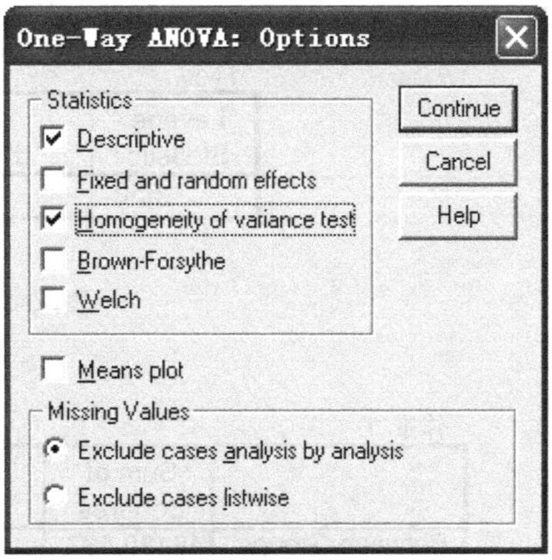

图 1-5-38　单因素方差分析的 Option 对话框

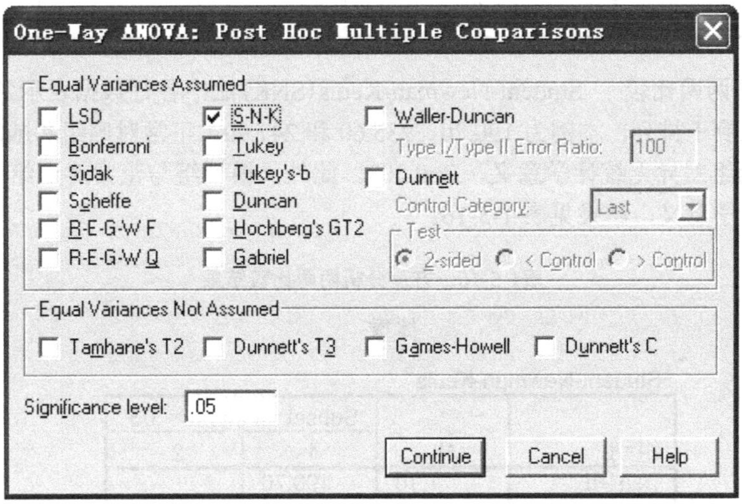

图 1-5-39　单因素方差分析的 Post Hoc 对话框

表1-5-13　基本统计描述

Descriptives

体重

	N	Mean	Std. Deviation	Std. Error	95% Confidence Interval for Mean		Minimum	Maximum
					Lower Bound	Upper Bound		
正常对照组	10	235.60	19.022	6.015	221.99	249.21	198	258
脑缺血组	10	247.90	22.980	7.267	231.46	264.34	223	281
模型组	10	190.70	21.061	6.660	175.63	205.77	166	226
Total	30	224.73	32.234	5.885	212.70	236.77	166	281

表1-5-14　方差齐性检验

Test of Homogeneity of Variances

体重

Levene Statistic	df1	df2	Sig.
.550	2	27	.583

表1-5-15　方差分析主要结果

ANOVA

体重

	Sum of Squares	df	Mean Square	F	Sig.
Between Groups	18130.467	2	9065.233	20.394	.000
Within Groups	12001.400	27	444.496		
Total	30131.867	29			

4. SNK法两两比较　Student-Newman-Keuls（SNK）法中各行数据表示各组样本均数，并按大小从上到下排列，本例为190.70、235.60和247.90。正常对照组和脑缺血组在一个格子里表示两组差异无统计学意义，*P*=0.203。此外，模型组与正常对照组、脑缺血组差异均具有统计学意义，结果见表1-5-16。

表1-5-16　方差分析两两比较结果

体重

Student-Newman-Keuls[a]

组别	N	Subset for alpha = .05	
		1	2
模型组	10	190.70	
正常对照组	10		235.60
脑缺血组	10		247.90
Sig.		1.000	.203

Means for groups in homogeneous subsets are displayed.

a. Uses Harmonic Mean Sample Size = 10.000.

第五节　定性资料的统计分析方法

卡方检验（χ^2检验）是一种用途比较广泛的假设检验方法，这里仅介绍该方法用于计数资料的假设检验方法，主要是用于推断两个（或多个）总体率或构成比之间差别是否具有统计学意义。

一、四格表资料χ^2检验(2×2 table chi-square test)

例 5-9：为评价含氟牙膏抗龋齿的疗效，从某地 5 年级小学生中随机抽取 200 人，90 名小学生使用一般牙膏，110 名小学生使用含氟牙膏，使用一段时间后结果见表 1-5-17，试问含氟牙膏与一般牙膏使用者龋齿患病率是否相同？

表1-5-17　两组学生龋齿患病情况

牙膏类型	患龋齿	未患龋齿	合计
一般牙膏	44	46	90
含氟牙膏	26	84	110
合计	70	130	200

(一)操作过程

1. 数据库基本格式　需建立三个变量，本例为牙膏类型变量用 1 表示一般牙膏，2 表示含氟牙膏；结果变量用 1 表示患龋齿，2 表示未患龋齿，并在变量窗口做好变量值标签；例数变量表示各状态相应例数，见图 1-5-40。

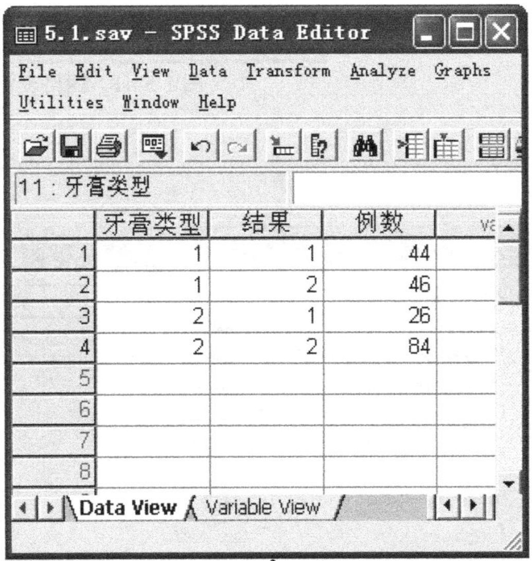

图 1-5-40　四格表资料χ^2检验数据库的基本格式

2. 基本步骤

(1) 单击 Data→Weight Cases→Weight cases by，把例数变量调入 Frequency Variable，点击 OK 键，回到 SPSS Data Editor 主界面。

(2) 单击 Analyze→Descriptive Statistics→Crosstabs 对话框，如图 1-5-41 所示。

(3) 将行变量选择进入 Row(s) 中，将列变量选择进入 Column(s) 框中。此例将牙膏类型变量选入行，结果变量选入列即可。

(4) 点击主对话框 Statistics 按钮选择 Chi-square，如图 1-5-42 所示，点击 continue 键回到主对话框。

(5) 点击主对话框 Cell 按钮，打开 Crosstabs：Cell Display 对话框，如图 1-5-43 所示。一般可选 Counts 和 Percentages 框中选项、Counts 框包括：Observed(实际频数)为默认选项、Expected(期望频数)。Percentages 框包括：Row(行百分比)、Column(列百分比)及 Total(总百分比)。这里我们选择默认 Observed，点击 Continue 键回到主对话框。

(6) 点击 OK 键运行结果。

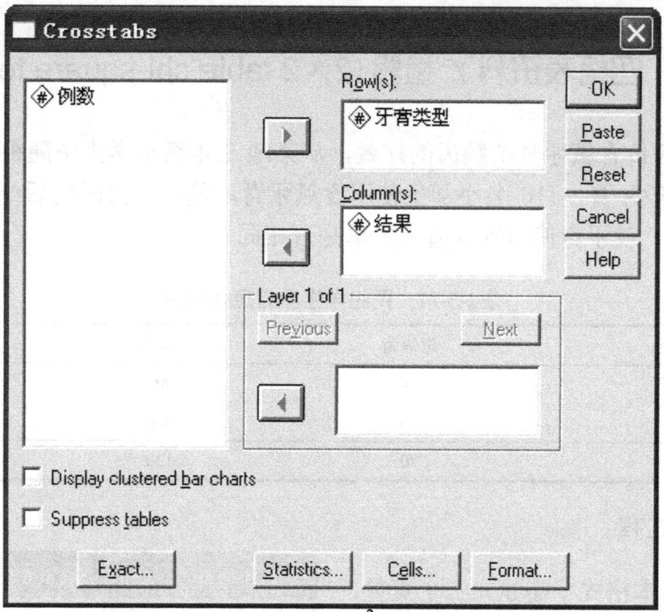

图 1-5-41　四格表资料 χ^2 检验的主对话框

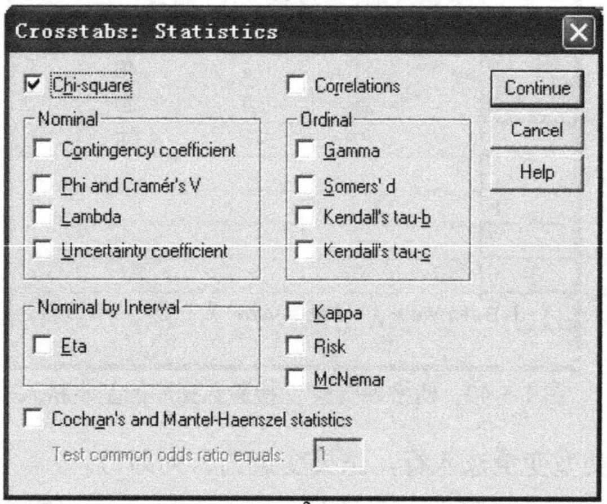

图 1-5-42　四格表资料 χ^2 检验的 Statistics 对话框

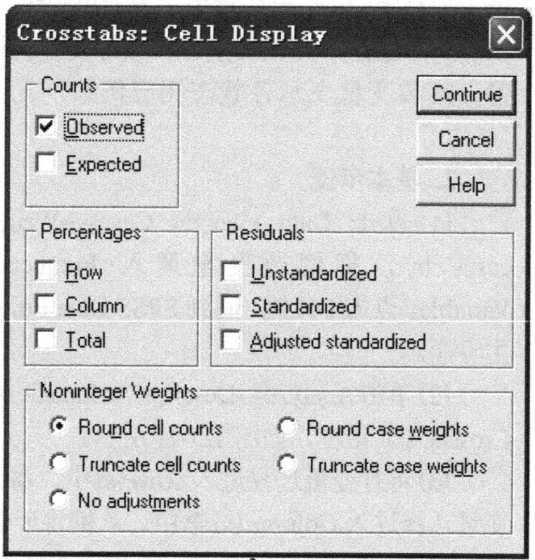

图 1-5-43　四格表资料 χ^2 检验的 Cell Display 对话框

(二)结果解读

1. 对分类资料两比较组的基本描述　见表 1-5-18。

2. χ^2 检验的主要分析结果　从左到右依次为：Value(检验统计量值)、df(自由度)、Asymp.Sig.(2-sided)(双侧近似概率)、Exact Sig.(2-sided)(双侧确切概率)、Exact Sig.(1-sided)(单侧确切概率)；检验统计量从上到下依次为：Pearson Chi-Square(四格表 χ^2 检验 χ^2 值)、Continuity Correction(经连续校正的 χ^2 值)、Likelihood Ratio(似然比 χ^2 值)、Fisher's Exact Test(Fisher′s 确切概率法)、Linear by Linear Association(线性相关的 χ^2 值)、*N* of Valid Cases(有效记录数)，如表 1-5-19 所示。表格下方为相应的注解：a.只为 2*2 表

计算，b.0%个格子的期望频数小于 5，最小的期望频数为 31.50。此例结合四格表 χ^2 检验的适用条件应看第一行，χ^2=13.875，P<0.001，按 α=0.05 检验水准，拒绝原假设 H_0，差异有统计学意义，可认为两类型牙膏龋齿患病率有差异。

表1-5-18　两比较组的频数基本描述

牙膏类型 * 结果 Crosstabulation

Count

		结果		Total
		患龋齿	未患龋齿	
牙膏类型	一般牙膏	44	46	90
	含氟牙膏	26	84	110
Total		70	130	200

表1-5-19　卡方检验的主要分析结果

Chi-Square Tests

	Value	df	Asymp. Sig. (2-sided)	Exact Sig. (2-sided)	Exact Sig. (1-sided)
Pearson Chi-Square	13.875[b]	1	.000		
Continuity Correction[a]	12.787	1	.000		
Likelihood Ratio	13.949	1	.000		
Fisher's Exact Test				.000	.000
Linear-by-Linear Association	13.806	1	.000		
N of Valid Cases	200				

a. Computed only for a 2x2 table

b. 0 cells (.0%) have expected count less than 5. The minimum expected count is 31.50.

例 5-10：为比较 A、B 两种方法的诊断效果，某研究者将 60 名肝癌患者，随机分为两组分别用两种方法进行检查，结果见表 1-5-20，问两种方法对肝癌的检出率是否相同？

表1-5-20　A、B两种方法肝癌检出情况

组别	检出	未检出	合计
A 方法	30	2	32
B 方法	20	8	28
合计	50	10	60

基本操作同前，本例在四格表资料中，当 n≥40，单元格中若有理论数 1≤T≤5，此时需对 χ^2 值进行连续性校正(Continuity Correction)。此处 χ^2 值应取第二行，即 χ^2=3.871，P=0.049＜0.05，按 α=0.05 检验水准，拒绝原假设 H_0，差异有统计学意义，可认为两种方法肝癌检出率有差别，结果见表 1-5-21。

表1-5-21　A、B两种方法肝癌检出情况卡方检验分析结果

Chi-Square Tests

	Value	df	Asymp. Sig. (2-sided)	Exact Sig. (2-sided)	Exact Sig. (1-sided)
Pearson Chi-Square	5.357[b]	1	.021		
Continuity Correction[a]	3.871	1	.049		
Likelihood Ratio	5.602	1	.018		
Fisher's Exact Test				.035	.024
Linear-by-Linear Association	5.268	1	.022		
N of Valid Cases	60				

a. Computed only for a 2x2 table

b. 1 cells (25.0%) have expected count less than 5. The minimum expected count is 4.67.

二、配对资料 χ^2 检验(Paired 2×2 table chi-square test)

该法主要用于配对设计的四格表资料分析。

例 5-11：为比较甲乙两种方法治疗扁平足的效果，按患者年龄、病情进行匹配，共观察 110 对患者，结果见下表，问甲乙两种方法治疗扁平足的效果是否有差别？

表1-5-22　甲乙两种方法治疗扁平足患者的结果

甲方法	乙方法		合计
	有效	无效	
有效	38	12	50
无效	30	30	60
合计	68	42	110

(一)操作过程

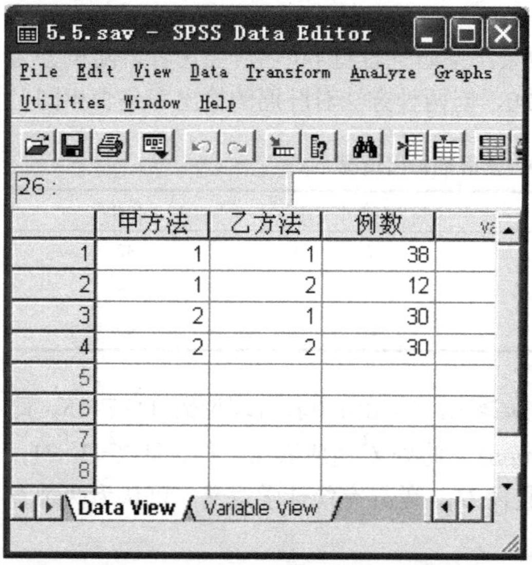

图 1-5-44　配对卡方检验数据库基本格式

1. 数据库基本格式　需建立三个变量，本例为甲方法变量用 1 表示有效，2 表示无效；乙方法变量用 1 表示有效，2 表示无效，并在变量窗口做好变量值标签；例数变量表示各状态相应例数，见图 1-5-44。

2. 基本步骤

(1) 单击 Data→Weight Cases→Weight cases by，把例数变量调入 Frequency Variable，点击 OK 按钮，回到 SPSS Data Editor 主界面。

(2) 单击 Analyze→Descriptive Statistics→Crosstabs。将行变量选择进入 Row(s)中，将列变量选择进入 Column(s)框中。此处将甲方法选入行，乙方法选入列。

(3) 点击 Statistic 按钮，选择 McNemar 项，单击 Continue 键回到主对话框。
(4) 点击 OK 运行结果。

(二) 结果解读

1. 对分类资料两组比较的基本描述　见表 1-5-23。

表1-5-23　两组比较的基本描述

甲方法 * 乙方法 Crosstabulation

Count

		乙方法		Total
		有效	无效	
甲方法	有效	38	12	50
	无效	30	30	60
Total		68	42	110

2. 卡方检验的主要分析结果　此结果出现的“Binomial distribution used”是利用二项分布法计算的 P 值。下表 1-5-24 显示双侧统计检验结果，P=0.008，差异有统计学意义。

表1-5-24　配对卡方检验结果

Chi-Square Tests

	Value	Exact Sig. (2-sided)
McNemar Test		.008[a]
N of Valid Cases	110	

a. Binomial distribution used.

三、行×列表的 χ^2 检验(R×C table chi-square test)

用于检验多个样本率或构成比，以推断多个总体率或构成比是否相等，称为行×列表的 χ^2 检验。

例 5-12：为比较三种方剂治疗慢性支气管炎的效果，将 280 名患者随机分到三个治疗组，疗效见表 1-5-25，分析三个方剂的治疗效果有无差别？

表1-5-25　三种方剂治疗慢性支气管炎的效果

治疗方法	治疗效果		合计
	有效	无效	
甲方剂	60	40	100
乙方剂	48	22	70
丙方剂	80	30	110
合计	188	92	280

(一)操作过程

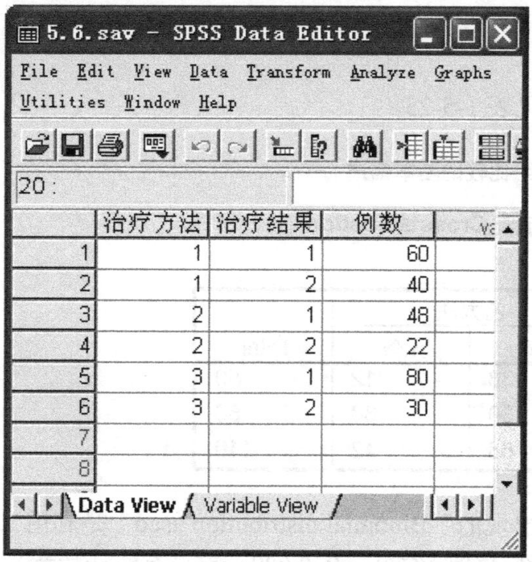

图 1-5-45 行×列表的 χ^2 检验数据库基本格式

1. 数据库基本格式 需建立三个变量，此例题为治疗方法变量用 1 表示甲方剂，2 表示乙方剂，3 表示丙方剂；治疗效果变量用 1 表示有效，2 表示无效，并在变量窗口做好变量值标签；例数变量表示各状态相应例数，见图 1-5-45。

2. 基本步骤

(1) 单击 Data→Weight Cases→Weight cases by，把例数变量调入 Frequency Variable，点击 OK 按钮，回到 SPSS Data Editor 主界面。

(2) 单击 Analyze → Descriptive Statistics →Crosstabs 对话框。将行变量选择进入 Row(s) 中，将列变量选择进入 Column(s) 框中。此例将治疗方法选入行，治疗效果选入列即可。

(3) 点击 Statistic 选择 Chi-square，单击 continue 键回到主对话框。

(4) 单击 Cell 按钮，打开 Crosstabs: Cell Display 对话框。在 Counts 框中可选择 Observed (观察值) 或 Expected (期望频数)。在 Percentages 框内可选择 Row (行百分比)、Column (列百分比) 及 Total (总百分比)，单击 Continue 键回到主对话框。

(5) 点击 OK 运行结果。

(二)结果解读

1. 对分类资料三组比较的基本描述 见表 1-5-26。

表1-5-26 行×列表的 χ^2 检验的基本描述

治疗方法 * 治疗结果 Crosstabulation

Count

		治疗结果		
		有效	无效	Total
治疗方法	甲方剂	60	40	100
	乙方剂	48	22	70
	丙方剂	80	30	110
Total		188	92	280

2. 卡方检验的主要分析结果 此例题 χ^2=3.932，P=0.140>0.05，尚不能认为三种不同方剂之间差异有统计学意义，见表 1-5-27。做行×列表的 χ^2 检验要求理论数小于 5 的格子数不超过总数 1/5 即可，该分析结果无连续经校正的卡方值(Continuity Correction)。在行×列表的 χ^2 检验中，若 P<0.05，则拒绝无效假设 H_0，只能说明多组之间总的有差异，但究竟哪两组之间有差异仍需进一步两两比较，如 Bonferroni 法采用对检验水准进行校正，具

体方法可参阅相关统计教材。

表1-5-27　行×列表的χ^2检验的分析结果

Chi-Square Tests

	Value	df	Asymp. Sig. (2-sided)
Pearson Chi-Square	3.932[a]	2	.140
Likelihood Ratio	3.911	2	.142
Linear-by-Linear Association	3.803	1	.051
N of Valid Cases	280		

a. 0 cells (.0%) have expected count less than 5. The minimum expected count is 23.00.

第六节　非参数检验方法

非参数检验方法主要适用于等级资料的统计分析，但前面讲解了 *t* 检验和方差分析主要适用于计量资料，在数据服从正态分布或近似地服从正态分布，两样本比较时还要求方差具有齐性的条件下才能进行分析。如果总体不满足正态分布、方差齐性或总体的分布未知，若要进行假设检验，这时可以考虑使用非参数检验方法。

一、两个独立样本秩和检验(Two-Independent-Samples Tests)

例 5-13：某研究者收集了 24 例无淋巴细胞转移和有淋巴细胞转移的胃癌患者相关资料，其中观察了生存时间(月)见表 1-5-28，问两组胃癌患者的生存时间是否相同？

表1-5-28　有无淋巴细胞转移两组胃癌患者生存时间(月)情况

无淋巴细胞转移	有淋巴细胞转移
12	4
26	9
28	11
28	12
39	12
46	19
47	20
48	21
54	25
58	28
60	31
	32
	38

（一）操作过程

1. 数据库基本格式 数据库基本格式同计量资料的两个独立样本 *t* 检验。本例需建立生存时间变量和组别变量，组别取值 1 表示无淋巴细胞转移组；取值 2 表示有淋巴细胞转移组，并在变量窗口做好变量值标签，见图 1-5-46。

2. 基本步骤

(1) 单击 Analyze →Nonparametric Test→ 2 Independent Samples，打开 Two- Independent–Samples Tests 对话框，如图 1-5-47 所示。

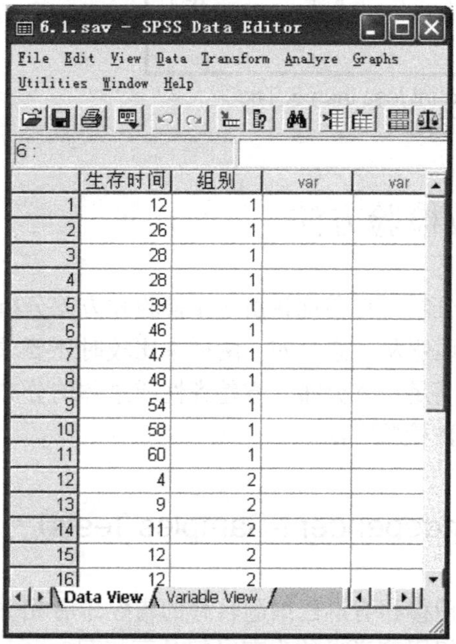

图 1-5-46 两个独立样本秩和检验数据库的基本格式

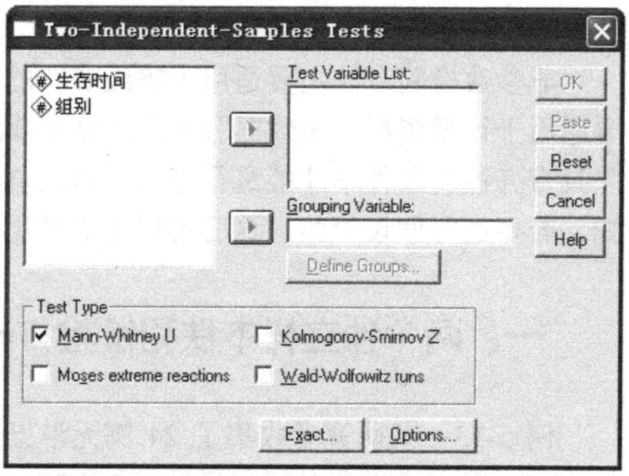

图 1-5-47 两独立样本秩和检验的主对话框

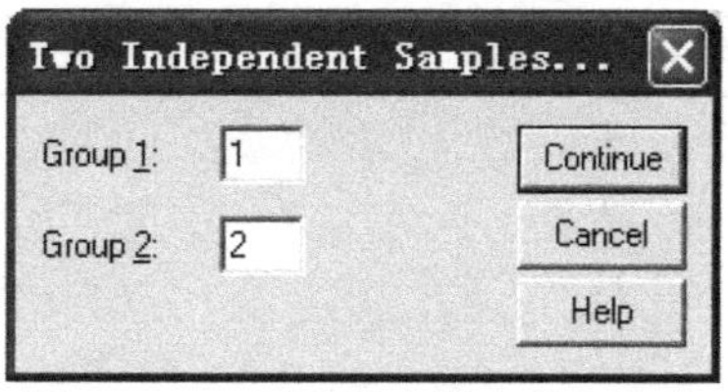

图 1-5-48 两个独立样本秩和检验分组定义对话框

(2) 选择生存时间变量进入检验对话框中，选择组别变量进入 Grouping Variable 框中，单击 Define Groups 键，打开 Define Groups 对话框(图 1-5-48)，将分组变量值 1 和 2 分别键入两个框中，单击 Continue 返回主对话框。

(3) 在 Test Type 栏中，确定检验方法。SPSS13.0 软件提供了四种检验方式，一般采用默认的 Mann-Whitney U 法即可。

(4) 单击 OK 键，运行结果。

（二）结果解读

1. 两组秩和检验结果的基本统计描述 主要包括各组的例数(*N*)、平均秩和(Mean Rank)和总秩和(Sum of Ranks)，见表 1-5-29。

表1-5-29　两组秩和检验结果的基本统计描述

Ranks

	组别	N	Mean Rank	Sum of Ranks
生存时间	无淋巴细胞转移	11	17.18	189.00
	有淋巴细胞转移	13	8.54	111.00
	Total	24		

2. 两组秩和检验主要分析结果　一共给出了 Mann-Whitney U 统计量、Wilcoxon W 统计量和 Z 值(即通常所说的 u 值)，其次分别给出了近似法计算出的 P 值和确切概率法计算出的 P 值，两法结果接近，一般取近似法计算出的 P 值即可，见表 1-5-30。本例题 P 值=0.003<0.05，拒绝 H_0，根据现有样本信息可认为两组人群生存时间差别有统计学意义。

表1-5-30　两组秩和检验主要分析结果

Test Statistics[b]

	生存时间
Mann-Whitney U	20.000
Wilcoxon W	111.000
Z	-2.989
Asymp. Sig. (2-tailed)	.003
Exact Sig. [2*(1-tailed Sig.)]	.002[a]

a. Not corrected for ties.

b. Grouping Variable: 组别

例 5-14：某医院采用两种方案治疗急性无黄疸型病毒性肝炎患者 200 例，观察结果见下表，试回答两种方案治疗急性无黄疸型病毒性肝炎患者有无差别？

表1-5-31　两种方案治疗急性无黄疸型病毒性肝炎结果

治疗方案	疗效			
	治愈	显效	好转	无效
西药组	11	9	30	50
中西医结合组	25	13	27	35

(三)操作过程

1. 数据库基本格式　该资料为等级资料，需建三个变量，疗效变量、治疗方案变量和例数变量。疗效变量用 1 表示无效，2 表示好转，3 表示显效，4 表示治愈；组别变量用 1 表示西医组，用 2 表示中西医结合组，并在变量窗口做好变量值标签，见图 1-5-49。

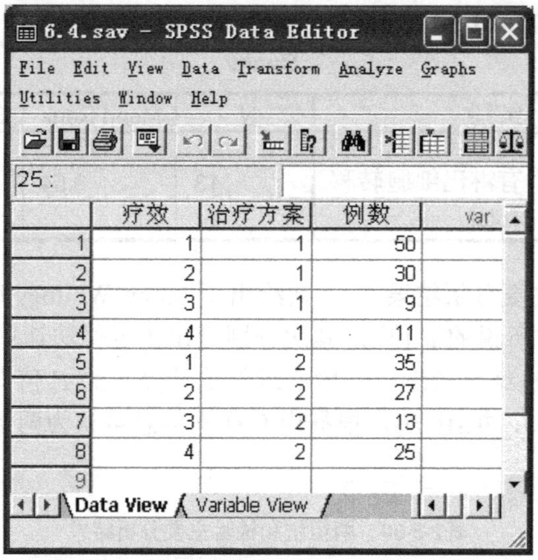

图 1-5-49　等级资料两样本秩和检验数据库基本格式

2. 基本步骤

(1) 单击 Data→Weight Cases→Weight cases by，把例数变量调入 Frequency Variable，点击 OK 按钮，回到 SPSS Data Editor 主界面。

(2) 两独立样本秩和检验的主对话框及基本操作同例 5-1。

(四) 结果解读

本例 P=0.005＜0.05，拒绝 H_0，差别有统计学意义，根据现有样本信息可认为两种方案治疗急性无黄疸型病毒性肝炎有差别，如表 1-5-32 和表 1-5-33 所示。

表1-5-32　两组秩和检验结果的基本统计描述

Ranks

	治疗方案	N	Mean Rank	Sum of Ranks
疗效	西药组	100	89.59	8959.00
	中西医结合组	100	111.41	11141.00
	Total	200		

表1-5-33　两组秩和检验主要分析结果

Test Statistics[a]

	疗效
Mann-Whitney U	3909.000
Wilcoxon W	8959.000
Z	-2.821
Asymp. Sig. (2-tailed)	.005

a. Grouping Variable: 治疗方案

二、两配对样本秩和检验(Two Related Samples Tests)

例 5-15：某研究者观察 10 名健康成年男子服用肠溶醋酸棉酚片前后的精液检查结果，服用时间为 3 个月，问服药前后精液中精子浓度有无差别(表 1-5-34)？

表1-5-34　健康男子服用肠溶醋酸棉酚片前后精子浓度比较(万/ml)

病例号	服药前	服药后
1	6500	670
2	23 000	5650
3	6100	6200
4	25 000	1700
5	5900	2200
6	4600	5000
7	6400	1100
8	5200	450
9	6000	4200
10	5900	2400

(一)操作过程

1. 数据库基本格式　需建立两个变量，本例题为服药前变量和服药后变量，如图 1-5-50 所示。

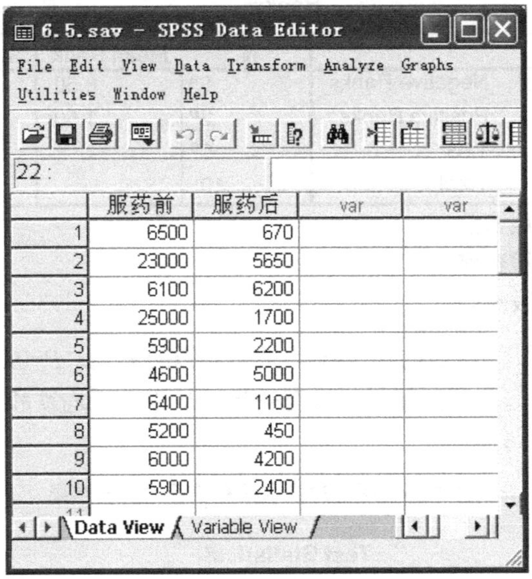

图 1-5-50　两配对样本秩和检验数据库的基本格式

2. 基本步骤

(1) 执行 Analyze → Nonparametric Tests →Two Related Samples 命令，打开 Two Related Samples Tests (两个相关样本检验) 对话框，如图 1-5-51 所示。

(2) 在原变量框中每选中一对数值型变量时，变量清单框下的 Current Selections 栏中就显示选中的两个变量名，单击箭头把它们移入 Test Pair (s) List 框。本例选择服药前变量和服药后变量。

(3) 在 Test Type 栏提供了四种可用来进行配对样本间的非参数检验方法。威尔科克森符号秩和检验法(Wilcoxon)是系统默认的检验法。

(4) 最后单击 OK 按钮，运行结果。

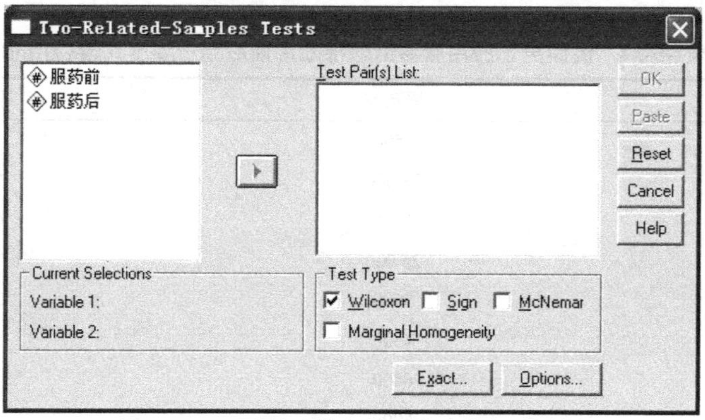

图 1-5-51　两配对样本秩和检验的主对话框

(二) 结果解读

1. 本例采用的是服药后与服药前的差值来计算秩次　可见负的秩和较多，负秩号的平均秩和 6.50，秩和为 52.00，相反正秩号的平均秩和 1.50，秩和为 3.00，见表 1-5-35。

表1-5-35　秩和检验中用到的编秩情况

Ranks

		N	Mean Rank	Sum of Ranks
服药后 - 服药前	Negative Ranks	8[a]	6.50	52.00
	Positive Ranks	2[b]	1.50	3.00
	Ties	0[c]		
	Total	10		

a. 服药后 < 服药前

b. 服药后 > 服药前

c. 服药后 = 服药前

2. 检验的主要结果　给出的是 Z 统计量和近似的 *P* 值。P=0.013＜0.05，两组差异有统计学意义，即服药前与服药后精子浓度有差异，从正负平均秩和来判断，服药后精子浓度有所下降，见表 1-5-36。

表1-5-36　两配对样本秩和检验的主要结果

Test Statistics[b]

	服药后 - 服药前
Z	-2.497[a]
Asymp. Sig. (2-tailed)	.013

a. Based on positive ranks.

b. Wilcoxon Signed Ranks Test

三、多组独立样本非参数检验(K Independent Samples Tests)

例 5-16：在针刺麻醉下，对肺癌、肺化脓症及肺结核三组患者进行肺部手术，患者的针麻效果可分为四级，问：针刺麻醉对三组患者的效果有无差异？见表 1-5-37。

表1-5-37　三组患者肺部手术的针麻效果

针麻效果	例数		
	肺癌	肺化脓症	肺结核
Ⅰ	15	20	38
Ⅱ	23	40	55
Ⅲ	35	33	32
Ⅳ	7	7	5
合计	80	100	130

(一)操作过程

1. 数据库基本格式　该资料为等级资料适合选用非参数检验方法来解决。需建立三个变量，本例题为针麻效果变量，用 1 代表Ⅰ，2 代表Ⅱ，3 代表Ⅲ，4 代表Ⅳ；组别变量，用 1 表示肺癌，2 表示肺化脓症，3 表示肺结核，并在变量窗口做好变量值标签；例数变量，如图 1-5-52。

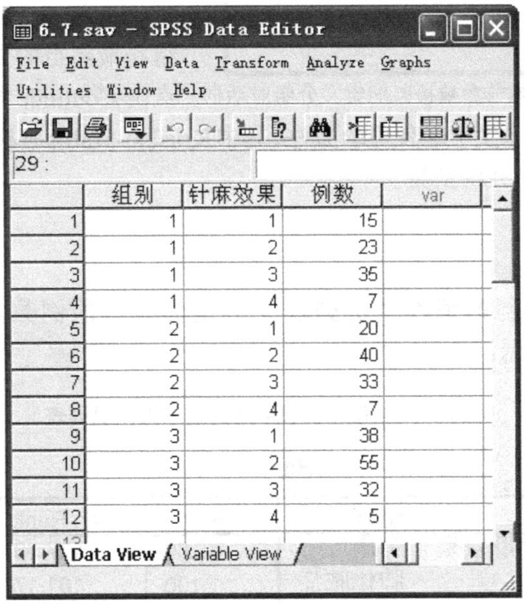
6.7.sav - SPSS Data Editor
File Edit View Data Transform Analyze Graphs
Utilities Window Help
29 :
组别 针麻效果 例数 var
1 1 1 15
2 1 2 23
3 1 3 35
4 1 4 7
5 2 1 20
6 2 2 40
7 2 3 33
8 2 4 7
9 3 1 38
10 3 2 55
11 3 3 32
12 3 4 5
Data View
Variable View

图 1-5-52　多组独立样本非参数检验数据库的基本格式

2. 基本步骤

(1) 单击 Data→Weight Cases→Weight cases by，把例数变量调入 Frequency Variable，点击 OK 按钮，回到 SPSS Data Editor 主界面。

(2) 执行 Analyze → Nonparametric Tests→Independent Samples 命令，打开 Tests for

Several Independent Samples（多个独立样本检验）对话框，如图 1-5-53 所示。

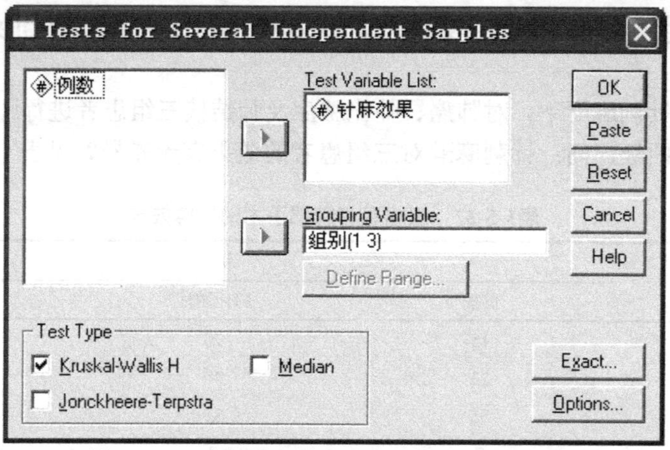

图 1-5-53　多组独立样本非参数检验的主对话框

(3) 从源变量对话框选择针麻效果变量移入 Test Variable List 框中。

(4) 从源变量清单中选择组别变量移入 Grouping Variable 框中，单击 Define Range（定义分组），打开如图所示的定义分组对话框，如图 1-5-54 所示。

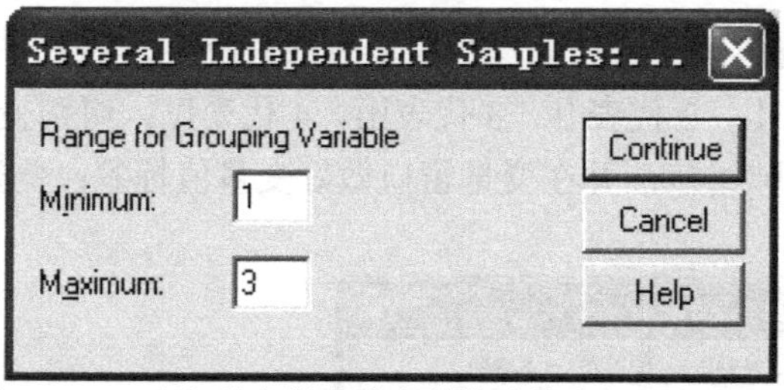

图 1-5-54　多组独立样本非参数检验的定义分组对话框

在 Range for Grouping Variable（分组变量范围）下面的 Minimum 和 Maximum 框里分别输入组别变量最低组和最高组的数值，本例输入 1 和 3，点击 Continue 回到主对话框。

(5) 在 Test Type 栏提供了三种检验方法，其中 Kruskal-Wallis H 检验法是系统默认选项。

(6) 点击 OK，运行分析结果。

(二) 结果解读

1. 秩和检验中用到的编秩情况列表　分别为各组的例数 (N) 和平均秩和 (Mean Rank)，如表 1-5-38 所示。

表1-5-38　秩和检验中用到的编秩情况列表

Ranks

	组别	N	Mean Rank
针麻效果	肺癌	80	177.03
	肺化脓症	100	161.17
	肺结核	130	137.90
	Total	310	

2. 检验的主要分析结果　本题统计量为 11.168，P=0.004<0.05，拒绝 H_0，可认为三组针麻效果有差异。但具体哪几组之间有差异需要进一步两两比较，如 Bonferroni 法采用对检验水准进行校正，具体方法可参阅相关统计教材，见表 1-5-39。

表1-5-39　秩和检验的主要分析结果

Test Statistics[a,b]

	针麻效果
Chi-Square	11.166
df	2
Asymp. Sig.	.004

a. Kruskal Wallis Test

b. Grouping Variable: 组别

第七节　两变量线性相关与回归分析方法

在医学研究中，常常需要分析两变量间的关系，如血压和年龄，年龄和胆固醇，肺活量和体重等。两变量线性相关分析和回归分析主要是研究两变量之间相互关系的一种常用统计方法。

一、两变量线性相关分析

在统计学中，欲了解具有线性关系的两变量之间相互联系的密切程度和方向，可用线性相关分析方法，此方法适用于两变量均服从正态分布的计量资料。

例 5-17：现调查 12 个儿童的身高与肺死腔容积的观测数据，结果如表 1-5-40 所示。试做线性相关分析？

表1-5-40　身高和体重两变量的线性相关关系分析

Correlations

		身高	肺死腔容积
身高	Pearson Correlation	1	.816**
	Sig. (2-tailed)		.001
	N	12	12
肺死腔容积	Pearson Correlation	.816**	1
	Sig. (2-tailed)	.001	
	N	12	12

**. Correlation is significant at the 0.01 level (2-tailed).

(一) 操作过程

1. 数据库基本格式　需建立两个变量，本例为身高变量和肺死腔容积变量，见图 1-5-55。

2. 基本步骤

(1) 首先做散点图，来判断两变量之间是否存在线性关系。本例从散点图可以看出两变量间存在线性相关关系，如图 1-5-30 所示。

(2)执行 Analyze→Correlate→Bivariate，打开 Bivariate Correlations 对话框，如图 1-5-55 所示。

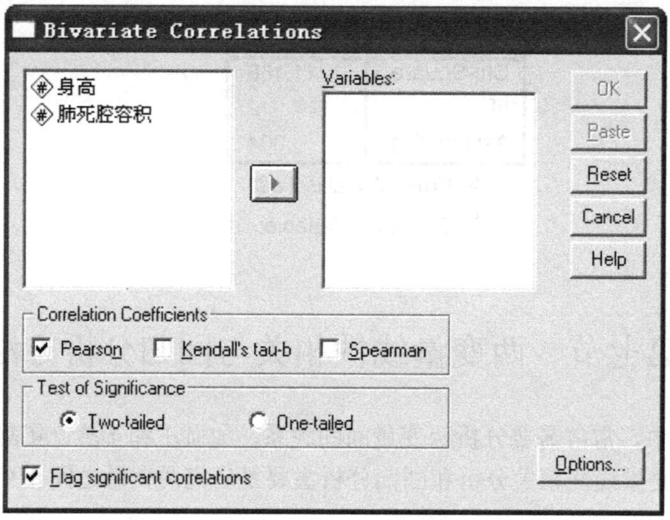

图 1-5-55 两变量线性相关分析的主对话框

(3)从源变量清单栏里选择身高变量和肺死腔容积变量移入 Variables 框中。

(4)在 Correlation Coefficient 栏中，默认选 Pearson 系数复选项，它适用于双变量满足正态分布资料之间的相关系数的计算。

(5)单击主对话框中的 OK 按钮，提交系统执行。

(二)结果解读

变量间两两的相关系数是用方阵的形式给出的。每一行和每一列的两个变量对应的格子中就是这两个变量相关分析结果，格子共分为三列，分别是相关系数、*P* 值和样本数，如表 1-5-40 所示。本例 r=0.816，P=0.001，n=12，具有统计学意义，可认为儿童的身高与肺死腔容积之间有正相关关系。

二、两变量线性回归分析

两变量之间的回归分析是研究某变量随另一变量变化而变化的数量依存关系，两变量分别记为 X 和 Y。

(一)操作过程

1. 数据库基本格式 同线性相关分析。

2. 基本步骤

(1)点击 Analyze → Regression → Linear，打开 Linear Regression 对话框，如

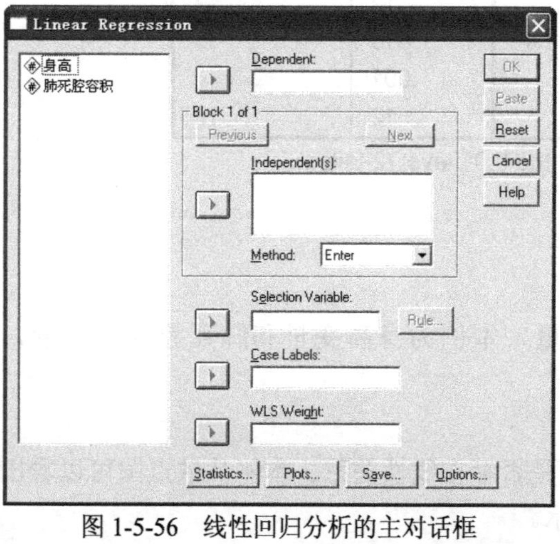

图 1-5-56 线性回归分析的主对话框

图 1-5-56 所示。

(2) 从源变量清单中选择肺死腔容积变量作为因变量移入 Dependent 框中，即 Y 变量。选择身高变量作为自变量移入 Independent (s) 框中，即 X 变量。

(3) 单击 Statistics 按，打开如图 1-5-57 所示的 Statistics 对话框。对话框的 Regression Coefficients 栏用于选择输出与回归系数有关的统计量，常用的选项包括：

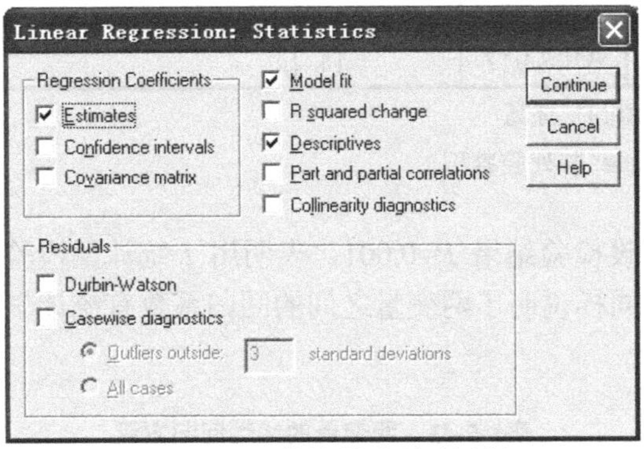

图 1-5-57　统计量选项对话框

1) Estimates：回归系数 β 的估计值、标准误差、标准化系数 β、t 统计量值及 t 分布的双尾概率值等。

2) Confidence intervals：回归系数的 95%置信区间。

3) Model fit：模型检验，给出复相关系数 R，决定系数 R^2，调整 R^2 及方差分析结果。

4) Descriptives：回归分析中各变量的描述统计量值。

本例选择 Estimates、Model fit 和 Descriptives 进行统计分析。

(4) 上述各对话框选项确定以后，返回主对话框单击 OK 提交系统运行。

(二) 结果解读

1. 变量的基本统计描述　主要包括均数 (Mean)、标准差 (Std.Deviation) 及例数 (N)，见表 1-5-41。

表1-5-41　变量的基本统计描述

Descriptive Statistics

	Mean	Std. Deviation	N
肺死腔容积	67.08	23.562	12
身高	145.25	16.998	12

2. 方差分析结果　F=19.986，P=0.001，有统计学意义，即回归方程有意义，可建立回归方程，见表 1-5-42。

3. 两变量的线性回归方程　表 1-5-43 中，显示回归模型中的回归系数是：Constant (常数项，即回归直线截距) 为−97.293，自变量身高系数为 1.132，由此可建立回归方程：

$$肺死腔容积= -97.293 + 1.132 \times 身高$$

表1-5-42 方差分析的主要结果

ANOVA[b]

Model		Sum of Squares	df	Mean Square	F	Sig.
1	Regression	4070.357	1	4070.357	19.986	.001[a]
	Residual	2036.560	10	203.656		
	Total	6106.917	11			

a. Predictors: (Constant), 身高

b. Dependent Variable: 肺死腔容积

本例回归系数的假设检验结果 P=0.001，表明用 t 统计量检验假设“回归系数等于 0 的概率为小于 0.001”，同样说明了两变量之间的回归系数有统计学意义，建立的回归方程是有效的。

表1-5-43 两变量的线性回归方程

Coefficients[a]

Model		Unstandardized Coefficients		Standardized Coefficients	t	Sig.
		B	Std. Error	Beta		
1	(Constant)	-97.293	36.998		-2.630	.025
	身高	1.132	.253	.816	4.471	.001

a. Dependent Variable: 肺死腔容积

第六章　医学文献检索

第一节　绪　　论

现代医学的研究和创新离不开计算机信息检索。如果一个医生每天晚上读2篇文献而不去做大规模计算机检索，一年下来，将落后800年。

——美国国立医学图书馆馆长 Lindeberg 教授

作为医学工作者需要阅读大量的专业文献，一般可以从三个方面获得：一是图书、期刊、报纸等纸质文献；二是互联网上的免费资源，包括搜索引擎、论坛、网站等；三是专业的数据库，主要是期刊文摘和全文数据库，像中国知网、Pubmed、FMJS等。快速准确科学地查询到自己需要的文献信息是检索的核心和关键，现代的检索主要以利用计算机和网络为主，包括选择工具(搜索引擎/数据库/论坛等)、制定检索策略、输入检索式、查找到文献、获取和阅读全文。但并没有结束，在这之后，将文献中知识迅速为自己所用，提供思路方法，应用于研究试验中，结果与之比较，印证，甚至创新。对研究中发现的问题重新进入文献检索学习。这样循环，形成一个周而复始的过程，在研究实践和文献检索两个领域得到提高。

通过本章学习，希望大家能够了解文献情报的基础知识(包括图书、期刊、数据库、检索语言和核心期刊、SCI等四大检索工具)；熟练掌握中文文摘和全文数据库的使用；了解外文数据库的基本情况和简单使用。

一、文献、文献检索与信息素养

(一)文献

文献(document，literature)通常是指以文字、图像、公式、声频、视频、代码等手段将信息、知识记录或描述在一定的物质载体上，并能起到存储和传播信息情报和知识作用的一切载体。在我国颁布的《中华人民共和国国家标准·文献著录总则》(GB3792·1-83)中，文献的定义为：“文献是记录有知识的一切载体”。

文献由三个基本要素构成：内容上的知识或信息；揭示和表达知识信息的标志符号；记录信息符号的物质载体。内容是关键，符号是表现形式，载体为文献存在的方式。文献的基本功能主要有存储知识信息、传递知识信息和教育娱乐功能。

随着人类科学技术的发展，文献的定义也在不断地改变，以适应社会发展的需要。从古代的甲骨文龟甲、竹简和帛书，传统的图书、期刊和报纸，现代的缩微品、视听和机读资料，直到当今Internet上的各种多媒体的超文本等，所有这一切都是文献。

(二)文献检索

文献检索(information retrieval)，是指将信息按一定的方式组织和存储起来，并根据信息用户的需要找出有关的信息过程，所以它的全称又叫“信息的存储与检索 (information storage and retrieval)，这是广义的信息检索。狭义的信息检索则仅指该过程的后半部分，即从信息集合中找出所需要的信息的过程，相当于人们通常所说的信息查寻(information search)。

计算机信息检索，是指以计算机技术为手段，通过光盘和联机等现代检索方式进行信息检索的方法。与手工检索一样，计算机信息检索应作为未来科技人员的一项基本能力，这一能力的训练和培养对科技人员适应未来社会和跨世纪科研都极其重要，一个善于从电子信息系统中获取信息的科研人员，必定比不具备这一能力的人有更多成功的机会，美国报道生活新方式的期刊 POV 也将交互网络检索专家作为未来十大热门职业之一，这些情况都说明了计算机信息检索越来越重要，故值得大家对这一技术予以重视。

(三)信息素养

信息素养(information literacy)指具有检索、分析、评价和利用各种信息源以解决信息需求及制定明智决策的能力，是对个人信息行为能力、独立学习能力及批判性思维能力等的概括性描述。简单的定义来自 1989 年美国图书馆学会(American Library Association，ALA)，它包括：能够判断什么时候需要信息，并且懂得如何去获取信息，如何去评价和有效利用所需的信息。

1. 信息素养是一种基本能力 信息素养是一种对信息社会的适应能力。美国教育技术 CEO 论坛 2001 年第 4 季度报告提出 21 世纪的能力素质，包括基本学习技能(指读、写、算)、信息素养、创新思维能力、人际交往与合作精神、实践能力。信息素养是其中一个方面，它涉及信息的意识、信息的能力和信息的应用。

2. 信息素养是一种综合能力 信息素养涉及各方面的知识，是一个特殊的、涵盖面很宽的能力，它包含人文的、技术的、经济的、法律的诸多因素，和许多学科有着紧密的联系。信息技术支持信息素养，通晓信息技术强调对技术的理解、认识和使用技能。而信息素养的重点是内容、传播、分析，包括信息检索及评价，涉及更宽的方面。它是一种了解、搜集、评估和利用信息的知识结构，既需要通过熟练的信息技术，也需要通过完善的调查方法，通过鉴别和推理来完成。信息素养是一种信息能力，信息技术是它的一种工具。

(1)1998 年，美国图书馆协会和教育传播协会制定了学生学习的九大信息素养标准，概括了信息素养的具体内容。

标准一：具有信息素养的学生能够有效地和高效地获取信息。

标准二：具有信息素养的学生能够熟练地和批判地评价信息。

标准三：具有信息素养的学生能够精确地、创造性地使用信息。

标准四：作为一个独立学习者的学生具有信息素养，并能探求与个人兴趣有关的信息。

标准五：作为一个独立学习者的学生具有信息素养，并能欣赏作品和其他对信息进行创造性表达的内容。

标准六：作为一个独立学习者的学生具有信息素养，并能力争在信息查询和知识创新中做得最好。

标准七：对学习社区和社会有积极贡献的学生具有信息素养，并能认识信息对民主化社会的重要性。

标准八：对学习社区和社会有积极贡献的学生具有信息素养，并能实行与信息和信息技术相关的符合伦理道德的行为。

标准九：对学习社区和社会有积极贡献的学生具有信息素养，并能积极参与小组的活动探求和创建信息。

(2)在我国，针对国内教育的实际情况，学生的信息素养培养主要针对以下五个方面的内容。

1)热爱生活，有获取新信息的意愿，能够主动地从生活实践中不断地查找、探究新信息。

2)具有基本的科学和文化常识，能够较为自如地对获得的信息进行辨别和分析，正确地加以评估。

3)可灵活地支配信息，较好地掌握选择信息、拒绝信息的技能。

4)能够有效地利用信息、表达个人的思想和观念，并乐意与他人分享不同的见解或信息。

5)无论面对何种情境，能够充满自信地运用各类信息解决问题，有较强的创新意识和进取精神。

(3)信息素养主要表现为以下八个方面的能力

1)运用信息工具：能熟练使用各种信息工具，特别是网络传播工具。

2)获取信息：能根据自己的学习目标有效地收集各种学习资料与信息，能熟练地运用阅读、访问、讨论、参观、实验、检索等获取信息的方法。

3)处理信息：能对收集的信息进行归纳、分类、存储记忆、鉴别、遴选、分析综合、抽象概括和表达等。

4)生成信息：在信息收集的基础上，能准确地概述、综合、履行和表达所需要的信息，使之简洁明了，通俗流畅并且富有个性特色。

5)创造信息：在多种收集信息的交互作用的基础上，迸发创造性思维的火花，产生新信息的生长点，从而创造新信息，达到收集信息的终极目的。

6)发挥信息的效益：善于信息解决问题，让信息发挥最大的社会和经济效益。

7)信息协作：使信息和信息工具作为跨越时空的、“零距离”的交往和合作中介，使之成为延伸自己的高效手段，同外界建立多种和谐的合作关系。

8)信息免疫：浩瀚的信息资源往往良莠不齐，需要有正确的人生观、价值观、甄别能力及自控、自律和自我调节能力，能自觉抵御和消除垃圾信息及有害信息的干扰和侵蚀，并且完善合乎时代的信息伦理素养。

文献信息资源检索与利用是信息素养的重要组成部分，通过文献信息资源检索课程的学习，学生能够掌握获取知识信息的方法，可以根据教学、科研、临床的需要迅速、准确、科学全面地查找文献，获取和处理信息，具备收集信息能力、获取新知识能力、分析和解决问题能力、培养信息意识、信息获取与利用技能，增强独立学习与研究的能力，进而不断地提高个人学习能力和本身综合素质，通过文献信息资源检索基本理论与其基本知识的学习，可以提高学生的情报意识和信息素质；通过文献信息资源检索基本技能的学习和实践，可以提高学生的检索能力和信息应用能力。除此之外，还要加强信息技术与网络知识的学习和应用，在实践中学会充分利用网络信息资源，借助互联网更好地为自己的教、临、研服务。

二、信息资源的类型与特征

(一)文献信息资源类型的划分

1. 按载体类型划分 分为书写型、印刷型、缩微型、视听型和机读型文献。

(1)书写文献：是指在印刷技术尚未问世的古代和当今的没有付印的手写文稿。它以手写或刻写为记录手段，将知识内容记录在纸或甲骨文、金石等其他载体上。书写文献有诸多局限性。但是有重要的参考价值。

(2)印刷型文献：虽然传统的印刷型文献面临着各种现代文献类型的冲击，但就目前而言，无论是在文献出版或发表的数量上，还是在用户利用的比例上，印刷型文献依然占据着主导地位。按照不同的出版形式，印刷型文献可分为：图书、期刊、会议文献、科技报告、政府出版物、专利文献、技术标准、产品资料、学位论文、技术档案。这里主要介绍常用的图书、期刊和学位论文。

1)图书：或称为书籍，包括专著、论文集、教科书等。图书在信息传递中的特点是：内容全面、系统、成熟、可靠，信息量大，但由于出版周期较长，一般只能反映有关领域3～5年前的发展水平。

2)期刊：又称杂志，它是指定期或不定期连续出版的，有统一的名称，固定的开本、版式，有连续的序号，汇集了多位作者分别撰写的多篇文章，并由专门的机构编辑出版的连续性出版物。期刊特点：

A. 使用固定的刊名，每期均有连续的卷，期号和年月顺序号。

B. 具有报道速度快，出版周期短，内容内容新颖、及时、广泛、专深、数量大、品种多等特点。

C. 文献中数量最多，期刊是利用率最大的文献。期刊以品种为单位形成知识流，使用量最大。

3)学位论文：是为了获得学位资格而撰写的学术性研究论文。学位论文的内容一般较为系统、详细、深入，并具有一定的独创性。一般而言，学位论文并不是直接针对出版或发表而撰写的，流通范围较小，比较难以获得。因此，尽管学位论文是一种能够反映较高研究水平的信息来源，然而在用户利用中却只占有较少的份额。不过，据称约有20%的学位论文，其后全部或部分地发表在期刊上。

(3)缩微型文献是把原始文献高比例缩小，并存储在胶卷或胶片上的文献。其特点是占用的物理空间很小，但必须利用专门的缩微阅读设备才能浏览。

(4)视听型文献是指通过声音、图像等多媒体技术手段存储信息的文献，主要包括电影、录像、唱片等，必须利用视听设备才能观看或收听。其特点是直观、生动、活泼，使观众或听众更容易接受和理解其中的信息。

(5)机读型文献即机器可读型文献，是信息存储在计算机磁带或磁盘上的文献，必须利用计算机才能进行阅读，主要包括各种计算机文档、电子出版物、CD-ROM光盘、Internet上的超文本页面等。其特点是，利用现代的通信技术和网络技术，可以迅速、方便地传递这些机读文献，并且成本极为低廉。随着“数字化社会”的提出，以及Internet网络和联机出版物的逐渐盛行，机读型文献的重要性将越来越突出，对于文献信息的收藏、保障及服务的观念和实践，都将产生深远的影响。

2. 按文献内容的加工深度、内容性质与结构有无变化及信息含量的大小划分　分为一次文献、二次文献、三次文献和零次文献。

(1) 一次文献 (primary literature)：即原始文献，是以作者本人的工作经验、观察或实际科研成果为依据而创作的具有一定发明创造或一些新见解的文献。一次文献直接阐述本人的实践经验、技术创新、科学发现、产品说明或学术观点，它包括期刊论文、会议资料、学位论文、专利说明书专著。一次文献主要看它的内容性质，而不是其载体和出版类型。

一次文献的特点：一是具有创造性、新颖性和先进性；二是具有参考、借鉴和利用价值；三是数量大、文种多样、发表分散、难于查找，因此要借助于下面的二次文献和三次文献。

(2) 二次文献 (secondary literature)：是对一定范围、时间或类型的大量一次性文献按其特征收集整理、压缩、加工，并按一定顺序组织编排，用于检索查找利用这些文献而编制的文献。主要是指各种目录、题录、索引、文摘等，又称为二次信息源。

二次文献的特点：一是具有简明性和系统性；二是能提供文献的线索，是查找一次文献的工具，也是情报检索的主体；三是仅对一次文献进行加工，不改变一次文献的内容。

(3) 三次文献 (tertiary literature)：是在充分利用二次文献的基础上对一次文献做出的系统整理和概括的论述，并加以分析综合编写而成的概括性文献。主要指各种综述、述评等，又称为三次信息源。

三次文献的特点：一是具有资料性和实用性；二是有条理，有评定的情报对制定科研计划，借鉴别人成果具有参考价值；三是对一次文献进行浓缩和提炼并重新组织，内容有很大变化。

(4) 零次文献 (zero-level literature)：指未经正式发表或未进入社会交流的最原始的文献，如书信、手稿、笔记、记录等。

零次文献特点：内容新颖，但不成熟，不公开交流，比较难得，它所提供的信息是其他方式根本无法提供的，所以也称之为特殊文献。

(二) 医学文献信息资源的特点

1. 数量庞大　当今是信息时代，科技期刊是信息传播的一种重要媒介，尤其是高新科学技术研究动态的期刊更备受科技界的关注。医学文献是整个科技文献的重要组成部分，从整个世界科技出版物来看，医学文献占整个科技文献的 1/4。

美国国立医学图书馆是世界上是最大的生物医学文献信息中心，它研制开发的 Medline 数据库收录了来自 70 多个国家的 4300 余种医学期刊，基本上囊括了世界上所有的医学文献信息。

在我国目前有科技期刊 1 万余种，医学及相关学科的期刊就有 1200 种左右。我国生物医学光盘数据为 (CBMdisc) 收录了医学及相关学科期刊 900 多种，囊括了国内医学信息。医学文献增长十分迅速，数量非常庞大，占各学科之首。

2. 载体多样化　目前医学文献的载体除了传统的印刷型外，还有录像带、录音带、电影、幻灯等各种视听型；有缩微胶片、缩微胶卷、缩微卡等缩微型；有磁带、磁盘、磁鼓、光盘等机读型等载体。载体的多样化，大大方便了读者。

有人认为将来印刷型文献可能被其他类型的文献所取代。但是由于印刷型文献与其他类型的文献各有自己的长处与短处，加之其他多种因素，在相当长的时期内，印刷型文献将与其他类型文献同时并存，互相补充。

3. 多文种化 各种资料表明，全世界出版的文献文种正在不断增加。过去绝大多数医学论文仅用少数大语种发表，随着科学的发展，特别是发展中国家的经济文化进步，医学文献的语种急剧增多，如美国《化学文摘》收录的语种有 50 多种，美国《医学索引》收录的语种有 44 种。在医学文献中英语出版物约占 70%。文种的增加丰富了医学文献，拓宽了研究空间，但也造成了读者阅读文献的各种障碍，阻碍了科技情报信息的交流。

4. 重复发表、学科交叉与出版分散 近年来，由于受多种因素的影响，文献重复发表的现象越来越多，这是现代科学技术综合交叉、彼此渗透的反映，同一篇文章可以用不同形式、不同文字、在不同范围内多次发表。会议论文、学位论文、科技报告除了以自己独特的形式出版外，经过一段时间后又会转化为其他形式出版。美国国家科学基金会的技术报告有 95%在期刊上发表。11 种美国出版的检索工具引用的 17 000 多种期刊中的重复率高达 50%，美国《化学文摘》与美国《生物学文摘》重复率也高达 25%。这种重复大大增加了文献量的冗余，也会造成检索上的困难，浪费人力物力。

一般专题范围的文章都刊登在本专业的刊物上，但也可以登上在边缘刊物上，还可刊登在综合刊物上。例如，关于儿童营养方面的文章，可以刊登在《营养杂志》上或刊登在《中国学校卫生》上，还可刊登在《中国公共卫生学报》上，又可刊登在科普杂志上，同时在报纸上也可能出现。又如，食品工业专业杂志上刊登有食品卫生、营养、肺尘埃沉着病方面的文章，甚至音乐刊物上也刊登耳鼻喉科的文章。各学科的交叉渗透，致使文献显得分散。一种专业刊物上报道的内容往往包含了多个学科，一篇专题论文又往往涉及几个专业，这是学科交叉渗透的必然结果。

5. 知识信息更新加快 科学技术的迅速发展，促使知识信息的陈旧速率加快，文献使用寿命缩短。文献的出版更落后于科学技术的发展步伐，有些文献还未出版或刚出版就被更新的知识所更替，新材料、新理论、新工艺、新方法不断推出，科技文献的老化周期已由原来的 50 年缩短到 5~10 年。

由于在教学、科研和医疗过程中医学文献代谢频繁，大学生毕业后 10 年在学校里学的知识 80%以上是陈旧过时的，所以当今的每位医学工作者必须以终身教育取代一次性教育。

6. 交流传播速度加快 由于情报信息载体的磁性化、机读化，特别是电子计算机和通讯卫星用于图书情报，以及多媒体和国际互联网络的广泛应用，给文献情报信息的快速传递与交流提供了非常方便的条件。一百多年前，美国总统林肯被刺的消息，在 12 个星期后才传到英国的王宫，而 1981 年里根总统被刺的消息和现场，通过卫星传播仅 5min 就传遍了世界。对某种疾病的治疗方法或药物的情报信息在报刊上一公布，就会立刻传播到世界各地。

7. 时滞问题严重 科学论文数量的增加和更多论文被发表，是科技成果增长的必然趋势，但却导致科技论文发表所滞后的时间也随之延长。一般来说，越是核心期刊，稿源越丰富、工作量就越大、编审就越认真、质量就越高，从收稿到发稿时间就越长，有的长达 2 年之多。因而急需加快科技出版现代化，实现编辑、排版电子化，使用软盘投稿。实现投稿、编辑、排版、印刷一体化，将会扭转这一局面，缩短出版时间。由于能够发表的论文数量、经费和需要都必须严格限制在期刊所能增长的范围之内，所以很多出版社和杂志社拒绝了不少有价值的稿件。稿件转投，加重了文献发表时间滞后的现象。鉴于此，许多科技人员已转向非正式渠道来获得重要文献信息，尽量利用尚未发表的论文，通过直接参加会议和科学家之间交谈，以及通信、参观访问、交换手稿等方式来获取最新信息。

三、图书馆文献利用

(一)图书分类

文献分类是指根据文献内容和形式的异同，按照一定的体系有系统地组织和区分文献。

中国目前的文献分类方法使用最多的是《中国图书馆分类法》。它于1975年出版，原名《中国图书馆图书分类法》，简称《中国法》，是由北京图书馆等发起编制的；目前最新的是1999年出版的第4版，并改名为《中国图书馆分类法》，共分5个基本部类，下分22个大类，标记采用汉语拼音字母与阿拉伯数字相结合的混合制号码，严格按小数制方式排列。其序列如下。

1. 马克思主义、列宁主义、毛泽东思想、邓小平理论

A 马克思主义、列宁主义、毛泽东思想、邓小平理论

2. 哲学、宗教

B 哲学、宗教

3. 社会科学

C 社会科学总论
D 政治、法律
E 军事
F 经济
G 文化、科学、教育、体育
H 语言、文字
I 文学
J 艺术
K 历史、地理

4. 自然科学

N 自然科学总论
O 数理科学和化学
P 天文学、地球科学
Q 生物科学
R 医药、卫生
S 农业科学
T 工业技术
U 交通运输
V 航空、航天
X 环境科学

5. 综合性图书

Z 综合性图书

以上 22 个基本大类，叫做一级类目，往下展开又分为若干个类，叫做二级类目，再往下展开的，分别为三级、四级、五级类目。

医药、卫生大类又细分为以下二级类目：

R1 预防医学、卫生学	R2 中国医学
R3 基础医学	R4 临床医学
R5 内科学	R6 外科学
R71 妇产科学	R72 儿科学
R73 肿瘤学	R74 神经病学与精神病学
R75 皮肤病学与性病学	R76 耳鼻咽喉科学
R77 眼科学	R78 口腔科学
R8 特种医学	R9 药学

可以从下面的例子来认识图书分类的体系结构是如何展开的：

R　　医药、卫生 ....(第一级类目)

R5　　内科学 ....(第二级类目)

R56　　呼吸系及胸部系统疾病 ...(第三级类目)

R563　　肺疾病 ....(第四级类目)

R563.1　　肺炎 ....(第五级类目)

目前出版的中文图书、期刊、学位论文等均按照《中国图书馆分类法(第 4 版)》分类。

(二) 图书馆目录

图书馆目录(library catalogue)：揭示、识别、检索图书馆入藏文献的工具。它揭示文献特征，提供识别文献的依据，从文献的题名、责任者(著者)、主题、分类等方面指引检索文献的途径，并标志文献在书架上的排列位置。图书馆目录除供读者使用外，也是图书馆员从事文献采购、参考咨询、保管典藏等工作必不可少的工具。

由于计算机技术及网络的应用，图书馆目录已经从传统的纸质目录转向了联机公共检索目录(online public access catalogue，OPAC)，即联机公共查询目录，在 OPAC 上可以检索图书馆的书目数据库(查询馆藏信息)。OPAC 是网络上的公共资源，凡互联网用户均可检索本馆 OPAC，也可检索国内外其他图书馆的 OPAC。

四、图书、期刊排架及查找方法

1. 排架方法　分类排架法、刊名排架法、固定排架法、代号排架法。排架顺序是同一个书架上从上到下、从左到右排列。

2. 查找方法　一是直接到开架书库中书架上查找；二是先利用馆藏目录查到要找图书的索书号，再根据索书号到书库中索取。

五、文献检索系统

(一)检索语言

检索语言，又称文献存储与检索语言、索引语言、标引语言等，是信息检索系统存储与检索共同遵循的一种专用语言，是在文献检索领域中用来描述文献特征和表达信息检索提问的一种专用语言。检索语言的分类如下。

1. 描述文献信息外部特征的检索语言　①著者索引。②题名索引。③文献序号索引。④引文索引。

2. 描述文献信息内部特征的检索语言

(1)分类检索语言：按文献研究所属学科或专业，结合文献的内外特征根据特定分类体系而编制的检索语言。分类语言的主要特点是按学科、专业集中信息，并从知识分类角度揭示各类信息在内容上的区别和联系，提供从知识分类检索信息的途径。它犹如一张知识地图，能够使检索者沿着大大小小知识领域的隶属并列关系，找到所要到达的目的地——记载着所需要的知识的文献信息。

(2)主题检索语言：按文献研究主要内容或主题编制的检索语言系统，包括主题词语言、关键词语言等。

主题词：指能代表文献内容实质的经过严格规范化的专业名词术语或词组，其特点是具有唯一性，多个相同概念、名词术语、同义词等在索引中只能用唯一一个术语表达，使内容相同或相近的文献更加集中、更具有专指性，避免同义词的多次检索。常用的主题词表有《汉语主题词表》、《中医药主题词表》和美国的《医学主题词表》。

关键词：指从文献中抽出来的、有实质内容的、未经或略经规范化了的名词术语及增添的相关概念词，它属于自然语言范畴。

(二)文献检索途径

①篇名途径。②著者途径。③著者地址。④刊名途径。⑤主题词途径。⑥关键词途径。⑦分类途径。⑧序号途径。⑨其他途径。

六、文献检索工具与步骤

检索工具是指用以报道、存储和查找文献线索的工具。它是附有检索标志的某一范围文献条目的集合，是二次文献。

(一)检索工具的作用与特点

1. 检索工具的作用　存储作用、检索作用、报道作用。

2. 检索工具的特点　收录文献的有限性、报道文献的时滞性、文献标引深度的有限性。

(二)检索工具的种类

1. 按载体或出版方式可分为

(1)书本式检索工具，由印刷型检索工具构成，如《中文科技资料目录》，目前使用较少。

(2)机读式数据库，如光盘数据库、网络数据库等，是目前应用的主流。由电子计算机检索系统构成。具有密度高、容量大、查找速度快、不受时空限制的优点。

2. 按对文献揭示的程度可分为

(1)目录(catalogue)：是对出版物按其外表特征进行著录而成，以书或刊作为目录的基本单位，对内容特征揭示少，著录项目包括书名、刊名、著者、出版项(出版者、出版地、出版年、版次和页数、开本、定价)等项目。

(2)索引(index)：文献的内外特征按照一定的描述语言构成索引的标志，索引与目录、题录不同，除报道文献外部特征外，还报道内容特征。索引收录文献较全，报道量大，检索性能好，有较高的质量。

(3)文摘(abstract)：比目录和索引更受读者欢迎，文字少，内容简要，能反映文章的重点内容，包括研究目的、观点、研究方法、数据、结论等。它的特点是：①读者能通过文摘判断是否为所需的内容，以免误检、漏检；②节省阅读全文的时间；③消除文种障碍，英文居多；④对国内未收藏刊物的文献有一个了解。

(三)文献检索步骤

1. 分析检索课题，明确检索要求　首先要围绕课题进行分析研究，明确课题背景、主题和要求等，摸清所需文献资料的范围、类型和年限等，然后选择合适的检索工具。当检索者需要了解课题的全貌和目前国内外达到什么水平及发展均势如何时，就需要通过特定的检索工具进行查找。

2. 选择检索工具，确定检索方法　选择检索工具或检索数据库时，一方面要根据检索课题的要求，另一方面还要考虑各种检索工具的特点。应掌握以下几点：①课题专业范围，医学还是药学、临床还是基础的；②要求文献语言，是中文还是英语或是所有语言；③要求文献时间，最新或最近文献还是能前多少的回溯检索。

好的检索工具应该：①收录专业范围广；②报道文献数量大；③著录和描述详细；④各种索引要全；⑤出版要快。

根据以上几点，目前查找医学文献，中文检索工具一般选择《中国生物医学文献数据库》、《中国期刊全文数据库》、《中文科技期刊数据库》(全文版)等；外文检索工具一般选择 Pubmed、西文生物医学期刊文献数据库等。在后面几节，我们会陆续介绍以上几个检索工具。

3. 选择检索途径，确定检索标志　在文献检索时，根据检索工具提供的索引和目录，确定自己的检索途径和检索标志，按有关索引和目录的使用方法，即可找到所需文献的线索。检索途径确定后，便可确定检索策略表达式，即作为检索提问式的检索标志。

4. 检索文献　使用确定准确的检索策略表达式进行检索，从中找出切题文献线索。

5. 获取原始文献　通过文献线索，获取原始文献。

七、计算机文献检索

(一)数据库基本知识

1. 数据库的类型及其特点

(1)事实数据库(fact database)：存储指南、名录、大事记等参考工具书的信息，如美国医生数据咨询库 PDQ(physician data query)。

(2)数值数据库(numeric database)：主要包含的是各种数据，包括调查数据、统计数据等，是一类以数据形式为用户提供信息服务的数据库，如人口统计数据库、发病率与病死率统计数据库、GenBank 基因序列数据库等。

(3)书目数据库(bibliographic database)：是机读的目录、索引和文摘检索工具，检索结果是文献的线索而非原文，如许多图书馆提供的基于网络的联机公共检索目录(Web–based online public access catalogue)、Medline、CBMdisc 等。

(4)全文数据库(full-text database)：存储的是原始文献信息的全文，有的是印刷版的电子版，有的则是纯电子出版物，如中国学术期刊数据库、中文科技期刊数据库等。

(5)超文本型数据库(hypertext database)：存储声音、图像和文字等多种信息，如美国的蛋白质结构数据库(PDB)，该数据库可以检索和观看蛋白质大分子的三维结构。

2. 数据库的结构　数据库(database)通常由若干个文档(file)组成，每个文档又由若干个记录(record)组成，每条记录则包含若干字段(field)。

(1)文档(file)：是数据库中一部分记录的有序集合，包括顺排文档和倒排文档。

顺排文档是按文献信息记录的输入顺序(即序号)排列的文档，相当于印刷型检索工具的正文部分。在顺排文档中，记录按顺序一个接一个地存放，一个存取号对应一条记录，存取号越大，对应的记录就越新。由于它存储有记录的最完整的信息，所以通常又把它称之为主文档(master file)。这种存储方式决定了对记录的存取只能按顺序进行。如果在顺排文档中检索，对每个检索式都得按顺序从头到尾进行扫描，存储的记录越多，扫描的时间就越长，从而严重影响检索的速度。

倒排文档是把顺排文档中具有检索意义的检索标志如主题词、著者姓名、刊名等标引词抽出，依某种顺序依次排列而成的文档。倒排文档实际上相当于印刷型检索工具中的辅助索引。

倒排文档与顺排文档的区别是：顺排文档以完整记录作为处理和检索的单元，倒排文档以记录中的字段作为处理和检索的单元。根据数据库的内部结构，一个数据库至少包含一个顺排文档和一个倒排文档。

(2)记录(record)：是构成数据库的基本信息单元，每条记录都包含原始信息的一系列外表和内容特征，如序号、篇名、主题词、著者、刊名等。文献数据库中的一条记录通常代表一篇文献。

(3)字段(field)：是比记录更小的单位，是组成记录的数据项。一条记录由多个字段构成，如一篇期刊论文的记录由篇名、作者、作者单位、刊名等字段组成。每一字段通常由 2 个字母所组成的代码表示，如 TI(Title)、AU(Author)。

(二)计算机文献信息检索类型

1. 光盘检索 是利用光盘存储器、微机、光盘驱动器进行的一种文献信息检索方式。生物医学领域常用的光盘数据库有Medline数据库、中国生物医学文献数据库(CBMdisc)等。

2. 网络检索 网络数据库是检索网络信息资源的数据库。

(三)计算机文献检索的基本技术

1. 布尔逻辑检索(Boolean searching) 布尔逻辑运算符主要有三种:逻辑"与"(AND)、逻辑"或"(OR)和逻辑"非"(NOT)。

布尔逻辑运算符的运算次序:()>NOT>AND>OR

(1)逻辑"与",通常用"AND"或"*"表示,是对具有交叉关系和限定关系的一种组配。检出文献必须同时含有所检的几个检索词,常用来缩小检索范围,提高检索的查准率。例如,布尔逻辑表达式为"白血病 AND 骨髓移植",其表示查找同时含有"白血病"和"骨髓移植"的文献。

(2)逻辑"或",通常用"OR"或"+"表示,是对具有并列关系概念的一种组配。检出文献只要与其中一个检索词相关,即检出文献只含有其中一个的检索词即可。常用来扩大检索范围,提高检索的命中率,即查全率。例如,布尔逻辑表达式为"糖尿病 OR 消渴症",其表示查找含有"糖尿病"或"消渴症"任意一个的文献。

(3)逻辑"非",通常用"NOT"或"–"表示,是对具有排斥关系概念的一种组配,其作用是用来排除不必要的概念,减少检索结果,提高查准率。例如,布尔逻辑表达式为"类风湿性关节炎 NOT 针灸疗法",其表示查找含有"类风湿性关节炎"但不含有"针灸疗法"的文献。

2. 截词检索(truncation searching)和通配检索(wildcard searching)

(1)截词符"*":代表若干个字符有或无,可以检索词根相同,但词尾不同的检索词。

(2)通配符"?":代表一个字符有或无,可以检索单复数、英美不同拼写方式等检索词。

3. 限定检索(limit searching) 可以将检索词限制在特定的字段中,限制符多为 in、=、[] 等。

4. 扩展检索与缩检

(1)扩展检索:是指初始设定的检索范围太小,命中文献不多,需要扩大检索范围的方法。

扩检的方法:增加同义词用 OR 组配;使用上位词扩大检索范围;使用截词符或通配符;减少检索的字段限定;从文献中选择合适的检索词。

(2)缩小检索:是指开始的检索范围太大,命中文献太多,或查准率太低,需要增加查准率的一个方法。

缩检的方法:增加检索词用 AND 组配;选择专指性检索词;增加副主题词;使用主要主题词的加权检索;增加限定检索;从文献中选择合适的检索词等。

第二节　核心期刊、统计源期刊和SCI

关于核心期刊的论述主要有三种：北京大学出版社出版的《中文核心期刊要目总览》（以下简称《总览》）和中国科技信息研究所(ISTIC)出版的《中国科技期刊引证报告》（以下简称《报告》或者《统计源期刊》）分别列出的核心期刊表和统计源期刊表是国内作者发表论文应用最广的选刊标准；还有外文核心期刊，通常指 SCI、EI、ISTP、ISR 四大检索工具收录的期刊。

它们都是经过一定的选刊原则筛选出的高质量的期刊目录，也是科研院所进行学术成果评价时最常利用的参考工具。相互之间既有关联，又有区别，作为科技工作者应该对它们有基本的了解。

一、核心期刊和统计源期刊

以 2004 年版《统计源期刊》与《总览》为依据，以其中的生物医学类期刊为例，对两者进行比较。

(一)核心期刊和统计源期刊

国内盛行的核心期刊是由北京大学图书馆及北京十几所高校图书馆众多期刊工作者及相关单位专家参加的研究项目，该项目采用文献计量统计和专家评审的方法进行研究，主持编撰的《中文核心期刊要目总览》。每 4 年出版一次，1992 年推出《总览(第 1 版)》，2000 年推出《总览(第 3 版)》，2004 年推出《总览(第 4 版)》，按照规律，第 5 版应在 2008 年出来。它采用了被索量、被摘量、被引量、他引量、被摘率、影响因子、获国家奖或被国内外重要检索工具收录、基金论文比、Web 下载量 9 个评价指标，选作评价指标统计源的数据库及文摘刊物达 80 余种，统计文献量达 32 400 余万篇次(2003~2005 年)，涉及期刊 12 400 余种。经过定量评价和定性评审，从我国正在出版的中文期刊中评选出 1980 余种核心期刊，分属七大篇 73 个学科类目。该书由各学科核心期刊表、核心期刊简介、专业期刊一览表等几部分组成，不仅可以查询学科核心期刊，还可以检索正在出版的学科专业期刊。

而有些杂志宣称的核心期刊，实际是由中国科技部科技信息研究所每年编制的《中国科技期刊引证报告》(Chinese S&T Journal Citation Reports，CJCR)，其核心版即为中国科技论文统计源期刊，亦称中国科技核心期刊，因其权威性、全面性而广泛作为评定标准。

科技期刊的评定方式多样，大多数的科技管理部门结合这两种方式。当然也有一些单位只认其中之一，或参考该目录再增减行业内认定的期刊作为自己的标准。高校对中文核心期刊的认定目前以《中文核心期刊目录总览(第 4、5 版)》为主。

(二)统计源期刊(中国科技核心期刊)相同点

1. 理论依据相同　两者都以加菲尔德引文分布规律与布拉德福分布规律为理论依据，因此可以认为都是经过严格的文献计量学标准而获得的核心期刊。

2. 均采用多指标的定性、定量评价指标体系 2004 年版《总览》采用定性与定量相结合的方法，其中定量评价指标体系由 7 个评价指标组成。2004《统计源期刊》评价计量指标选择了期刊引用计量指标与来源期刊计量指标两部分共 15 项指标。

3. 两者研究成果均不能作为金标准使用 核心期刊与统计源期刊都是一种相对统计的概念，由于文献计量学理论的局限性、数据采集的不完整性及统计方法的不全面性，都会使评价出现这样那样的缺点和不足，其研究结果不可能像自然科学那样精密，因此两者只能起参考工具作用，不能作为检验期刊质量的“金标准”，过分夸大其作用只会带来负面影响。

(三)核心期刊与统计源期刊的区别

《总览》和《统计源期刊》所分别列出的核心期刊表和统计源期刊表常是我国作者发表论文的选刊依据。两种期刊表既有关联，又有区别。

1. 核心期刊和统计源期刊概述

(1)核心期刊：指刊载与某一学科(或专业)有关的信息较多、水平较高，能够反映该学科最新成果和前沿动态，受到该专业读者特别关注的期刊。这里是指《总览》上所列出的中文核心期刊，每 4 年发布一次。核心期刊在总体上保持稳定，既有继承性，又有动态变化。

(2)统计源期刊：指编制某种检索工具(数据库)时提供来源文献的期刊。这里所说的统计源期刊是指由 ISTIC 依据文献计量学方法评价和推选出的能较客观反映和展示科学研究最新成果和前沿水平的中国科技论文统计源期刊。ISTIC 从 1987 年开始对中国科技人员在国内外发表论文数量和被引用情况进行统计分析，并利用统计数据建立了中国科技论文与引文数据库。

CJCR 就是以科技论文与引文数据库为基础，选择数学、信息与系统科学、物理学、力学、化学、天文学、地学、生物学、医药卫生、农业科学、工业技术、电子与通信、计算技术、交通运输、航空航天、环境科学等学科的 1300 余种中国大陆出版的中英文科技期刊作为其来源期刊，并根据来源期刊的引文数据，进行统计分析、编制而成，并每年举行新闻发布会。

2. 核心期刊和统计源期刊的选刊标准即评价指标体系不同 1943 年英国著名文献计量学家布拉德福(Samuel Clement Bradford)发现并提出一次文献(学术论文)在刊物中的分布规律：即对某一特定主题来说，有关它的学术论文大量地集中在为数不多的刊物上，其余的论文则分散在为数众多的大量刊物中。有人研究了二次文献(文摘、题录、索引)的分布状况，也得出了同样的结论，说明学科文献在它的产生、情报加工(二次文献)、使用(借阅、引用)等过程中都存在着集中与分散的现象，这就是确认核心期刊的依据。核心区与非核心区之间没有明显的、客观存在的界线，《总览》的选刊标准是：累积载文量占总载文量的 30%～50%，累积文摘量占总文摘量 50%～70%，累积被引量占总被引量的 70%～80%。

源期刊的选刊标准有 17 项，它们是：①总被引频次；②影响因子；③年指标；④自引率；⑤他引率；⑥普赖斯指数；⑦引用半衰期；⑧被引半衰期；⑨老化系数；⑩来源文献量；⑪参考文献量；⑫平均引用率；⑬平均作者数；⑭地区分布数；⑮机构数；⑯国际论文比；⑰基金论文比。影响因子是指某一刊物前两年发表的论文在统计当年被引用的总次数与该刊前两年发表论文总数的比值。通常，期刊影响因子越大，说明它的学术影响力和作用也越大。

3. 收录医学期刊数量　《总览》核心期刊表收录期刊总数1798种，其中生物科学类44种，医药卫生类223种。《统计源期刊》收录期刊总数1576种，其中生物科学类51种，医药卫生类423种。223种生物医学期刊既是《总览》中确认的核心期刊，又是统计源期刊。两者在特种医学、耳鼻咽喉、皮肤、神经病学与精神病学、肿瘤学、儿科、妇产科、口腔医学、外科、皮肤与性病等学科类目中所收刊种完全一致。两者收录生物医学期刊类目刊种之比较，见表1-6-1，属于《总览》核心期刊而非统计源期刊者，见表1-6-2。

表1-6-1　《总览》与《统计源期刊》收录生物医学期刊类目刊种比较

学科类目名称	《统计源期刊》收录刊种数	《总览》收录刊种数
生物学	51	44
预防医学	30	25
中医中药	28	18
基础医学、医学综合	70	61（基础医学25-综合性医药卫生36）
医科大学学报	41	（无此类目，相关期刊入R综合性医药卫生）
临床医学	40	18
内科	25	21
外科	36	17
神经精神	23	6
口腔	13	4
眼、耳鼻咽喉	15	8
保健医学	12	（无此类目，相关期刊入R1预防医药、R4临床医学）
肿瘤	11	7
妇产、儿科	18	10
护理	9	无此类目，相关期刊入R4临床医学
军事医学与特种医学	20	8
药学	32	16
合计	474	263

表1-6-2　《总览》核心期刊表收录而《统计源期刊》未收录的生物医学期刊表

类目名称	期刊刊名
生物学类	古生物学报、生物工程进展(现改为：中国生物工程杂志)、古脊椎动物学报、微体古生物学报、生物数学学报、热带亚热带植物学报
内科学	中国糖尿病杂志
临床医学类	中华理疗杂志、中国康复医学杂志、中国临床康复
基础医学	上海免疫学杂志
中国医学	中成药、中国中医基础医学杂志、中药药理与临床、上海中医药杂志、辽宁中医杂志、新中医、时珍国医国药、陕西中医、江苏中医药、四川中医
预防医学卫生学	中国计划生育学杂志、中国人兽共患病杂志、中国辐射卫生、辐射防护、中国媒介生物学及控制杂志、中国医院管理

续表

类目名称	期刊刊名
综合性医药卫生	新医学
眼科学	中国实用眼科杂志
药学类	中国医药工业杂志

4. 学科分类原则不同 两者都采用分学科统计评价指标数据的方法。学科划分对期刊评价结果影响很大，学科划分过大，小学科学术性强的期刊会被淹没；划分过细，小学科的一般性期刊就会进入核心区。《总览》基本依据《中国图书馆分类法(第4版)》划分学科，同时考虑学科期刊的数量、期刊性质等多种因素，共设学科类目74个。《统计源期刊》则根据国家技术监督局发布的学科分类国家标准和《中国图书资料分类法(第4版)》的学科分类原则，同时考虑综合性期刊情况及各学科期刊数量与学科性质差异，增设了综合类和理工大学、工业综合类、管理学类，对农业学科及医药卫生类学科做了进一步细分，共设55个学科类目。

5. 期刊的来源与范围不同

(1)《总览》以52种数据库或文摘刊物作为评价指标统计源，统计文献量总计达943万篇，涉及期刊1.2万种，通过多指标综合评价的定量评价方法及定性评价，取各学科专业期刊数量的15%和进入统计的期刊数量的2%，共评选出1798种核心期刊。覆盖的学科范围广泛，包括社会学科(社会学、政治、法律、军事、经济、文化教育、历史等)与自然学科(医药、农业、工业技术等)，但未收录港、澳、台及国内出版的英文刊物。

(2)《统计源期刊》来源期刊的选择综合参考了国外重要检索数据库收录国内期刊的情况及国内已有文献计量分析成果、国内大型检索工具、各学会学报及其重要期刊等各种期刊表，并征询了专家意见，每年根据期刊文献的被引用情况等因素对来源期刊表进行一定的调整。期刊入选原则是：①期刊文献的同行评审；②期刊文献计量指标；③期刊的社会和学科影响；④期刊文献是否反映了本学科的研究成果；⑤照顾新兴学科和高技术学科；⑥适当的地区性考虑；⑦在国际和国内的显示度。《统计源期刊》仅包括国内出版的科技类期刊，包括国内出版的英文刊物，但不包含社会学科期刊。

6. 出版周期不同 《总览》每4年出一新版，出版时间比数据统计大约滞后2.5年，反映期刊变化不够及时。《统计源期刊》每年更新，能够较快反映期刊发展动态。

7. 对综合性学科与边缘性、交叉性学科期刊评价效果不同

(1)由于《总览》是分学科评价的，因此综合性和交叉学科期刊会因为刊载的论文学科分散而难以进入核心期刊表。2000年版开始通过增加综合性学科类目，将综合性期刊分散在各学科的数据汇总一起进行评价，产生综合性核心期刊表，较好解决了综合性期刊问题。但边缘性、交叉性学科的优秀期刊进不了核心区的问题仍未能很好解决。

(2)《统计源期刊》选择入选期刊时给新兴学科和高技术学科一定考虑，并适当照顾期刊的地区性。因此如《中华男科学》、《颈腰痛杂志》、《循证医学》、《中华航海医学与高气压医学杂志》、《中华老年多器官疾病杂志》、《听力学及言语疾病杂志》等边缘性、交叉性学科期刊能入选统计源期刊。

(四)注意合理使用

核心期刊与统计源期刊均采用定性与定量相结合的评价方法，对学术期刊评价比较客观公正，从而成为国内目前比较公认的期刊评价工具。但核心期刊与统计源期刊只是一种相对统计的概念，没有完全绝对的量化指标，其研究成果可以作为评价学术研究成果的参考工具，可以作为读者投稿的参考工具，但如果作为衡量论文水平的绝对标准来用，就可能发生谬误。从个体角度看，发表在核心期刊或统计源期刊上的论文未必每篇学术水平都高，而发表在非核心期刊、非统计源期刊上的文章未必每篇学术水平都低，应该根据评价项目具体情况请学科专家来评价论文本身学术价值。因此，使用两种期刊表时应避免因片面夸大其作用而带来的不良影响。

二、SCI 等四大检索工具

中文科技期刊的评价标准有两个，而外文科技期刊的评价主要以四大检索工具为主：即 SCI、EI、ISTP、ISR，它们是世界四大重要检索系统，其收录论文的状况是评价国家、单位和科研人员的成绩、水平及进行奖励的重要依据之一。我国被四大系统收录的论文数量逐年增长。因其收录文献广泛、检索途径多、查找方便、创刊历史悠久而备受科研人员及科研管理部门的青睐。改革开放以来，随着科学技术的进步，科研项目和科研成果越来越多，科研管理部门因此将科研人员的成果是否被四大检索工具所收录来评价科研人员的科研成果和学术水平。作为医学院校，SCI 更是对外文期刊和论文评价和衡量的一个重要工具。

(一)SCI(以下数据截至 2009.1)

1. 介绍　全称 science citation index，即科学引文索引，简称 SCI，创刊于 1963 年，是美国科学情报研究所(ISI，http：//www.isinet.com)出版的一部世界著名的文献检索工具。SCI 收录全世界出版的数、理、化、农、林、医、生命科学、天文、地理、环境、材料、工程技术等自然科学各学科的核心期刊约 3754 种；扩展版收录期刊 7865 种。ISI 通过它严格的选刊标准和评估程序挑选刊源，而且每年略有增减，从而做到其收录的文献能全面覆盖全世界最重要、最有影响力的研究成果。所谓最有影响力的研究成果，是指报道这些成果的文献大量地被其他文献引用，即通过先期的文献被当前文献的引用，来说明文献之间的相关性及先前文献对当前文献的影响力。这使得 SCI 不仅作为一部文献检索工具使用，而且成为对科研进行评价的一种依据。科研机构被 SCI 收录的论文总量，反映出整个学术团体的研究水平,尤其是基础研究的水平；个人的论文被 SCI 收录的数量及被引用次数，反映出个人的研究能力与学术水平。ISI 每年还出版 JCR(期刊引用报告，journal citation reports)。JCR 对包括 SCI 收录的 7000 余种期刊之间的引用和被引用数据进行统计、运算，并针对每种期刊定义了影响因子(impact factor)等指数加以报道。一种期刊的影响因子，指该刊前两年发表的文献在当年的平均被引用次数。一种刊物的影响因子越高，其刊载的文献被引用率越高，说明这些文献报道的研究成果影响力大，反映该刊物的学术水平高。论文作者可根据期刊的影响因子排名决定投稿方向。另外，如果论文在影响因子越高的期刊上发表，说明该篇论文也具有一定的学术水平。但到目前为止，SCI 中收录的中文期刊(包括港澳台地区)数量比较少，仅有几十种，具体可查《SCI 中引用的中国期刊目录》。

2. SCI 的主要作用

(1)对引文及引文作者的评价作用。

(2)对期刊学术水平和影响力的评价，为选择和确定核心期刊提供依据。

(3)在相近课题同行之间的桥梁作用。

(4)对科研动态的分析作用。

3. 某院 2004~2008 年论文被 SCI 收录情况 同中文核心期刊不同之处，某种期刊被 SCI 收录并不代表该刊所有刊载的论文均被 SCI 数据库收录。所以某院按照发表在被 SCI 收录期刊上论文统计结果近 200 篇，但在 SCI 数据库检索到论文数量仅不到 10 篇。

(二)EI

全称 engineering index 即工程索引。创刊于 1884 年，是美国工程信息公司出版的著名工程技术类综合性检索工具。EI 选用世界上工程技术类期刊 2000 余种。收录文献几乎涉及工程技术各个领域，如动力、电工、电子、自动控制、矿冶、金属工艺、机械制造、土建、水利等。它具有综合性强、资料来源广、地理覆盖面广、报道量大、报道质量高、权威性强等特点。EI 是全世界最早的工程文摘来源。EI 数据库每年新增的 50 万条文摘索引信息分别来自 5100 种工程期刊、会议文集和技术报告。EI 收录的文献涵盖了所有的工程领域，其中大约 22%为会议文献，90%的文献语种是英文。

EI 公司在 1992 年开始收录中国期刊。1998 年 EI 在清华大学图书馆建立了 EI 中国镜像站。EI 收录中国期刊 100 余种，具体可查《EI 中收录的中国期刊目录》。

(三)ISTP

全称 index to scientific&technical proceedings，即科技会议录索引。创刊于 1978 年，由美国科学情报学会编辑出版，会议录收录生命科学、物理与化学科学、农业、生物和环境科学、工程技术和应用科学等学科，其中工程技术与应用科学类文献约占 35%。ISTP 收录论文的多少与科技人员参加的重要国际学术会议多少或提交、发表论文的多少有关。我国科技人员在国外举办的国际会议上发表的论文占被收录论文总数的 64.44%。

(四)ISR

全称 index to scientific reviews，即科学评论索引。创刊于 1974 年，由美国科学情报研究所编辑出版。ISR 收录的文献来源有两个方面：一是评论性期刊和出版物，收录其中全部文献条目；二是普通期刊中的综述性的文献条目，这是从 SCI 数据库中通过计算机自动抽提出来的。这种抽提出来的文献除一般意义的综述外，还包括另外两种“综述型”文献：

文献主题中含有关键词“发展”(advances)、“综述”、“评论”(review)和“进展”(progress)等的文献；列有55篇以上参考文献的文献。ISR收录文献的来源出版物来自世界上40多个国家与地区，每年收入3000多种。ISR收录的文献覆盖了自然科学、医学、工程技术、农业和行为科学等100多个学科。由于综述类论文的撰写，一般是在该学科领域里经历多年研究、造诣较高的资深专家，查阅并消化大量资料的基础上才完成的，因此ISR收录的论文主题内容高度浓缩，可读价值较高，给人们全方位了解和掌握某一学科领域的概况和发展动态，提供了一条非常敏捷的途径，大大方便了读者。

(五)总结

核心期刊和四大检索工具主要作为对期刊和论文的一种评价工具，为采购期刊、论文投稿、检索学术水平高论文提供帮助作用。但不能唯指标论，最近很多学者为了个人利益而投机取巧甚至弄虚作假在SCI收录期刊甚至是其中代表人类智慧最高水平的《Science》《Nature》上发表论文，不仅包括众多的国内学者也包括其他国家著名学者。

2004年2月，韩国科学家黄禹锡的科研组在美国《科学》杂志发表论文，称在世界上率先用卵子成功培育出人类胚胎干细胞；2005年5月，再次在《科学》杂志上发表论文，宣布成功用患者体细胞克隆胚胎干细胞。2005年8月4日，黄禹锡的科研组又在英国《自然》杂志上发表论文，称成功培育出世界上首只克隆狗。黄禹锡在韩国甚至时间范围内获得了极高荣誉。但后来经调查研究发现黄禹锡科研组2005年在美国《科学》杂志上发表的论文存在造假行为，刻意捏造实验数据。

黄禹锡事件就像一面镜子，它再一次告诫人们，任何违反科学原则的行为，无论它获得了怎样的赞誉和荣耀，最终都将化为泡影；无论何时，科学工作者都应该保持求真务实和谦虚谨慎的科学态度。

第三节　数　据　库

一、中国生物医学文献数据库

(一)中国生物医学文献数据库概述

中国生物医学文献数据库（CBM)是中国医学科学院医学信息研究所开发研制的综合性医学文献数据库。收录1978年以来1600多种中国生物医学期刊，以及汇编、会议论文的文献题录，年增长量约40万条。自1995年起，约70%的文献带有文摘，近来CBM实现了与维普全文数据库的链接功能，可直接通过链接维普全文数据库获取1989年以来的全文。学科覆盖基础医学、临床医学、预防医学、药学、中医学及中药学等生物医学的各个领域。数据库的全部题录均根据美国国立医学图书馆最新版《医学主题词表》、中国中医研究院中医药信息研究所《中国中医药学主题词表》，以及《中国图书馆分类法·医学专业分类表》进行主题标引和分类标引。

(二)数据库结构与运算符

1. CBM 的记录 包括 30 多个可检索字段，下面列出的是字段的英文、中文检索标志符及注释。

AA 著者文摘
AB 文献
AD 地址(第一著者地址)
AU 著者
CL 分类号
CT 特征词
FS 资助类别
ID 资助编号
IS ISSN
LA 语种
MH 主题词
MMH 主要主题词
PG 页码
IP 期
PP 出版地
PY 出版年
PT 文献类型
SO 出处
TA 期刊名称
TI 中文题目
TT 英文题目
TW 关键词
VI 卷

2. CBM 使用的检索运算符 主要有布尔逻辑运算符、字段限制符、范围运算符、通配符。

(1)布尔逻辑运算符，使用 AND、OR、NOT。

(2)字段限制符，使用 IN、=。如急性阑尾炎 IN TI；急性阑尾炎 IN 中文题目；AU=张力。

(3)范围运算符，仅用于数字字段的检索。

＝	(等于)	
＜	(小于)	PY＜1984
＞	(大于)	PY＞1992
≤	(小于等于)	PY≤2008
≥	(大于等于)	PY≥2000
－	(指定范围)	PY＝1990–1992

(4)系统运算符(通配符)

1)单字通配符“?”：替代一个字符或一个汉字。“血?动力”，可检索出血液动力、血流动力等。

2)任意通配符“*”：替代任意个字符。“肝炎*疫苗”，可检索出肝炎疫苗、肝炎病毒基因疫苗、肝炎减毒活疫苗、肝炎灭活疫苗等。

(三)检索途径与方法

CBM 常用的检索平台有两种：一是基于 Windows 的检索软件 CBMwin；二是基于 WWW 浏览器的检索软件 CBMweb。这里我们主要介绍 CBMweb 的使用方法。

在IE等浏览器地址栏中输入图书馆CBMweb所在服务器的地址后，即可进入CBMweb的检索界面，图 1-6-1 是 CBMweb 的基本检索界面。

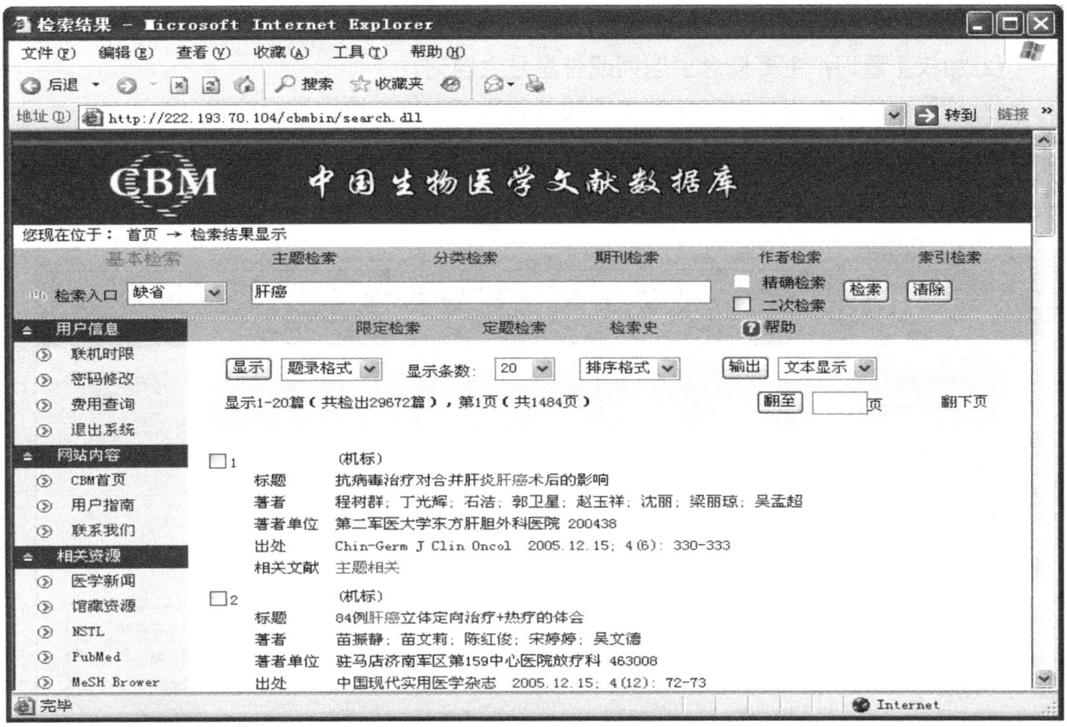

图 1-6-1 CBMweb 基本检索页面

1. 基本检索

(1) 任意字词检索：选择检索入口后，在检索式输入框可输入任意中英文字、词、数字、带有通配符的字词和检索史中的序号，如肝癌、Liver cancer、乙肝*疫苗、#3。

(2) 命令式字段限定检索：可以不通过“检索入口”后的下拉框选择检索字段，而是在检索子窗口中输入带有字段限制符或范围运算符的检索式进行检索。

(3) 逻辑运算：可在检索式输入框用命令方式进行，命令方式是直接输入用逻辑运算符连接的检索式。

(4) 二次检索：是在已有检索结果基础上再检索，逐步缩小检索范围。与上一个检索词之间的关系为“AND”，操作为再次输入检索式之后选“二次检索”。

(5) 包含检索：检索词包含于检索字符串中，如检索作者“马智”，可检索出作者为马智、马智明、马智慧等的文献。系统默认为包含检索。

(6) 精确检索：检索词与检索字符串完全相等，如检索作者“马智”，仅检索出作者为马智的文献，而不会将作者名中含有“马智”片段的文献检出。

2. 主题词检索 CBMweb 主题词表收录了《医学主题词表》(MesH) 及中国中医研究院图书情报研究所出版的《中医药主题词表》中的所有词条。可用中文主题词或英文主题词进行查找，可选择主题词的同义词、相关词、上位词、下位词进行查找，也可浏览主题词、副主题词的条目注释及主题词树形结构等信息。

点击“主题检索”按钮，进入主题词检索界面。在“检索入口”处选择“英文主题词”或“中文主题词”，输入检索词，点击“查找”按钮，进入主题词轮排索引浏览状态，然后根据需要选择“加权检索”、“扩展检索”、“扩展副主题词”等进行检索，如图 1-6-2。

(1) 副主题词是对主题概念进行复分，使主题词具有更高的专指性，但并非每个副主题词都能与任何主题词组配，两者之间必须有必然的逻辑关系。

(2)加权主题词：主要概念主题词或带星号主题词。

(3)扩展全部树：表示对当前的主题词及其所有下位主题词进行检索。

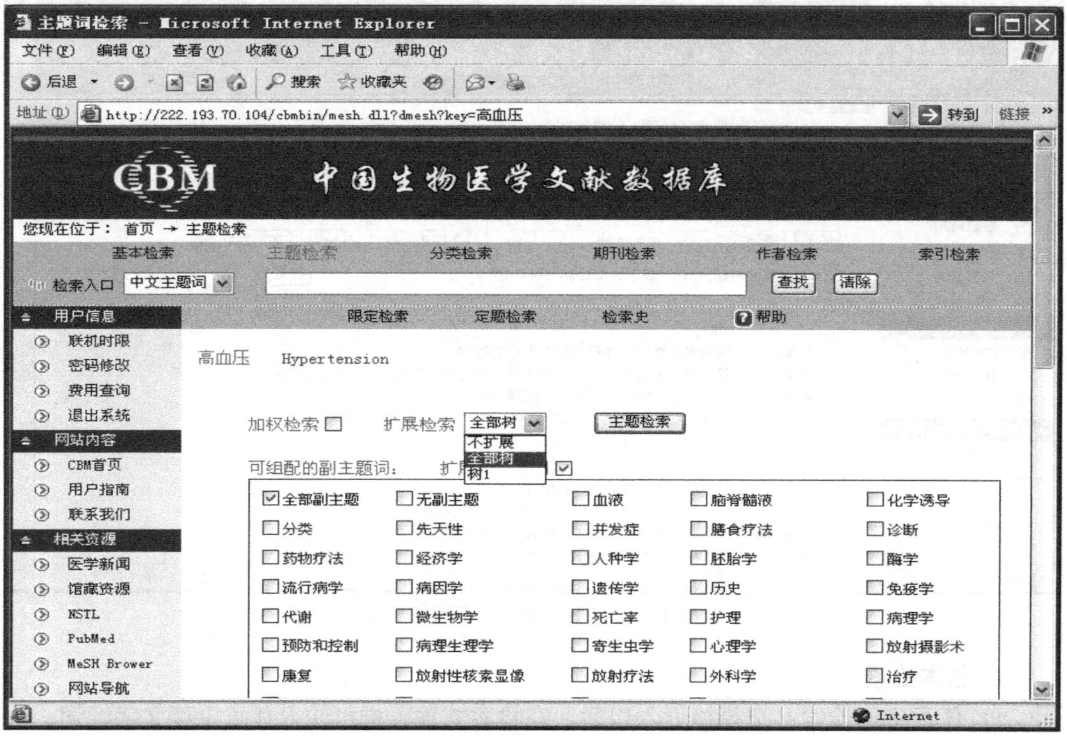

图 1-6-2 主题检索

3. 分类检索 点击“分类检索”按钮，进入分类检索界面。输入分类号或类名，系统显示含有该检索词的类号-类名列表或类名-类号列表，选择合适的类名或分类号，勾选“扩展检索”表示对该类号及其下位类号标引的文献进行查找，“选择复分号”是供用户勾选相应的复分号与主类号组配,如图 1-6-3。

4. 期刊检索 点击“期刊检索”按钮，进入期刊检索界面。期刊检索提供期刊导航，将所有收录的期刊按分类排列，用户查找期刊时可用已知刊名，或通过期刊导航层层点击进行查找，找到刊名时，双击此刊名，系统会送回检索结果。此外，还可从出版单位、出版地、期刊主题词等途径进行查找。可直接点击刊名链接查看了解某刊的详细信息；可选择年代和期数直接浏览该刊的某一期的内容；可输入刊名、出版单位、出版地、期刊主题词等检索词直接定位到某种期刊，如图 1-6-4。

5. 作者检索 点击“作者检索”按钮，进入作者检索界面。在检索输入框键入完整作者名或作者名片段进行检索，与基本检索界面的作者检索不同的是，在作者检索界面可以进行第一著者检索，如图 1-6-5。

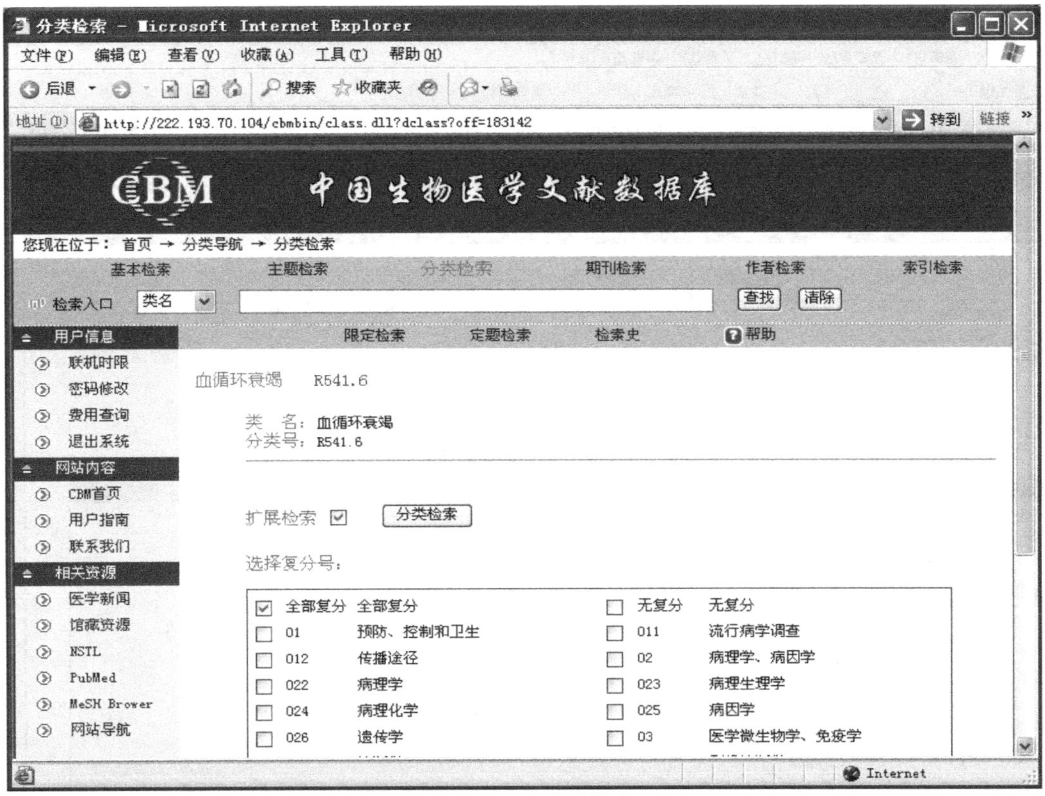

图 1-6-3　分类检索

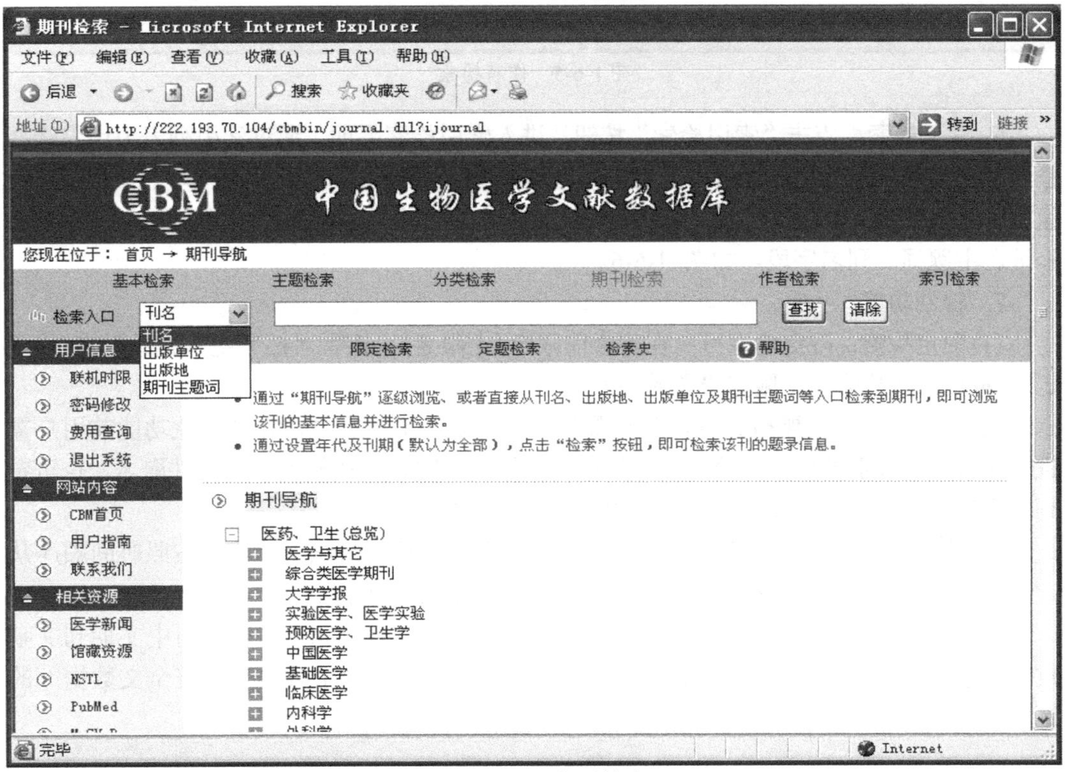

图 1-6-4　期刊检索

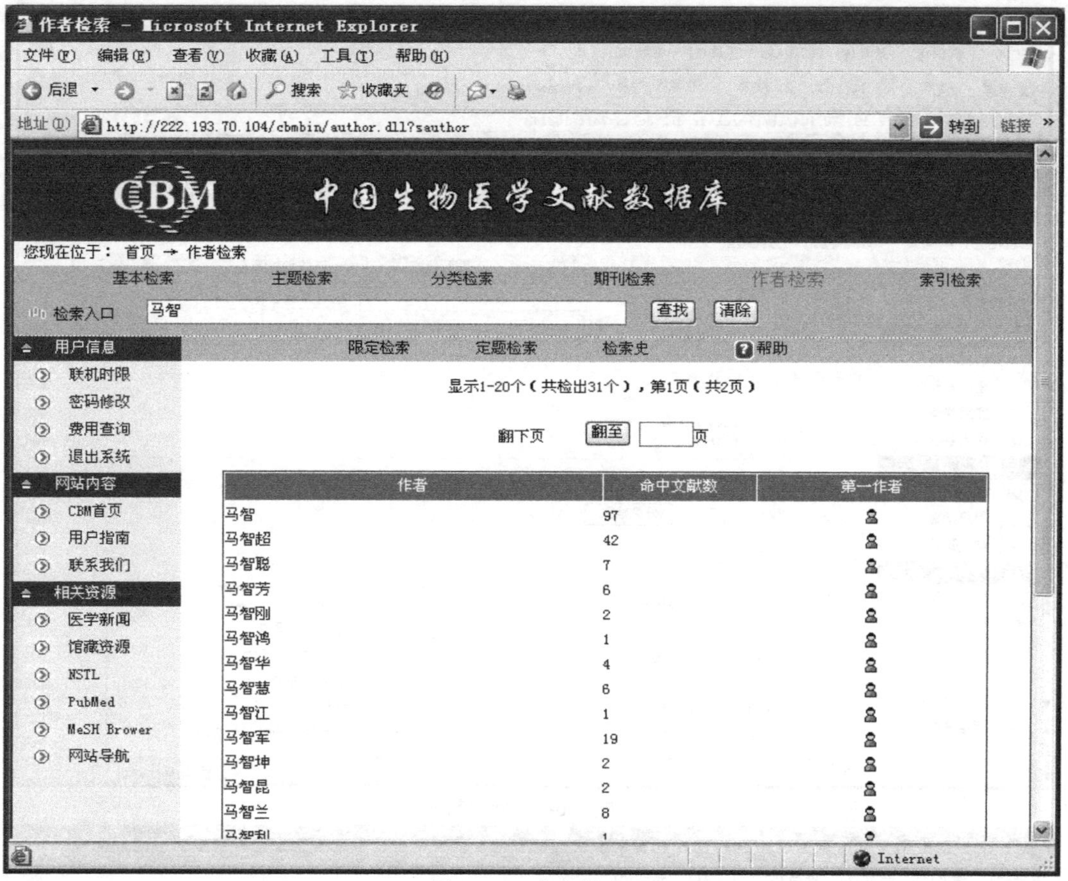

图 1-6-5 作者检索

6. 索引检索 点击“索引检索”按钮，进入索引检索界面。通过索引列表为用户选择检索词提供线索和帮助；索引列表包括数据库中所有可检索字段中的所有单个字和部分词组，以及主题词、期刊名称等词组；索引检索仅在默认字段进行，即题目、文摘、关键词、地址、主题词、刊名字段，如图 1-6-6。

7. 辅助功能

(1)限定检索：限定检索可以在检索前限定(先限定)，或者对已有检索式做限定(后限定)。取消限定检索前，限定设置始终有效。

(2)定题检索：定题检索可定制和跟踪某一课题的最新文献，在使用此功能前用户需进行注册。进入定题检索界面后，可保存当次检索策略，为该检索策略文件取名，也可定制多个检索策略，还可通过浏览检索史，修改组织检索策略。

(3)检索史：检索史界面是对已经完成的检索进行重新组织，该界面按照时间顺序从上到下依次显示已完成的检索式，最后完成的检索式在最上方。

(4)全文获取：中国医学科学院医学信息研究所与维普公司合作，利用中文期刊文献数字对象唯一标志符技术和 XML 技术，实现了 CBMweb 题录数据与维普全文数据库的链接。

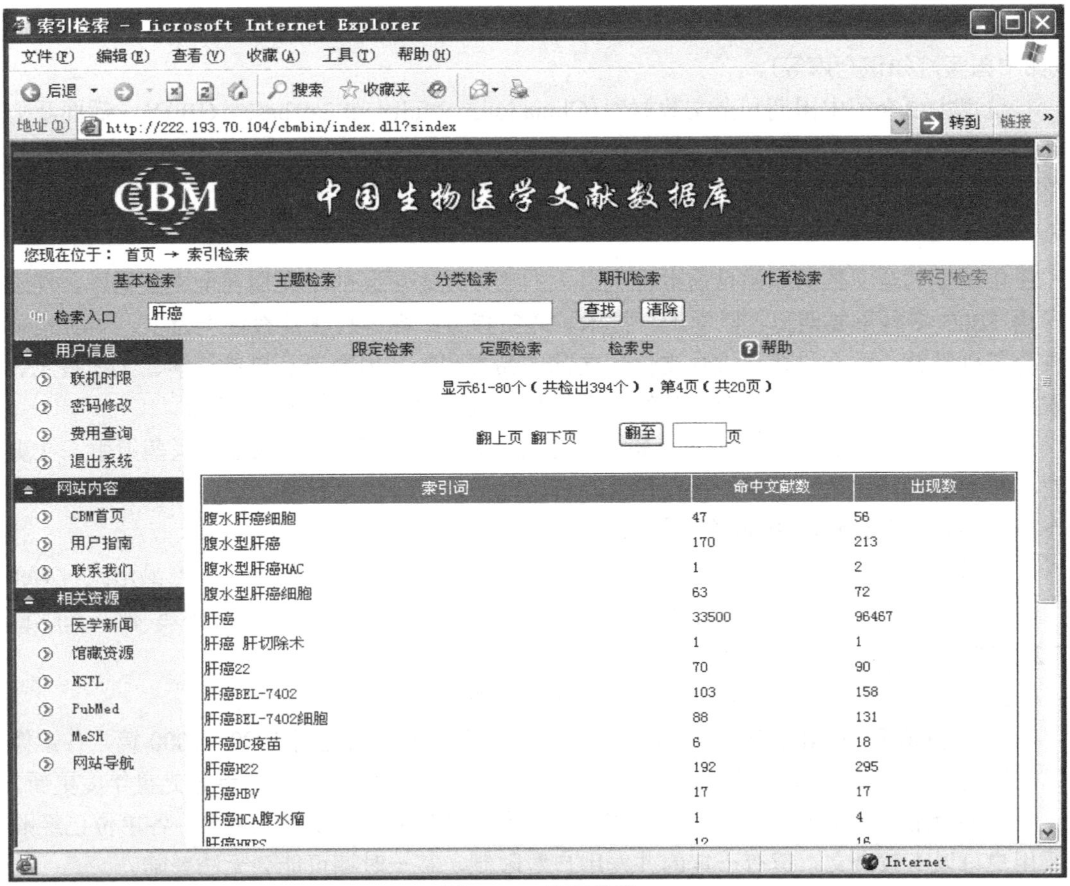

图 1-6-6　索引检索

(四)结果显示和输出

系统默认显示格式为题录格式，包括标题、著者、著者单位、出处和相关文献字段，点击“显示”后的下拉菜单，可以选择文摘格式或详细格式显示结果。每页显示条数有 5、10、20、50、100 五种选择，默认为每页 20 条。排序格式包括作者、年代、期刊。不指定排序格式时，记录按数据入库时间显示，显示排序限定在 10 000 条以内。

对记录进行标记的方法是点击每条记录左侧的多选框，在“输出”按钮后的下拉菜单中可以选择文本显示或文本保存，若有勾选的记录，点击“输出”按钮后直接显示或保存勾选记录，若无勾选记录则显示或保存所有记录。

二、中国期刊全文数据库

国家知识基础设施(China national knowledge infrastructure，CNKI)的概念，由世界银行提出于 1998 年。CNKI 工程是以实现全社会知识资源传播共享与增值利用为目标的信息化建设项目，由清华大学、清华同方发起，始建于 1999 年 6 月。经过多年努力，采用自主开发并具有国际领先水平的数字图书馆技术，建成了世界上全文信息量规模最大的“CNKI 数字图书馆”，并启动建设《中国知识资源总库》及 CNKI 网格资源共享平台，包括源数据库（如中国期刊全文数据库、中国重要会议论文全文数据库等）和专业知识仓库（如中国医院知识仓库等）。

这里主要介绍中国期刊全文数据库（China journal full-text database，CJFD），后面我们还将介绍 CNKI 的中国优秀硕士学位论文全文数据库（CMFD）。

（一）简介

中国期刊全文数据库是目前世界上最大的连续动态更新的中文期刊全文数据库，收录国内 8200 多种重要期刊，以学术、技术、政策指导、高等科普及教育类为主，同时收录部分基础教育、大众科普、大众文化和文艺作品类刊物，内容覆盖自然科学、工程技术、农业、哲学、医学、人文社会科学等各个领域，全文文献总量 2200 多万篇。

1. 专辑专题 产品分为十大专辑：理工 A、理工 B、理工 C、农业、医药卫生、文史哲、政治军事与法律、教育与社会科学综合、电子技术与信息科学、经济与管理。十专辑下分为 168 个专题和近 3600 个子栏目。

2. 文献来源 中国国内 8200 多种综合期刊与专业特色期刊的全文。产品形式：Web 版（网上包库）、镜像站版、光盘版、流量计费。其中医药卫生科技期刊 1075 种，文献量 5 272 392 篇。

3. 收录年限 1994 年至今（部分刊物回溯至创刊）。

4. 更新频率 CNKI 中心网站及数据库交换服务中心每日更新 5000～7000 篇，各镜像站点通过互联网或卫星传送数据可实现每日更新，专辑光盘每月更新，专题光盘年度更新。

5. 使用说明 普通用户可以免费检索，免费浏览题录、摘要和知网节。各单位已经购买用户可以下载全文。但有一定的并发用户数限制，某一时期可能会无法登陆。

6. 检索结果格式 点击 CAJ下载、PDF 下载，分别下载浏览 CAJ 格式、PDF 格式全文。

7. 特点

（1）海量数据的高度整合，集题录、文摘、全文文献信息于一体，实现一站式文献信息检索（one-stop access）。

（2）参照国内外通行的知识分类体系组织知识内容，数据库具有知识分类导航功能。

（3）设有包括全文检索在内的众多检索入口，用户可以通过某个检索入口进行初级检索，也可以运用布尔逻辑运算符等灵活组织检索提问式进行高级检索。

（4）具有引文连接功能，除了可以构建成相关的知识网络外，还可用于个人、机构、论文、期刊等方面的计量与评价。

（5）全文信息完全的数字化，通过免费下载的最先进的浏览器，可实现期刊论文原始版面结构与样式不失真的显示与打印。

（6）数据库内的每篇论文都获得清晰的电子出版授权。

（7）多样化的产品形式，及时的数据更新，可满足不同类型、不同行业、不同规模用户个性化的信息需求。

（8）遍布全国和海外的数据库交换服务中心，配上常年的用户培训与高效的技术支持。

8. 其他 CJFD 除了可用于信息检索、信息咨询、原文传递等常规服务外，还可以用于以下一些专项服务。

(1)引文服务，生成引文检索报告；
(2)查新服务，生成查新检索报告；
(3)期刊评价，生成期刊评价检索报告；
(4)科研能力评价，生成科研能力评价检索报告；
(5)项目背景分析，生成项目背景分析检索报告；
(6)定题服务，生成 CNKI 快讯。

(二)数据库检索

1. 数据库登录 通过图书馆网站查找“中国科技期刊全文数据库”登录，一般情况下不需要输入用户名和密码，可免费检索和下载浏览。如果登录成功会提示并进入中国期刊全文数据库主界面，如图 1-6-7。

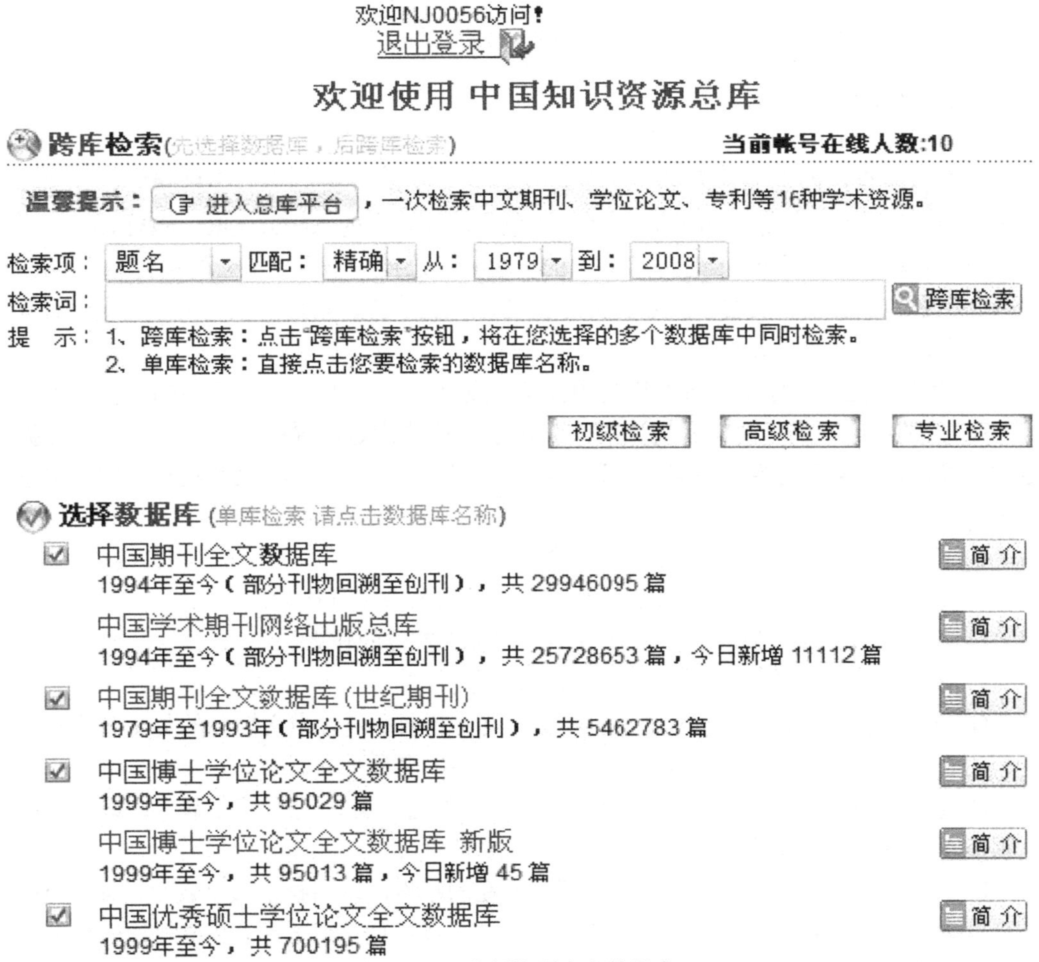

图 1-6-7 中国期刊全文数据库

2. 检索流程 主界面默认提供的是跨库检索，即用户可以使用的中国期刊全文数据库及世纪期刊、中国博士学位论文全文数据库和中国优秀硕士学位论文全文数据库。并同时提供了初级检索、高级检索和专业检索功能。一般情况下，我们点击“中国期刊全文数据库”链接单独进入该库检索，其主界面为初级检索，如图 1- 6-8。

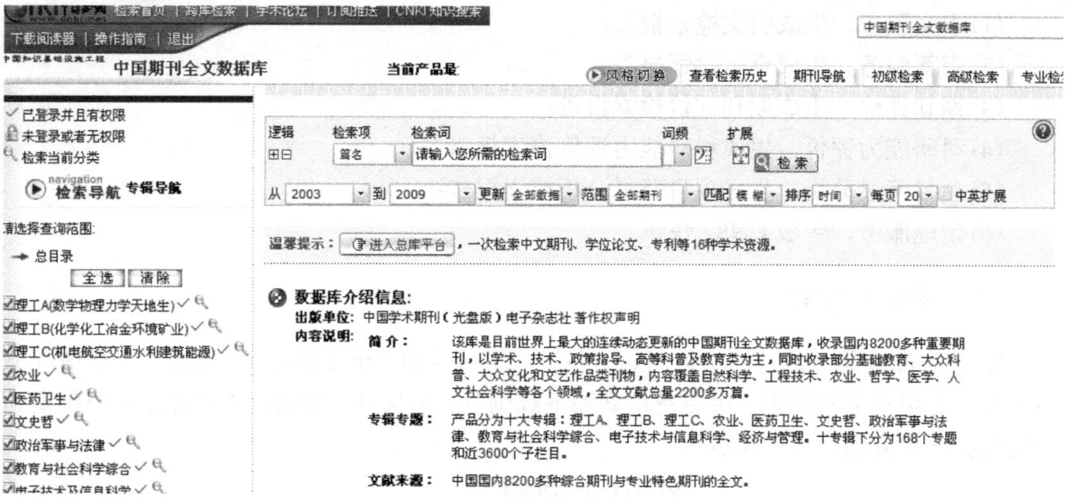

图 1-6-8 初级检索

(1)初级检索

1)选择查询范围:可根据需要“全选”或清除,也可勾选一个或多个专题或者子专题。

2)逻辑组合:可点击“逻辑”下面的“+”“-”来增加或减少一个检索项,并选择它们之间的逻辑关系,分别有并且、或者、不包含,即对应的AND、OR、NOT。

3)选择检索项:通过“检索项”右边的下拉列表选择一个将要检索的项目名,主要有:篇名、主题、关键词、摘要、作者、第一作者、作者单位、刊名、参考文献、全文、年、期、基金、中图分类号等。

A. 篇名:是数据库中收录的期刊中文章的题名。在中文、英文篇名中进行检索。

B. 关键词:一类是由作者提供的,编排于文章的特定位置;另一类是由系统根据一定的运算规则从文章内容中抽取的,称为机标关键词。在中文、英文和机标关键词中进行检索。

C. 摘要:在中文、英文摘要中进行检索。

D. 作者:在中文名、作者汉语拼音、作者英文名中进行检索。

E. 第一作者:文章发表时多个作者中排列位于首位的作者。

F. 作者单位:文章发表时作者所任职的机构

G. 刊名:在中文、英文刊名中进行检索。英文刊名中包含中文期刊的英文名称和英文期刊的名称。所有名称沿用纸本期刊出版时所采用的名称形式。

H. 参考文献:在文章后所列“参考文献”中综合检索,而不是按题名、条目、作者分别检索,即将一条参考文献作为一个整项目来检索。

I. 年:文章在某一期刊发表时,该期刊所在的年份,以阿拉伯数字表示,如2008。

J. 期:文章在某一期刊发表时,所在的刊期。以2位字符表示,2位阿拉伯数字表示规划的刊期,如01表示第1期;12表示第12期;增刊以“s”表示。例如,s1,表示增刊1;合刊以“z”表示,如z1表示某刊在某年度的第一次合刊。

K. 基金:文章所属或相关项目在实施过程中所受资助的基金名称及资助说明。一个项目可受一个或多个基金资助。

L. 中图分类号:直接以分类号检索,如R9。

4)输入检索词：一是直接在检索词输入框中手动输入；二是通过点击图标，选择最近输入的 10 个检索词。点击所需要的检索词，则该词自动进入检索框中。

5)词频设置：指检索词在相应检索项中出现的频次。词频默认为空表示至少出现 1 次，如果为数字，如 3，表示至少出现 3 次。

6)词扩展：点击图标，将在弹出的窗口中显示以输入词为中心的相关词。

7)范围选择：指检索文献的来源。①全部期刊：指 CJFD 收录的所有的 8000 余种期刊；②EI 来源期刊：收录的期刊中被 EI 收录的期刊；③SCI 来源期刊：收录的期刊中被 SCI 收录的期刊；④核心期刊：收录的期刊中被《中文核心期刊要目总览》中收录的期刊。

(2)高级检索：点击主界面的右上角的“高级检索”按钮进入高级检索界面，相当于初级检索中的多个逻辑组合。

(3)专业检索：提供一个按照自己需求来组合逻辑表达式以便进行更精确检索的功能入口，通过点击主界面右上角“专业检索”进入。

专业检索在外文文献数据库中使用较多，如后面要介绍的 Pubmed。初学者不建议使用该功能。

(4)二次检索：在当前检索结果内进行检索，主要作用是进一步精选文献。初级检索、高级检索和专业检索的二次检索入口略有不同，检索词输入与限定条件设置与相应的一次检索完全相同，但要在“在结果中检索”前面打勾选中，后点击“检索”按钮完成二次检索。以初级检索的二次检索为例，如图 1-6-9。

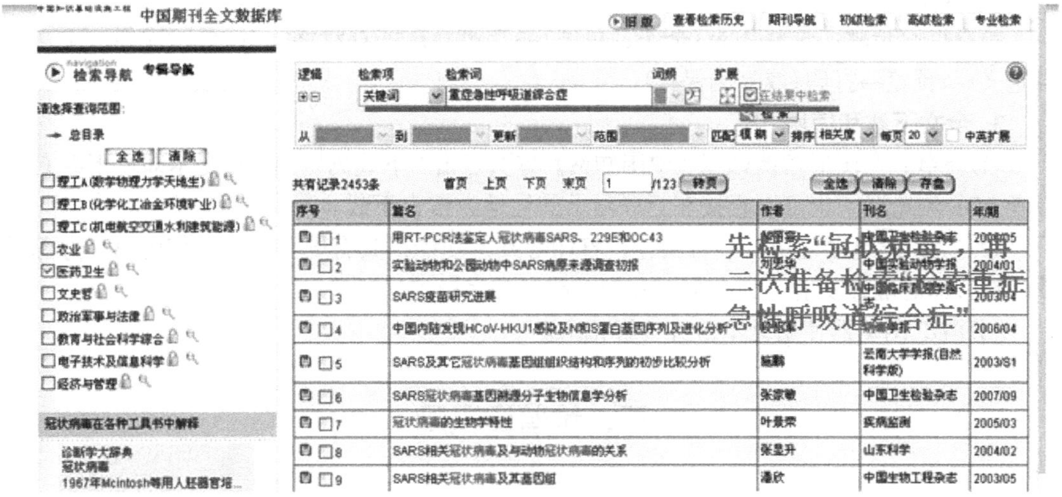

图 1-6-9　二次检索

(三)检索结果处理

1. 浏览

(1)概览页：初级检索结果页面(图 1-6-10)分为三部分。

1)左上栏为文献导航：利用检索导航确定检索范围，为检索准确性提供保证。

2)右上栏检索区，可进行重新检索或二次检索。

3)右下栏为检索结果题录内容显示区。点击篇名可进入细览页。

高级检索与专业检索结果格式与初级检索类似，不再赘述。

(2) 细览页：相关文献链接主要包括：①参考文献；②引证文献；③共引文献；④共被引文献；⑤二次参考文献；⑥二次引证文献；⑦读者推荐文章；⑧相似文献；⑨相关研究机构；⑩文献分类导航：主体文献在《中国图书馆分类法》分类系统中的类目及上级类目的分层链接；⑪相关期刊：指与文章所在的刊物内容较为相似的部分期刊。

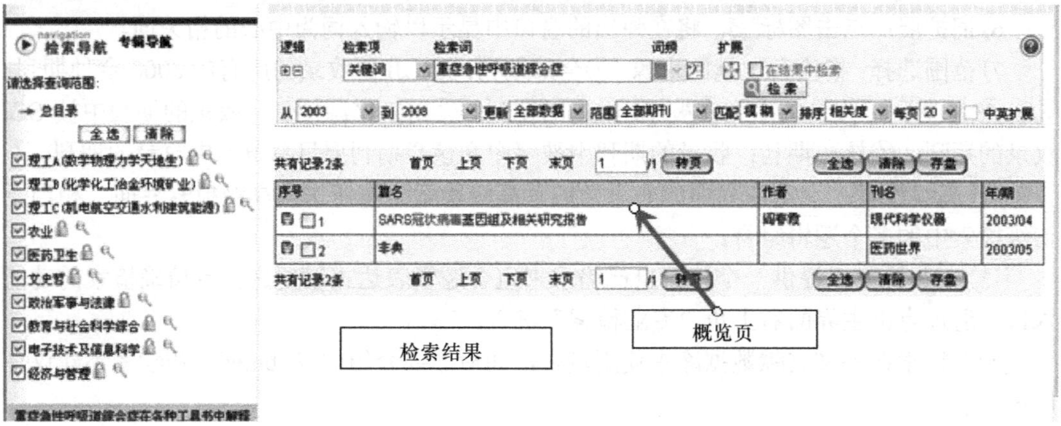

图 1-6-10　初级检索结果页面

2. 保存题录　系统提供 4 种保存格式，分别为：简单格式、详细格式、引文格式、自定义格式。题录保存操作全过程在检索结果简单页面完成。系统允许在一个题录文件中最多保存 50 条题录。

题录保存步骤：选择题录（全选、单选）→存盘→选择存盘格式（简单、详细、引文、自定义）→预览→打印（或复制保存）。

3. 全文下载和使用

(1) 下载：在图书馆网站或《中国知网》首页点击“下载浏览器”按提示即可下载 CAJ 或者 PDF 浏览器；也可以直接在互联网上其他地方搜索下载。

(2) CAJ 浏览器使用：具有阅读、打印等基本功能；具有屏幕取词，使用第三方翻译软件进行即时翻译功能；具有页面旋转功能；文字识别功能等。

(3) PDF 浏览器使用见本节维普资讯网。

三、维普资讯网

（一）简介

重庆维普资讯有限公司是一家大型的专业化数据公司，是中文期刊数据库建设事业的奠基人。随着人们对数字化期刊需求的日益增长而不断发展壮大。自 1989 年以来，一直致力于对海量的报刊数据进行科学严谨的研究、分析、采集、加工等深层次开发和推广应用。

为了助推中国科技创新，我们倡导一种将科技服务于大众的信息文化，将电子期刊数据库推向多样化、层次化、专业化。从科技期刊到报纸、从中文期刊到外文期刊、从提供海量的期刊资源到提供更专业的行业信息资源系统服务，维普人一直在不断地开拓创新！迄今为止，维普公司收录有中文报纸 400 种、中文期刊 8000 多种、外文期刊 5000 余种；已标引加工的数据总量达 1500 万篇、3000 万页次、拥有固定客户 2000 余家，在国内同行中处领先地位。维普数据库已成为我国图书情报、教育机构、科研院所等系统必不可少的基本工具和获取资料的重要来源。

《中文科技期刊数据库》(全文版) (Chinese scientific journal database，CSJD) 是一个强大的中文科技期刊检索系统。基本信息如下。

(1) 期刊总数：8000 余种。

(2) 核心期刊：1810 种。

(3) 文献总量：2000 余万篇。

(4) 更新周期：中心网站日更新。

(5) 全文质量：采用国际通用的高清晰 PDF 全文数据格式。

(6) 学科范围：社会科学、自然科学、工程技术、农业科学、医药卫生、经济管理、教育科学和图书情报等 8 大专辑 28 个专题。

(7) 检索方式：快速检索、传统检索、分类检索、高级检索、期刊导航。

(8) 著录标准：《中国图书馆分类法》、《检索期刊条目著录规则》(GB3793－83)、《文献主题标引规则》(GB3860－83) 等。

(9) 技术标准：采用自主开发的海量文献搜索引擎技术，提供 B/S 方式的 Web 数据库服务，同时支持 openURL 等国际标准协议，为客户单位 提供异构数据库的开放连接增值服务。

(10) 版权保护：与收录期刊社直接签约，由国家主管部门监督实施版权费用支付工作，严格参照国家著作权法妥善解决版权问题。

(11) 特点

1) 由质检组专职人员对题录文摘数据进行检查修改(包括标引和录入错误)，确保了原始文本数据的质量。

2) 检索入口多、辅助检索手段丰富、查全和查准率高

3) 配备了强大的通用的全文浏览器——Adobe Reader。

4) 独有的复合检索表达方式。

5) 个性化的“我的数据库”功能。

(二) 数据库检索

CSJD 检索流程图：

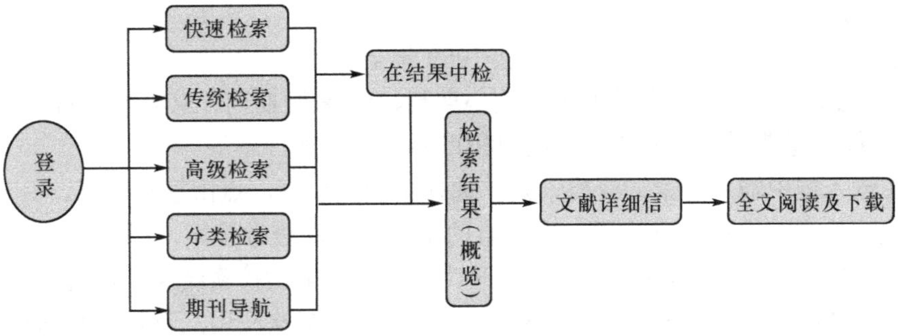

登录维普资讯网 (VIP) 主页 (http：//www.cqvip.com) 或者图书馆网站中文数据库中链接。不需要用户名和密码，仅在校园网内可免费使用，通过 IP 地址进行限制。登录成功会有提示：欢迎您：guest 和退出登录的可点击按钮，如图 1-6-11。该库提供五种检索方

式：快速检索、传统检索、分类检索、高级检索、期刊导航。又分别提供题名、刊名、关键词、作者、第一作者、作者机构、文摘、分类号等检索入口。

1. 快速检索 在主页的检索框中输入检索式或检索词，点击“搜索”按钮进入结果页面，显示检索到的文章列表。快速检索使用简单，容易上手。但传统检索功能更为强大快捷。

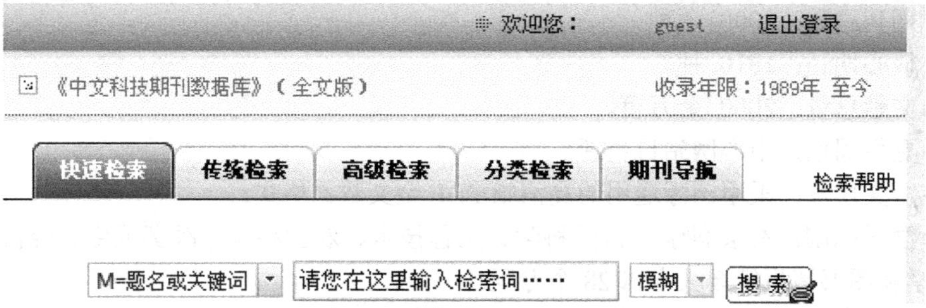

图 1-6-11

2. 传统检索(图 1-6-12)

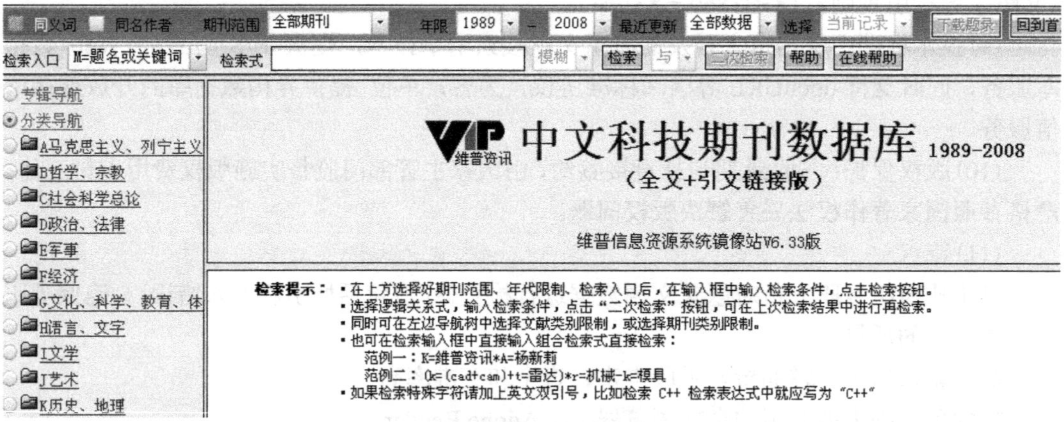

图 1-6-12

(1)选择检索入口：提供了关键词、作者、刊名、分类号任意字段等 13 个检索入口，字段前面的字母为检索途径代码，主要用于复合检索。

(2)限制检索范围

1)学科类别限制：参考《中国图书馆分类法（第 4 版）》进行分类，利用导航缩小检索范围，可提高查询速度。

2)数据年限限制：可选择时间范围从 1989 年至今。

3)期刊范围限制：包括全部期刊、核心期刊、EI 来源期刊、SCI 来源期刊、CA 来源期刊、CSCD 来源期刊、CSSCI 来源期刊和重要期刊 8 种。

(3)在输入框中输入检索词或检索式，选择精确或模糊，点击搜索即可。

(4)二次检索：在已经进行了一次检索的基础上再次进行检索，以缩小检索范围。例如，先选择“关键词”检索入口并输入“吗啡”检索，输出检索结果；再选择“作者”检索入口输入“戴体俊”，点击“二次检索”，二次检索可多次应用，直到不断缩小检索结果得到自己需要的文献，如图 1-6-13。

快速检索、高级检索与传统检索的二次检索略有不同，不再一一介绍。

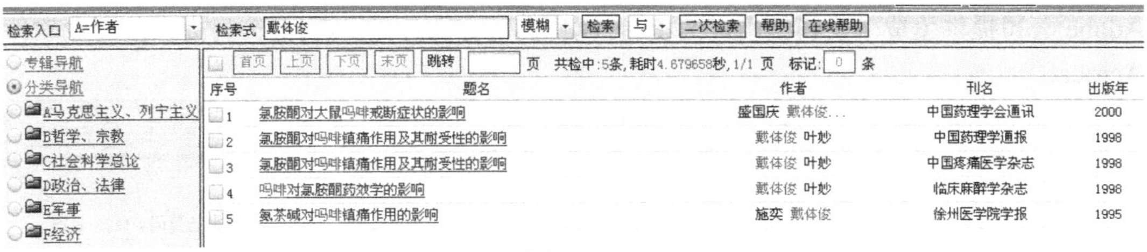

图 1-6-13

3. 高级检索　提供向导式检索和直接输入检索式两种检索方式。

(1) 向导式检索：用户输入检索词，选择检索项、逻辑运算符、匹配度、限定字段扩展信息后直接点击“检索”即可。

(2) 直接输入检索式检索：在检索框中直接输入逻辑运算符、字段标志符和检索词组成的检索式。

如果检索式有错会返回“查询表达式语法错误”的提示，点击“后退”按钮重新返回检索界面修改检索式。

4. 分类检索　它将所有学科分类细化到《中国图书馆分类法（第 4 版）》的最小一级分类，能够满足读者对分类细化的不同要求。

5. 期刊导航

(1) 期刊查找：①按子顺查找；②按学科查；③期刊搜索：提供刊名和 ISSN 号检索入口，并可进行二次检索。

(2) 期刊列表：提供期刊信息有刊名、ISSN 号、CN 号、核心期刊标记，并可对核心期刊进行筛选。

(3) 文章检索：点击期刊列表页面上的期刊名称，进入单个期刊的整刊浏览页面。整刊检索提供跨年检索和某年内按期浏览两种方式。在一次检索的基础上还可以进行二次检索。

(三) 检索结果显示及全文下载

见图 1-6-14。

(1) 检索结果概要显示：包括文章标题、作者、出处(刊名、出版年、卷、期、页码)，可选择“文摘显示”或“全记录显示”。每页默认显示 10 条，可根据需要修改。

点击“加入电子书架”可将勾选的文章保存到“我的数据库”的电子书架中；点“保存检索式”可将当前操作的表达式保存在“我的数据库”的检索历史中。点击概览页面上的文章标题，可查看该篇文章的细览页面。

(2) 文章下载：在检索结果页面上，点击与文章对应的全文下载图标 即可下载 PDF 格式的全文；在文章题录细览页面上点 PDF全文下载 全文下载图标，实现的也是下载 PDF 格式的全文。

多篇文章下载(题录)：在检索结果的概览页面上勾选文章，点击全文下载按钮 下载，即出现文章下载管理页面。

(3) 文章打印。

(4) 全文处理：提供 PDF 格式(portable document format)，PDF 阅读器 Adobe Reader 专门用于打开后缀为.PDF 格式的文档。它是 Adobe 公司开发的一种电子文档阅读软件，

Adobe 公司提供免费下载和使用。而 PDF 制作的官方软件是 Adobe 公司提供的商业软件 Acrobat。

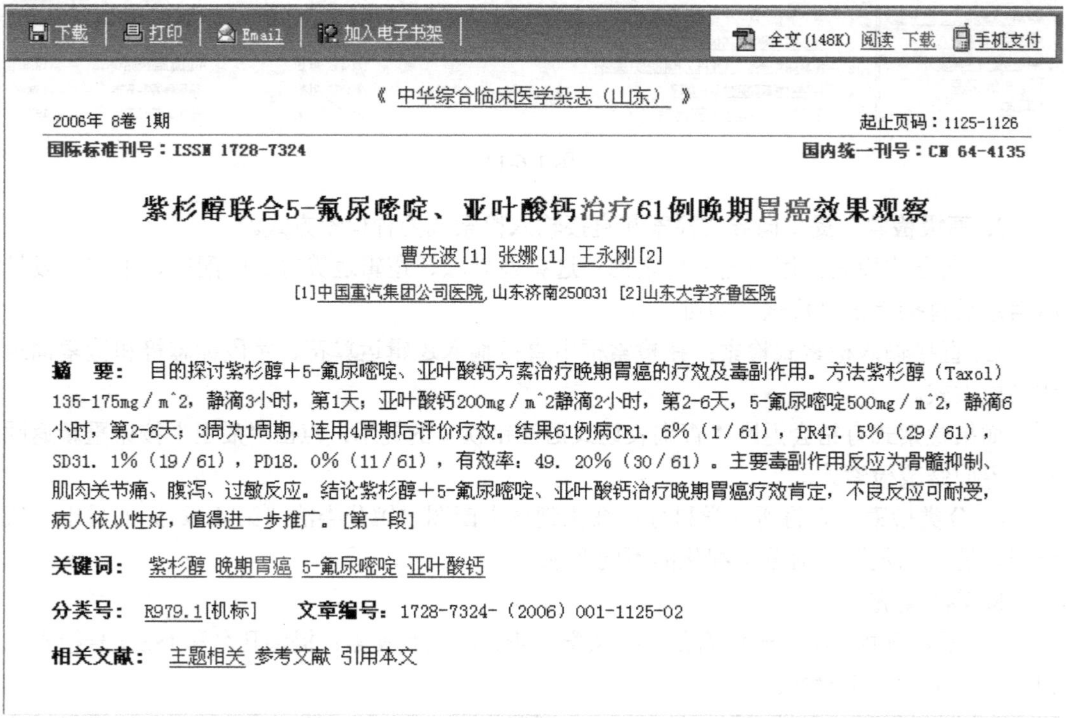

图 1-6-14

(四)浏览器下载和使用

1. 下载　互联网上免费提供下载和使用。

2. PDF 浏览器使用

(1)图像复制：用鼠标左键拖中选择要复制区域，释放左键再按右键选择弹出菜单中的“复制”选项，便可将选定图像复制到其他软件。

(2)文字复制：选用“文本选择工具”，在 PDF 文档显示区域按下鼠标左键的同时拖动鼠标，若鼠标拖过的文字反显，说明该部分内容可复制到其他文本编辑器中编辑和利用。然后松开左键，按右键选择弹出菜单中的“复制”选项，即可将选中文字复制，后打开其他文本编辑软件如 Word 里面粘贴。

四、中国优秀硕士学位论文全文数据库

学位论文(disseminations)主要指硕士、博士研究生在导师指导下为获得学位而独立完成的具有科学性、学术性、新颖性的研究论文，具有较高的学术价值。学位论文一般不公开出版，目前主要通过网络学位论文数据库检索和获得。

(一)简介

中国优秀硕士学位论文全文据库是目前国内相关资源最完备、高质量、连续动态更新的数据库，至 2007 年 12 月 31 日，累积博硕士学位论文全文文献 54 万多篇。

产品分为十大专辑：理工 A、理工 B、理工 C、农业、医药卫生、文史哲、政治军事与法律、教育与社会科学综合、电子技术与信息科学、经济与管理。十专辑下分为 168 个专题文献数据库。

文献来源于全国 652 家硕士培养单位的优秀硕士学位论文。参见学位授予单位列表。

产品形式有 Web 版(网上包库)、镜像站版、光盘版、流量计费。

收录年限从 1999 年至今。提供篇名、关键词、摘要、作者、导师、导师单位、学科专业、分类号、学位年度等 21 个检索途径。同其他 CNKI 资源相同，检索结果中的每篇论文都附有摘要并可链接参考文献、共引文献及二级参考文献。

(二) 数据库使用

登陆方式同 CJFD

例如，检索 2007 年来协和医科大学授予的麻醉学专业硕士论文(图 1-6-15)：

(1) 进入中国知网，选择“中国优秀硕士学位论文全文数据库”。

(2) 第一个检索项选择“学位授予单位”，检索词为“协和医科大学”，时间“2007”，检索后获得记录 315 条。

(3) 重新选择检索项为“学科专业名称”，检索词为“麻醉学”，选择点击“在结果中检索”，获得相关记录 2 条。

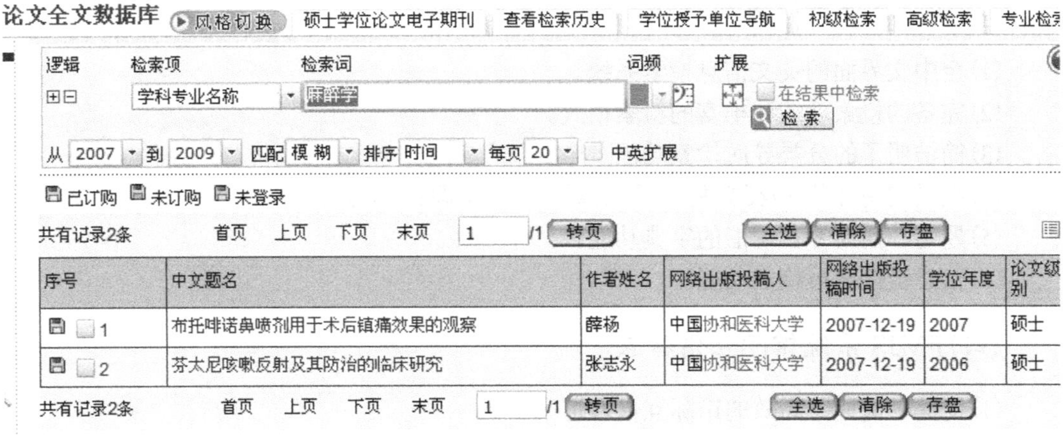

图 1-6-15

(三) 检索结果利用

参考 CJFD。

五、西文生物医学期刊文献数据库

(一) 简介

《西文生物医学期刊文献数据库》，简称 FMJS (foreign medical journal full-text service) 为“十一五”国家重点电子出版物规划项目，主管单位：中华人民共和国卫生部。

(1)主办单位：中华医学会。由北京康健世讯公司承办，中华医学电子音像出版社出版，其国际标准连续出版物号为：ISSN 1673-8292；国内统一刊号为：CN11-9281/R。

(2)收刊情况：收录核心期刊和重要期刊 3330 余种，其中 100%被 Medl ine 收录，80%被 SCI 收录，文献总量 380 多万篇，每年新增 40 多万篇，数据每月更新，具体收录情况见《FMJS 期刊目录》。

(3)收录范围：基础医学、临床医学、预防医学、生物医学、生物化学、卫生学、特种医学、毒物学，药学等。

(4)服务方式：FMJS 支持用户服务器镜像安装，程序自动更新或光盘更新，提供便捷高效的文献馆际互借服务。

(5)使用对象：所有医疗卫生、科研机构、医院、医学院校、制药企业、医学情报机构等。

(二)FMJS 系统检索功能特点

(1)检索功能丰富，具备自由词检索、关键词（来源于医学主题词）检索、单项检索、复合检索、检索史、期刊导航、二次检索、链接检索、条件限定检索。

(2)数据库检索程序包含馆际互借模块。

(3)数据库检索结果可打印或下载，有选项输出格式和引文输出格式。

(三)FMJS 系统检索平台特点

(1)全中文界面的英文信息检索系统。

(2)完备的检索功能和丰富的检索模式。

(3)简洁明了的分类导航检索功能。

(4)极具实用性的中/英文关键词(来源于医学主题词)检索。

(5)题名、摘要专业词汇的字典功能。

(6)信息链接扩展检索功能。

(四)FMJS 系统馆际互借特点

(1)便捷、快速、高效的馆际互借通道。

(2)真正实现全文文献的“桌面订购与获取”。

(3)简便的馆际互借提交方式。

(4)保证每周 7 日，每日 24h 的不间断服务。

(5)99%高比率的全文保障率。

(6)通过各种渠道提供国内外医学期刊文献的外借服务。

(五)FMJS 系统的功能

如果说中文期刊文献检索基本上可以通过 CJFD 和 CSJD 完成，外文期刊文献检索则是 Pubmed 提供的最全面，但检索结果绝大多数都是文摘形式，仅部分提供免费全文。其他外文期刊文献全文数据库提供期刊数量均在百种左右，很难满足需要。而 FMJS 则是一个安装类似于 Pubmed 的医学外文文献文摘型数据库和全文传递系统，一是提供文摘的检索；二是提供方便的全文传递，检索到的记录 90%都可以通过电子邮件传递免费获得。

(六)数据库使用

地址：http：//222.193.70.123/，点击西文生物医学期刊文献服务系统(2007 年 11 月最新升级版)进入检索主界面，如图 1-6-16。

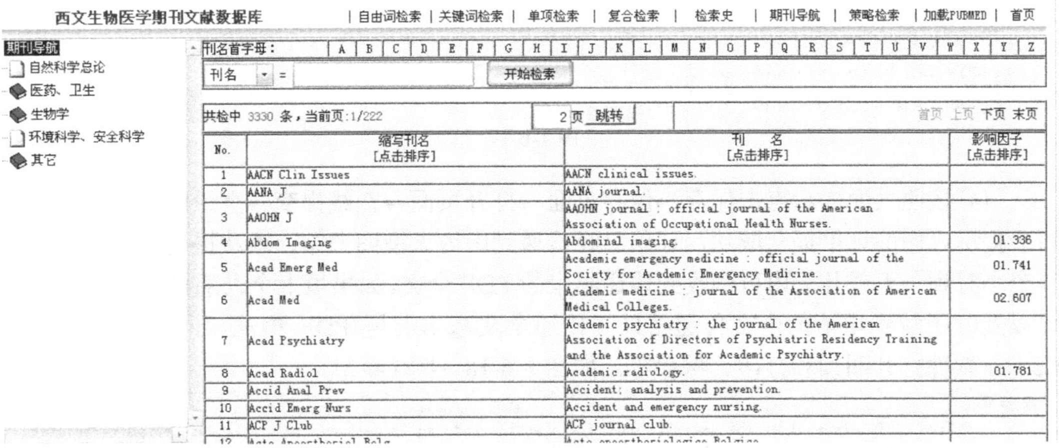

图 1-6-16

1. 提供了自由词检索、关键词检索、单项检索、复合检索、期刊导航等检索功能

(1) 期刊导航：主界面默认即进入期刊导航界面，提供按刊名首字母查询、输入刊名检索词查询和点击期刊列表中的缩写刊名、刊名查询。

(2) 关键词检索：在英文关键词、中文关键词字段中进行检索，检索词末尾可以使用通配符“*”，如 Stud* 可以检出 Study、Studies、Student 等；输入 Liver Neoplasms，系统将两个词作为一个完整的字符串进行检索。

(3) 自由词检索：是指对题名、关键词和摘要内的词进行检索，通常作为检索的入口。其他同关键词检索。

(4) 单项检索：通过下拉列表选择在题名、作者、英文关键词、中文关键词、摘要、机构、ID 号等字段中检索。

(5) 复合检索：用作较为复杂的多检索项逻辑运算检索，类似于其他数据库中的高级检索。

2. 举例　在 FMJS 中查询题名中含 Naloxone 和 Morphine 的文献

(1) 选择复合检索，分别在两个检索项中输入 Naloxone 和 Morphine，点击“开始检索”按钮。

(2) 检中 165 篇，可以点击“题录输出”保存检索结果，同 CJFD。点击“细览”显示选中记录的详细信息，如图 1-6-17。

(3) 细览后，勾选第 1、3、4 条记录保存并索取全文，点击“馆际互借”。

序号	检索项	检索内容	文献类型	限定年限	命中篇数	显示
#1	复合检索	((题名=Naloxone) and (题名=Morphine))	-	1995-2008	165	→

请输入检索词：　文献类型　二次检索

选中：0　全选　清除　检中 165 篇，当前：1/17　题录输出　馆际互借　细览　页　跳转　首页　上页　下页　末页

1 【作者】Ishida S; Shimosaka R; Kawasaki Y;
【题名】[Involvement of the amygdala on place aversion induced by naloxone in single-dose morphine-treated rats]
【出处】Yakugaku Zasshi. 2008V128N3:395-403
【相关链接】◆SCI查收 ◆SCI查引 ○Citations on Google Scholar ●PUBMED Related Articles ●PUBMED Link out ○NSTL Link out

2 【作者】Niemarkt HJ; Halbertsma FJ; Andriessen P;
【题名】Amplitude-integrated electroencephalographic changes in a newborn induced by overdose of morphine and corrected with naloxone.
【出处】Acta Paediatr. 2008V97N1:132-134

图 1-6-17

(4) 按照页面提示点击保存→保存页面→打开页面→在线提交→登录邮箱，提交成功后会提示“您的订单提交成功，订单已经传递到国内大型图书馆，本次提交成功[3]篇！”，半个小时到一天或几天内可以收到传递回来的 PDF 全文。如果填上个人手机或小灵通号码可以及时了解到申请的全文传递结果。传递全文基本上是 PDF 格式，同样利用 Adobe Reader 软件打开阅读和打印、保存等，如图 1-6-18～图 1-6-21。

选择	序号	索取文献信息
☑	1	Ishida S;[Involvement of the amygdala on place aversion induced by naloxone in single-dose morphine-treated rats];Yakugaku Zasshi.2008V128N3:395-403(P18311059)
☑	2	Joly N;Structural determination of the novel fragmentation routes of zwitteronic morphine opiate antagonists naloxonazine and naloxone hydrochlorides using electrospray ionization tandem mass spectrometry.;Rapid Commun Spectrom.2007V21N6:1062-1074(P17310471)
☑	3	Almela P;Differential involvement of 3′, 5′-cyclic adenosine monophosphate-dependent protein kinase in regulat of Fos and tyrosine hydroxylase expression in the heart after naloxone induced morphine;Naunyn Schmiedebergs A Pharmacol.2007V374N4:293-303(P17216288)

用户手机：　<可选>　点击保存　返回上页

图 1-6-18

正式用户，开通日期：2007-12-26，结束日期：2009-12-31，剩余：341天

您保存的时间：2009-1-24 21:31:33

No.1

【作者】	Ishida S
【题名】	[Involvement of the amygdala on place aversion induced by naloxone in single-dose morphine-treated rats]
【出处】	Yakugaku Zasshi.2008V128N3:395-403
【ID号】	P18311059

No.2

【作者】	Joly N
【题名】	Structural determination of the novel fragmentation routes of zwitteronic morphine opiate antagonists naloxonazine and naloxone hydrochlorides using electrospray ionization tandem mass spectrometry.
【出处】	Rapid Commun Mass Spectrom.2007V21N6:1062-1074
【ID号】	P17310471

No.3

【作者】	Almela P
【题名】	Differential involvement of 3′, 5′-cyclic adenosine monophosphate-dependent protein kinase in regulation of Fos and tyrosine hydroxylase expression in the heart after naloxone induced morphine
【出处】	Naunyn Schmiedebergs Arch Pharmacol.2007V374N4:293-303
【ID号】	P17216288

发送请求　登录邮箱

图 1-6-19

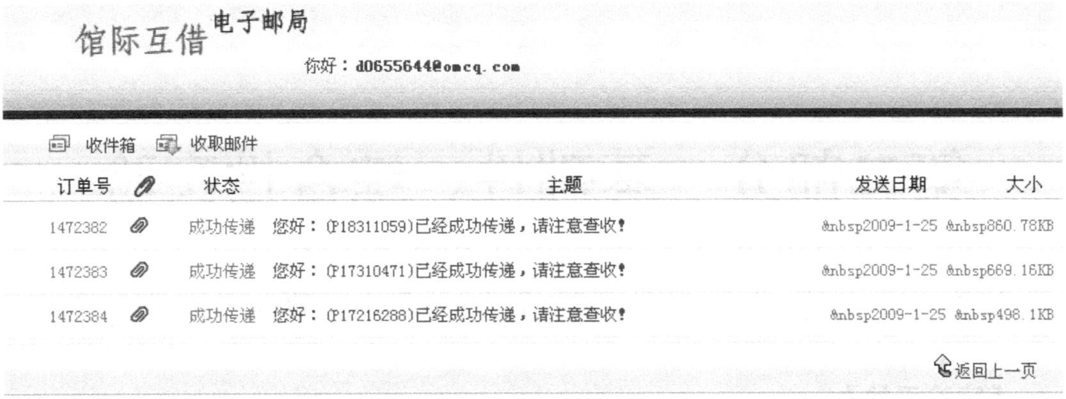
馆际互借电子邮局
你好：d0655644@omcq.com
收件箱　收取邮件
订单号　状态　主题　发送日期　大小
1472382　成功传递　您好：(P18311059)已经成功传递，请注意查收！　 2009-1-25 860.78KB
1472383　成功传递　您好：(P17310471)已经成功传递，请注意查收！　 2009-1-25 669.16KB
1472384　成功传递　您好：(P17216288)已经成功传递，请注意查收！　 2009-1-25 498.1KB
返回上一页

图 1-6-20

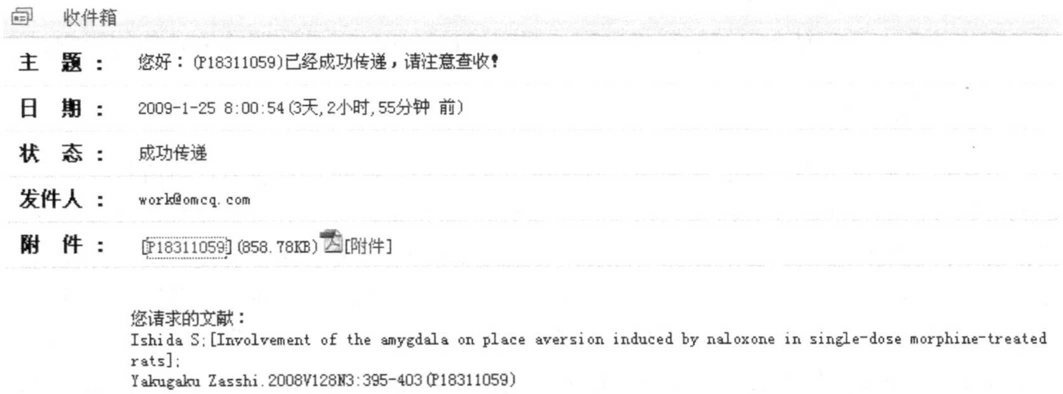
收件箱
主　题：　您好：(P18311059)已经成功传递，请注意查收！
日　期：　2009-1-25 8:00:54(3天,2小时,55分钟 前)
状　态：　成功传递
发件人：　work@omcq.com
附　件：　[P18311059](858.78KB)[附件]
您请求的文献：
Ishida S;[Involvement of the amygdala on place aversion induced by naloxone in single-dose morphine-treated rats];
Yakugaku Zasshi.2008V128N3:395-403(P18311059)

图 1-6-21

第二部分　基础性、综合性实验

实验一　刺激强度、频率和琥珀胆碱对骨骼肌收缩的影响

【实验目的】

掌握蟾蜍坐骨神经-腓肠肌标本的制备方法；观察不同刺激强度和频率与骨骼肌收缩形式之间的关系，了解复合收缩的形成过程；观察琥珀酰胆碱对骨骼肌收缩功能的影响。

【实验原理】

骨骼肌具有兴奋性，受到刺激后产生动作电位，发生反应，表现为骨骼肌收缩。刚能引起收缩反应的最小刺激强度称为阈强度，该刺激称为阈刺激。不同的刺激频率可使骨骼肌出现不同的收缩形式。若刺激频率较低，刺激的间隔时间大于骨骼肌收缩期和舒张期之和时，则骨骼肌出现一连串的单收缩。若刺激频率逐渐增加，刺激间隔逐渐缩短，肌肉的收缩反应可以融合，如果后一个刺激落在前一收缩的舒张期内，则产生不完全强直收缩，收缩曲线呈锯齿状。如果后一个刺激落在前一收缩的收缩期内，肌肉处于持续的收缩状态，各次收缩可以融合而叠加，产生完全强直收缩，收缩曲线的锯齿波消失。

【实验对象】

蟾蜍。

【实验器材与药品】

蛙类手术器械一套(蛙板、玻璃分针 2 个、粗剪刀、手术剪、眼科剪、镊子、探针、图钉 4 个)，张力换能器，肌动器，铁支架，双凹夹，培养皿，锌铜弓，任氏液，0.01%～0.05%琥珀酰胆碱。

【实验步骤】

(一) 制备坐骨神经-腓肠肌标本

1. 破坏脑和脊髓　左手握蟾蜍，用示指压其头部前端使其尽量前俯。右手持探针在头后缘枕骨大孔处垂直刺入椎管，再将探针折向前方刺入颅腔，左右搅动捣毁脑组织，然后将探针退至枕骨大孔处，倒转针尖向下刺入椎管捣毁脊髓，直到蟾蜍四肢松软即可。

2. 剪除躯干上部及内脏　左手抓住蟾蜍脊柱，右手持粗剪刀，在骶髂关节上 1cm 处

剪断脊柱。再沿脊柱两侧剪开腹壁，此时躯干上部和内脏全部下垂，剪除躯干上部和内脏。在腹侧脊柱的两旁可见到坐骨神经。

3. 剥去皮肤　左手用大镊子捏住脊柱断端(避开神经)，右手捏住脊柱断端皮肤边缘，逐步向下牵拉剥离皮肤，全部皮肤剥除后，将标本置于盛有任氏液的培养皿中。手及用过的器械用自来水冲洗。

4. 平分脊柱并分离两腿　用粗剪刀沿中线将脊柱剪成左右两半，再从耻骨联合中央剪开(为保证两侧坐骨神经完整，应避免剪时偏向一侧)。将已分离的两腿浸入盛有任氏液的培养皿中。

5. 游离坐骨神经　取蛙腿一条，用蛙钉将标本背面向上固定于蛙板上，用玻璃分针沿脊柱游离坐骨神经腹腔部，然后寻股二头肌和半膜肌之间的坐骨神经沟，纵向分离坐骨神经的大腿部分，直至腘窝胫腓神经分叉处。用玻璃分针划开梨状肌及其附近的结缔组织。将脊柱多余部分剪去，保留小块与坐骨神经相连的脊柱。用镊子夹住这小块脊柱，将坐骨神经轻轻提起，自上而下剪断坐骨神经分支，游离出坐骨神经。

6. 完成坐骨神经-腓肠肌标本　在膝关节周围剪断股二头肌肌腱、半膜肌肌腱、股四头肌肌腱等大腿肌肉的肌腱，以去掉大腿全部肌肉，并用粗剪刀将股骨刮干净，在股骨的中段剪断。再在腓肠肌的跟腱处穿线结扎，在结扎处远端剪断腓肠肌肌腱，游离腓肠肌至膝关节处，轻提结扎线，将腓肠肌提起，然后在膝关节下方将小腿其余部分全部剪除(图2-1-1)。用浸有任氏液的锌铜弓触及坐骨神经，如腓肠肌收缩，则表明标本的机能良好。将标本放入任氏液中，待其兴奋性稳定后再进行实验。

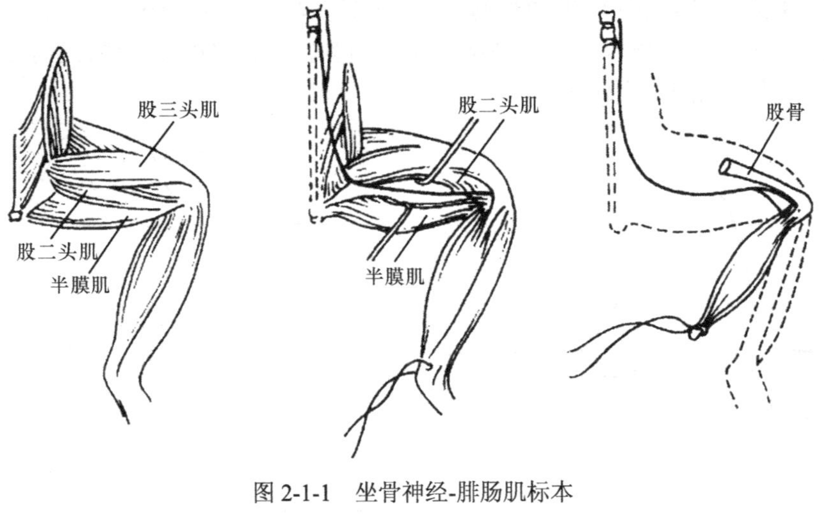

图 2-1-1　坐骨神经-腓肠肌标本

(二)实验装置的连接与使用

(1)将张力换能器和肌动器用双凹夹固定在铁支架上，张力换能器在上，肌动器在下。

(2)将坐骨神经-腓肠肌标本固定在肌动器内。标本中的股骨置于肌动器的固定孔内，坐骨神经置于肌动器的刺激电极上，腓肠肌跟腱的结扎线固定在张力换能器的弹簧片上，此连线不宜太紧或太松，并与张力换能器的弹簧片垂直(图2-1-2)。

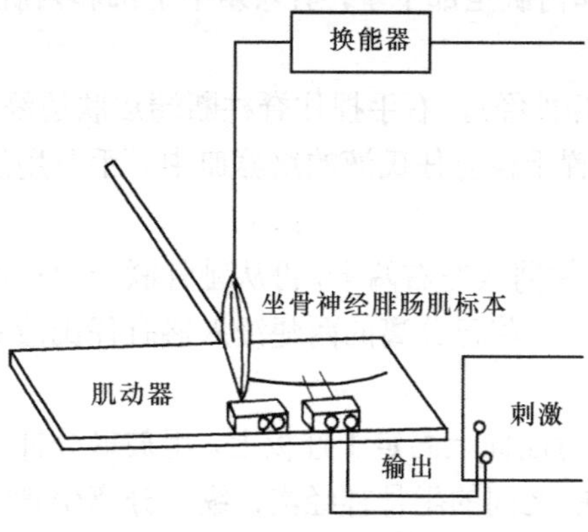

图 2-1-2 标本与仪器的连接

(3) 换能器的输出端与 BL-420E 生物机能实验系统相连，系统的刺激输出与肌动器的刺激电极相连。

(4) 打开 BL-420E 生物机能实验系统，进入"骨骼肌的单收缩和复合收缩"实验。

(三) 观察项目

1. 找出阈刺激、最大刺激强度 先给标本单个弱刺激，然后逐步增大刺激强度，直到刚能描记出收缩曲线时，此时的强度为阈强度。低于阈强度的刺激为阈下刺激。继续增加刺激强度，肌肉收缩曲线的幅度也逐渐增大，但当达到一定的刺激强度时，肌肉收缩曲线的幅度便不再随着刺激强度的增大而增高。刚能引起最大收缩反应的刺激强度为最大刺激强度。

2. 单收缩 选用最大刺激强度，将刺激频率放在单刺激或低频刺激上，描记单收缩曲线(图 2-1-3 A、B)。

3. 不完全强直收缩 增加刺激频率，可描记出呈锯齿状的不完全强直收缩曲线(图 2-1-3 C)。

4. 完全强直收缩 继续增加刺激频率，则可描记出平滑的完全强直收缩曲线(图 2-1-3 D)。

5. 琥珀酰胆碱对骨骼肌收缩的影响 用 4 号针头将 0.01%～0.05 %琥珀酰胆碱注入肌肉内(注意不要让药液渗出)，电刺激神经，肌肉有何反应？将电极直接置于肌肉表面进行电刺激，肌肉有何反应？为什么？

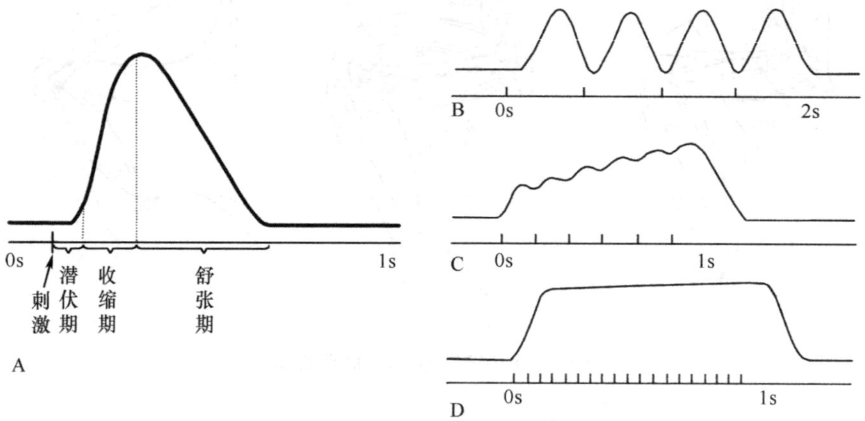

图 2-1-3 单收缩、不完全强直收缩和完全强直收缩曲线

A. 单收缩；B. 刺激频率 2Hz；C. 收缩的总和(刺激频率 6Hz)；D. 强直收缩(刺激频率 20Hz)

【注意事项】

(1) 小心蟾酥溅入眼内。

(2) 剥皮后须将手及用过的器械洗净，再进行下一步操作。

(3) 用玻璃分针去除神经周围的结缔组织，避免用力牵拉神经或用金属器械夹捏神经，以防神经损伤。

(4)标本制成后须放在任氏液中浸泡数分钟，使标本兴奋性稳定。在实验过程中也需经常用任氏液湿润标本，以免影响标本的机能。

(5)每次连续刺激一般不要超过5s，每次刺激以后必须让肌肉有一定的休息时间(0.5～1min)，以防标本疲劳。

【思考题】

(1)为何神经肌肉标本中肌肉收缩随刺激强度的增加而增强？

(2)叙述刺激坐骨神经引起腓肠肌收缩的全过程。

(3)肌肉收缩的形式有几种？分别是怎样形成的？

实验二　利多卡因对神经干复合动作电位的影响

【实验目的】

观察蟾蜍坐骨神经动作电位的基本波形(包括双相和单相动作电位)，了解神经纤维传导兴奋的特征；观察利多卡因对动作电位的影响。

【实验原理】

神经接受刺激兴奋时所发生的电位变化，可以用一对引导电极放置在神经表面引导出来。由于坐骨神经干内含有无数条神经纤维，因此记录到的动作电位是一大群阈值不同、传导速度不同、振幅不同的峰电位的总和曲线，称为复合动作电位。利多卡因可阻滞钠通道，从而影响动作电位并产生局部麻醉作用。

【实验对象】

蟾蜍。

【实验器材与药品】

蛙类手术器械一套、屏蔽盒、液体石蜡、培养皿、滴管、烧杯2个、纱布、棉线、黑丝线(1号)、任氏液、方盘、针筒(1ml)、针头(4号)、滤纸、2%盐酸利多卡因注射液1支。

【实验步骤】

(一)制备蟾蜍坐骨神经干标本

(1)参照实验一的步骤破坏脑脊髓，去除躯干上部及内脏，剥除皮肤及平分脊柱并分离两腿，将分离的两腿放入盛有任氏液的培养皿中。

(2)游离坐骨神经：取一蟾蜍腿背侧向上放置于蛙板上，用图钉固定两端(注意：勿损伤坐骨神经)，用玻璃分针沿坐骨神经沟(股二头肌与半膜肌之间)找出坐骨神经，小心分离至踝关节，剪去神经干上的所有分支，然后分别结扎神经脊柱端和外周端(要尽量靠两端，使神经尽可能长)，在结扎处外侧剪断神经，游离出神经干并将其浸在任氏液中使其兴奋性稳定。

(二)观察项目

1. 连接实验装置 记录电极连接到1通道和2通道，刺激电极连接刺激输出。须避免连接错误或接触不良，注意地线的连接(图2-2-1)。

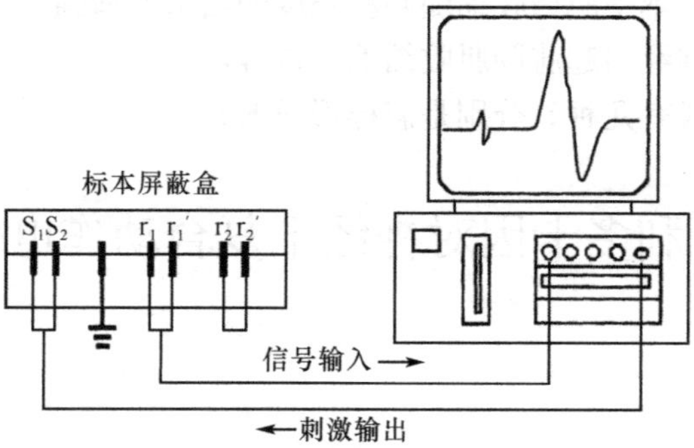

图 2-2-1 神经干动作电位实验装置及连接示意图

2. 将神经搭在电极上(近脊柱端在刺激电极，远脊柱端在记录电极) 然后选择“实验模块”中的“动作电位”选项，点击刺激(强度1V，波宽0.05ms)，记录正常动作电位，观察双相动作电位的波形。

3. 观察神经干动作电位的幅度 在一定范围内其幅度可随刺激强度变化而变化，记下一定波宽时的阈刺激和最大刺激强度数值。

4. 观察不应期 选择双脉冲刺激，并逐步调节刺激间隔，可观察不应期。

5. 测量传导速度 用两个通道同时记录时可以较准确地测量神经冲动在神经干上传导的速度。根据公式 $v = s/t$ 计算。

6. 观察利多卡因对神经干复合动作电位的影响 在刺激电极与记录电极之间滴一滴2%利多卡因(要在神经干上附着，以便充分作用)，然后每隔1min刺激并记录几秒钟，直至动作电位明显减小。

7. 观察单相动作电位 恢复15min后，在两记录电极之间用镊子将神经夹伤，观察动作电位波形有何改变；然后在刺激电极与记录电极之间夹伤神经，记录动作电位(图2-2-2)。

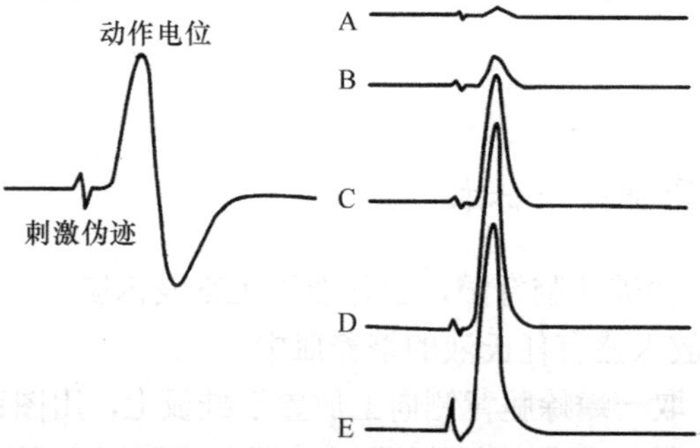

图 2-2-2 双相及单相动作电位波形

【注意事项】

(1)神经干分离过程中慎勿损伤神经组织，以免影响实验效果。

(2)屏蔽盒内不要放过多的任氏液，以免电解质在刺激电极与记录电极之间形成“短路”，使刺激伪迹过大。

【实验报告与思考题】

(1)绘出所观察到的动作电位波形，并说明原因。

(2)如何区别刺激伪迹与神经干动作电位？

(3)利多卡因对动作电位有何影响？为什么？

实验三 血型鉴定与交叉配血

【实验目的】

学习血型鉴定的方法，掌握 ABO 血型鉴定的原理；了解交叉配血的方法、原理及临床意义。

【实验原理】

血型指红细胞膜上存在的特异性抗原的类型。如果含某种凝集原的红细胞与含相同凝集素的血清相遇，就会出现凝集现象。红细胞的凝集反应就是抗原-抗体免疫反应，凝集原就是抗原，凝集素就是抗体。在 ABO 血型鉴定的原理就是根据抗原-抗体反应进行的，血型鉴定就是将待测血液分别加入已知含 A 或 B 凝集素的标准血清中，观察凝集现象是否发生，用以判断待检血液红细胞上含何种凝集原，由此确定待检血液的血型。

交叉配血则是将受血者的红细胞和血清分别与供血者的血清和红细胞混合，观察有无凝集现象。

【实验对象】

人。

【实验器材和药品】

一次性采血针，双凹玻片，牙签，标准抗 A 和抗 B 血清，生理盐水，棉球，碘酒，75%乙醇，一次性试管，记号笔。

【实验步骤】

(一)ABO 血型鉴定

(1)用 75%乙醇棉球消毒耳垂或指端，以一次性采血针刺破皮肤，将采血针弃入污物桶。滴 1～2 滴血到盛有 1ml 生理盐水的小试管中混匀，制成红细胞悬液(体积分数约 5%)。

(2)用记号笔在双凹玻片两端分别标上“抗 A”和“抗 B”，并各滴 1 滴相应的已知标准血清于凹槽内。

(3)牙签一端取一滴红细胞悬液与标准“抗 A”血清充分混合，另一端取一滴红细胞悬液与标准“抗 B”血清充分混合。

(4)10min 后观察有无凝集现象，30min 后再根据有无凝集现象判定血型(图 2-3-1)。

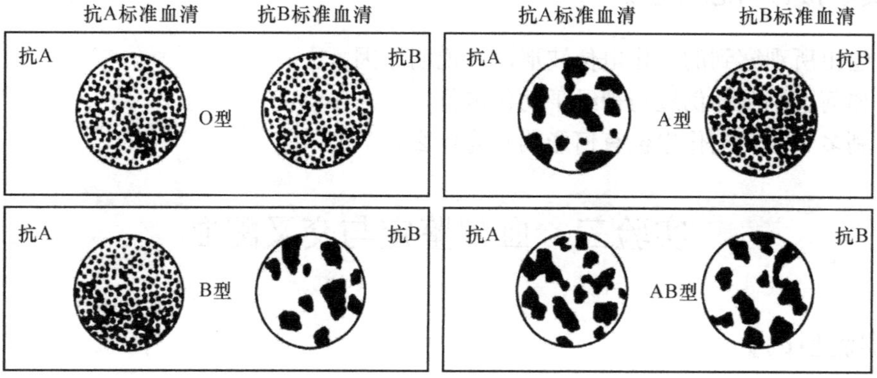

图 2-3-1　血型鉴定示意图

(二)交叉配血

在严格消毒条件下，分别采受血者及供血者静脉血各 1～2 ml，并标明受血和供血。各用 1 滴制成红细胞混悬液，余血待凝血后析出血清备用。

在双凹玻片左侧标上“主”(主侧)，右侧标上“次”(次侧)。主侧滴入供血者红细胞悬液和受血者血清各 1 滴，次侧滴入受血者红细胞悬液和供血者血清各 1 滴，分别用细玻棒混匀，15min 后观察结果。如果主、次侧均无凝集现象则可大量输血；如果主侧出现凝集则不能输血；如果次侧出现凝集可考虑小量输血。

【注意事项】

如结果判断有困难时，可借助显微镜观察是否出现凝集，注意区别凝集和沉淀现象有何不同。红细胞悬液和血清必须新鲜。牙签两端不能混用。

【思考题】

在无标准抗 A 及抗 B 血清的情况下，已知某人为 B 型血，能否用他的血将其他人的血型检查出来？应怎样检查？

实验四　影响血液凝固的因素

【实验目的】

观察某些因素对血液凝固的影响。

【实验原理】

血液凝固是一种发生在血浆中由许多因子参与的复杂的生物化学连锁反应过程。其最终结果是血浆中的纤维蛋白原变成纤维蛋白，即血浆由流体状态变成胶冻状态。根据激发凝血反应的原因和凝血酶原复合物形成途径的不同，可将血液凝固分为内源性凝血系统和外源性凝血系统。内源性凝血系统是指参与凝血过程的全部因子存在于血浆中，而外源性凝血系统指在组织因子参与下的血凝过程，凝血时间较前者短。

本实验采用颈总动脉放血取血，血液几乎未与组织因子接触，其发生的凝血过程基本上可以看作是由血浆中凝血因子启动的内源性凝血。肺组织浸液含有丰富的组织因子，在血液中加入肺组织浸液时，可以观察外源性凝血系统的作用。

血液凝固过程受许多因素的影响，除凝血因子可直接参与血凝过程外，还受温度、接触面光滑度等的影响。

【实验对象】

兔。

【实验器材与药品】

兔手术台，哺乳动物手术器械1套，动脉夹，秒表，动脉插管，20 ml注射器，试管8支，50 ml小烧杯2个，滴管，竹签(或小试管刷)1支，冰块，棉花。液状石蜡，肝素，草酸钾，生理盐水，0.025 mol/L $CaCl_2$溶液，25%氨基甲酸乙酯(乌拉坦)溶液，肺组织浸液。

【实验步骤】

1. 麻醉和固定　用25%氨基甲酸乙酯溶液按4 ml/kg体重注入兔耳缘静脉，待动物麻醉后，仰卧固定在兔台上。

2. 手术　剪去颈前部兔毛，颈部正中切口，分离出一侧颈总动脉，头端用线结扎阻断血流，近心端用动脉夹夹闭动脉，在结扎线下方剪一斜形切口，向心方向插入动脉插管，予以结扎固定，备取血之用。

3. 观察纤维蛋白原在凝血过程中的作用　取动脉血10ml分别注入两小烧杯内，一杯静置，另一杯用竹签或小试管刷不断搅拌，2～3min后，用水洗净竹签上的血，观察有无纤维蛋白产生，经过这样处理的血液是否会再发生凝固？

4. 将8支试管按表2-4-1准备好后，每管加入血液2ml，即刻开始计时。每隔15s，将试管倾斜一次，观察血液是否凝固，至血液成为凝胶状，试管倒立时血液不流出为止。记下所历全程时间，即为凝血时间。

比较2管和3管、4管和5管、1管和8管的凝血时间，分析产生差别的原因。如果加入肝素及草酸钾管不出现血凝，两管各加0.025 mol/L的$CaCl_2$溶液2～3滴，观察血液是否发生凝固?

【注意事项】

(1)记录凝血时间应力求准确。

(2)判断凝血的标准要力求一致。一般以倾斜试管达 45°时，试管内血液不见流动为准。

(3)每支试管口径大小及采血量要相对一致，不可相差太大。

附：肺组织浸液制备

取新鲜兔肺，剪成小块，洗净血液，磨成糊状。加入 3～4 倍量的生理盐水，摇匀。放冰箱中过夜，过滤后即可得肺组织浸液。保存冰箱备用。

【思考题】

将实验结果逐项填入表 2-4-1 中，并解释每项结果产生的原因。

表2-4-1 内源性凝血与外源性凝血观察及理化因素对血凝的影响

实验仪器	试管编号	实验条件		凝血时间
10ml 试管，每管加血 2ml	1	对照管		
	2	粗糙面	放棉花少许	
	3		石蜡油润滑内表面	
	4	温度	置于 37℃水浴槽中	
	5		置于盛有碎冰块的烧杯中	
	6	加肝素 8 U（加血后摇匀）		
	7	加 1%草酸钾 2 ml（加血后摇匀）		
	8	肺组织浸液 1 ml（加血后摇匀）		

实验五 氯胺酮对蟾蜍心脏起搏点、期前收缩和代偿间歇的影响

【实验目的】

观察蛙心起搏点的部位及心脏对额外刺激的反应，了解心肌有效不应期的特点。

【实验原理】

心脏具有自动节律性，能够自动地有节律地产生兴奋，引起心脏的收缩。心脏各部位的自律性高低不一，心脏活动受自律性最高部位的控制。这个控制心脏正常活动的部位在两栖类为静脉窦，在哺乳类为窦房结。

心肌每兴奋 1 次，其兴奋性就发生 1 次周期性的变化。心肌兴奋性的特点在于其有效不应期特别长，约相当于整个收缩期和舒张早期。因此，在心脏的收缩期和舒张早期内，任何强大的刺激均不能引起心肌兴奋。但在舒张早期以后，当正常起搏点的兴奋尚未到达之前，给心脏一个适宜刺激，就可能引起心肌兴奋，提前出现一次收缩，称为期前收缩。期前收缩引起的兴奋后也有一个有效不应期。正常起搏点传来的兴奋落在该有效不应期中，不能引起心肌兴奋。所以期前收缩之后，脱漏一次正常起搏点兴奋引起的收缩，出现一个较长的心脏舒张期，称为代偿间歇。

在整体情况下，氯胺酮因兴奋交感神经而兴奋心血管系统，在离体情况下则对心肌有直接抑制作用。

【实验对象】

蟾蜍。

【实验器材及药品】

蛙类手术器械、铁支架、蛙心夹、刺激电极、双凹夹 2 个、任氏液、温度计、恒温水浴箱、滴管、烧杯 2 个、拉力换能器、丝线、5%盐酸氯胺酮注射液 1 支。

【实验步骤】

(一)实验准备

(1)破坏脑脊髓：左手握住蟾蜍，右手持金属探针从枕骨大孔刺入，向上左右搅动，破坏脑组织。然后把金属探针向下插入椎管，捣毁脊髓。

(2)暴露心脏：将蟾蜍仰卧固定于蛙板。从剑突下将胸部皮肤向上剪开(或剪掉)后，用镊子提起剑突，于其下方剪一小口，然后紧贴胸壁剪开胸骨和左右锁骨。用镊子提起心包膜，剪开暴露心脏。

(3)观察并识别心脏的静脉窦、窦房沟，然后将已连接拉力换能器的蛙心夹在心室舒张期夹在心尖部，垂直吊起心脏，再将刺激电极紧贴于心室肌上图 2-5-1。

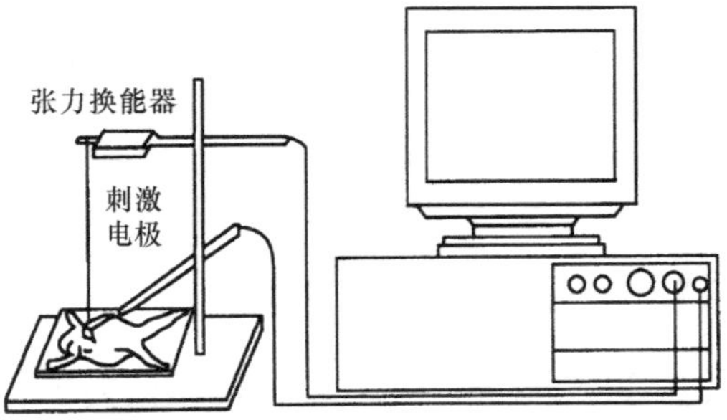

图 2-5-1　期前收缩实验仪器连接方法

(二)观察项目

(1)选择“实验模块”中的“期前收缩”，记录正常的心肌收缩曲线，分清曲线的收缩相和舒张相。

(2)将刺激设定为强度 1 V、波宽 0.5ms，延时 0.05ms 的单次刺激。增加刺激强度，用中等强度的单个阈上刺激分别在心室收缩期和舒张早期刺激心室，观察能否引起期前收缩。

(3)用同等强度的刺激在心室舒张早期之后刺激心室，观察有无期前收缩出现。

(4)刺激如能引起期前收缩，观察其后是否出现代偿间歇。

(5)在蛙心静脉窦处滴加 35℃左右的任氏液 1 滴，观察心跳变化。

(6)在心脏表面滴加 5%的盐酸氯胺酮溶液 1～2 滴，重复以上步骤后冲洗。

(7)结扎蛙心静脉窦，观察心跳变化。

(8) 结扎窦房沟后，观察心跳变化。

【实验报告与思考题】

(1) 外加刺激在什么条件下才能引起期前收缩和代偿间歇？为什么？
(2) 心肌兴奋后的兴奋性变化与神经、骨骼肌有何异同？
(3) 氯胺酮对蟾蜍心脏的收缩活动有何影响？为什么？
(4) 在窦房沟处结扎后，心房肌和心室肌的收缩活动会发生什么变化，为什么？
(5) 结扎静脉窦与结扎窦房沟所引起的心跳变化不同，说明蟾蜍心脏的节律中心在什么位置？

实验六　蟾蜍心脏灌流

【实验目的】

学习离体蛙心灌流的方法，观察理化因素的改变对心脏正常节律性活动的影响。

【实验原理】

离体心脏在模拟其内环境的条件下，可以持久地维持其生理特性，而人为改变其环境因素，则影响其生理特性。

【实验对象】

蟾蜍。

【实验器材及药品】

蛙类手术器械、蛙心套管、蛙心夹、拉力换能器、双凹夹 2 个、滴管 2 个、烧杯 2 个、任氏液、丝线、低钠任氏液(其中 NaCl 为 0.3%)、0.65% NaCl、1% KCl、3% $CaCl_2$、3% 乳酸、0.1‰肾上腺素、0.1‰乙酰胆碱、铁支架、25%羟丁酸钠注射液 1 支。低钙任氏液(所含 $CaCl_2$ 量为一般任氏液的 1/4，其他成分不变)、0.02%西地兰(或 0.1%毒毛旋花子苷 K 溶液)、1%氯化钙溶液、0.25%利多卡因。

【实验步骤】

(一) 离体蛙心的制备

(1) 取蟾蜍一只，破坏脑脊髓，仰卧固定于蛙板。剪开胸部皮肤和胸骨，打开心包，暴露心脏。用玻璃分针分离主动脉干周围的结缔组织，在其下方穿一丝线，并打一松结。
(2) 将心脏翻向头端，分离后腔静脉，在其下方穿一丝线并结扎(尽量向下以免损伤静脉窦)。
(3) 左手用镊子从扣结中拉出左心房壁，右手用眼科剪剪破心房壁约 2 mm，将盛有任氏液的蛙心套管插入心室，然后另一人把结打紧(左手的镊子始终不要放开)。用滴管吸去套管内的血液，并用任氏液冲洗数次，以防血液凝固阻塞套管。然后将结扎线固定于套管的小突起上，以免蛙心套管滑出。

(4) 轻轻提起套管，将心脏游离摘出。再用滴管吸出套管内的血液，并用任氏液冲洗，使心脏和套管内无血液或血块。

(5) 将蛙心套管固定在铁支架上，用蛙心夹在心舒期夹住蛙心尖部，蛙心夹上的丝线连于拉力换能器上(丝线略倾斜，不要完全垂直于桌面，以防液体滴在换能器上)。

(6) 选择“实验模块”中的“蛙心灌流”，记录正常心肌收缩曲线。

(二) 观察项目

(1) 把套管内的任氏液全部换为 0.65% NaCl 溶液，观察心跳变化后，更换任氏液，使心跳恢复正常。

(2) 加入 3% $CaCl_2$ 溶液 1～2 滴，观察心跳变化后更换任氏液，使心跳恢复正常。

(3) 加入 1% KCl 溶液 1 滴，观察心跳变化后更换任氏液，使心跳恢复正常。

(4) 加入 0.01‰肾上腺素溶液 1 滴，观察心跳变化后更换任氏液，使心跳恢复正常。

(5) 加入 0.01‰乙酰胆碱溶液 1 滴，观察心跳变化后更换任氏液，使心跳恢复正常。

(6) 加入 25%羟丁酸钠溶液 1 滴，观察心跳变化后更换任氏液，使心跳恢复正常。

(7) 加入 3%乳酸溶液 1 滴，观察心跳变化后更换任氏液，使心跳恢复正常。

(8) 吸出任氏液，全部换上低钠任氏液，观察心跳变化后更换任氏液，使心跳恢复正常。

(9) 加入低钙任氏液，当心脏收缩有减弱时，向套管内加入 0.02%西地兰 0.02～0.08 ml(或 0.1%毒毛旋花子苷 K 溶液 0.2 ml)，观察心跳变化后(中毒)，再向套管内加入 1%利多卡因(或加入 1%NaCl 溶液 2～3 滴)，观察心跳变化后更换任氏液，使心跳恢复正常。

【注意事项】

(1) 制备离体蛙心时，手术应小心，尤其不可损伤静脉窦。

(2) 当每种化学药物作用已明显时，应立即将套管内液体吸出来，并换任氏液灌流冲洗数次，使心脏活动恢复正常后，才能进行下项实验。若化学药物作用不明显时可再滴加。

(3) 滴加化学药物与调换溶液时，应及时做好标记。

(4) 吸任氏液和化学药物的滴管要专用，不可混淆。每次均要确保滴入套管内的溶液中，如有挂壁，用任氏液冲入。

(5) 心套管内液面的高度应保持恒定。

(6) 在实验中以低钙任氏液灌注蛙心，使心脏的收缩减弱，可以提高心肌对强心苷的敏感性。

【实验报告与思考题】

(1) 记录实验结果并说明原因。

(2) 在实验过程中，心套管内的灌流液面为什么应保持一定高度？

(3) 羟丁酸钠对离体蟾蜍心脏的收缩活动有何影响？可能机制是什么？意义如何？

(4)低钠和高钙溶液影响心脏收缩活动的机制是什么？

实验七　人体心电图的描记

【实验目的】

了解人体心电图描记方法，辨认正常心电图的基本波形并掌握其意义，学习心电图波形的测量方法。

【实验原理】

心脏在兴奋时会发生电位变化。这些电位变化通过心脏周围的组织和体液传导到体表。在体表一定部位，按照规定的方法安放引导电极，将信号输入心电图机，就能把这些电位变化记录下来，所记录的图形称心电图。心电图反映了心脏兴奋的产生、传播及兴奋后恢复过程的电位变化。由于引导方法不同，心电图的波形不完全一致，但基本波形都是由 P 波、QRS 波群、T 波组成。

【实验对象】

人。

【实验器材】

心电图机，分规。95%乙醇棉球，3%生理盐水棉球。

【实验步骤】

(一)心电图的描记

(1)接好心电图机的电源线、地线和导联线。接通电源，预热 3～5 min。

(2)受试者静卧于检查床上，全身放松。拿掉身上的钥匙，手机等。用乙醇棉球和盐水棉球擦拭相应的电极接触部位后，在手腕、足踝和胸前安放好引导电极，V1 在胸骨右缘第 4 肋间，V3 在胸骨左缘第 4 肋间与左锁中线第 5 肋间连线的中点，V5 在左腋前线第 5 肋间(图 2-7-1)，接上导联线。

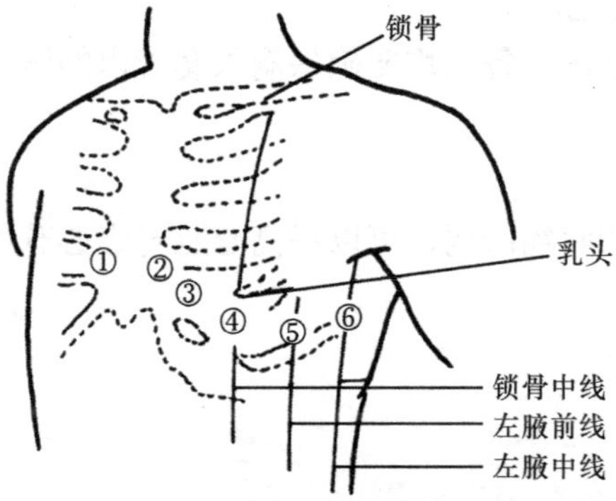

图 2-7-1　胸导联电极安放部位

(3)导联线的连接方法是：红色—右手，黄色—左手，绿色—左足，黑色—右足(接地)，白色—V1，蓝色—V3，粉色—V5。

(4)调节基线控制旋钮可改变描笔的位置，使之停在记录纸中央附近。按动定标键“1 mV”，使描笔向上移动 10mm。按“START”，此时“CHECK”灯灭，“START”灯亮，记录纸按 25 mm/sec 速度走动。按动“LEAD SELECTOR”

键变换导联方式。然后，依次记录Ⅰ、Ⅱ、Ⅲ、aVR、aVL、aVF、V1、V3、V5导联的心电图。

(二)分析心电图

1. 波幅和时间的测量

(1)波幅：当1mV的标准电压使基线上移10mm时，纵坐标每一小格(1mm)代表0.1 mV。测量波幅时，凡向上的波形，其波幅自基线的上缘测量至波峰的顶点；凡向下的波形，其波幅应从基线的下缘测量至波峰的底点。

(2)时间：心电图纸的走速由心电图机固定转速的马达所控制，一般分为25mm/s和50mm/s两档，常用的是25mm/s。这时心电图纸上横坐标的每小格(1mm)代表0.04s。

2. 波形的辨认和分析

(1)心电图各波形的分析：在心电图记录纸上辨认出各导联的P波、QRS综合波和T波，并根据各波的起点确定PR间期和QT间期。

(2) 心率的测定：首先测量相邻两个P波(或相邻两个R波)的间隔时间T。T代表心动周期的长短，可取5个心动周期的平均值来计算心率。

心率= 60/T(次/分)

(3)心电图各波段的分析测量：选择一段I导联基线平稳的心电图，测量P波、QRS综合波和T波的时程、电压，以及PR间期和QT间期的时程(图2-7-2)。

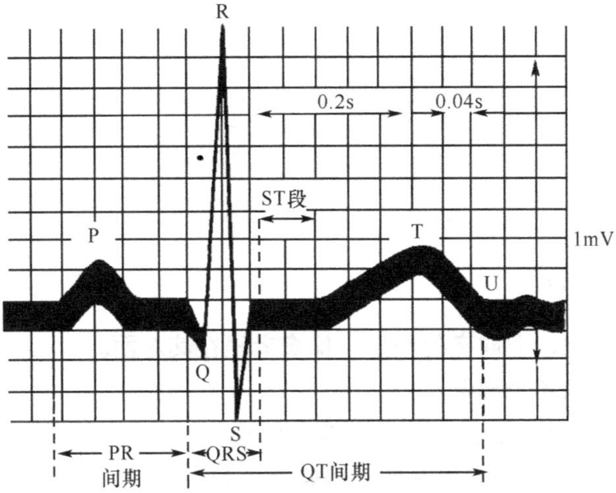

图2-7-2　正常体表心电图

【注意事项】

记录时如出现干扰，应检查地线是否接好，导联电极是否松动，被检者肌肉是否放松。

【思考题】

(1)心电图P波、QRS综合波和T波各有什么生理意义?

(2)根据心电图计算心率。

实验八　人体心音听诊

【实验目的】

学习心音听诊方法，识别第一心音与第二心音并掌握其产生原理。

【实验原理】

心音是由心脏瓣膜关闭和心肌收缩引起的振动所产生的声音，用听诊器置于受试者心前区的胸壁上直接听诊，在每一心动周期内都可以听到两个心音，即第一心音和第二心音。

第一心音：音调较低，历时较长，声音较弱，是由房室瓣关闭和心室肌收缩振动所产生的。由于房室瓣的关闭与心室收缩开始几乎同时发生，因此第一心音是心室收缩的标志，其响度和性质变化，常可反映心室肌收缩强弱和房室瓣膜的机能状态。第二心音：声调较高而历时较短，较清脆，主要是由半月瓣关闭产生振动造成的。由于半月瓣关闭与心室舒张开始几乎同时发生，因此，第二心音是心室舒张的标志，其响度常可反映动脉压的高低。

【实验对象】

人。

【实验器材】

听诊器。

【实验步骤】

(一)确定听诊部位

(1)受试者解开上衣，面向亮处坐好，检查者坐在其对面。

(2)认清心音听诊的各个部位。

1)二尖瓣听诊区：左锁骨中线第5肋间稍内侧。

2)三尖瓣听诊区：胸骨右缘第4肋间或胸骨剑突下。

3)主动脉瓣听诊区：胸骨右缘第2肋间。

4)肺动脉瓣听诊区：胸骨左缘第2肋间。

注意：各瓣膜听诊部位与其解剖投影部位不尽相同，这是声音传导造成的变化(图2-8-1)。

(二)听心音

(1)检查者戴好听诊器，听诊器的耳端应与外耳道开口方向—致(斜向前方)。以右手的示指、拇指和中指轻持听诊器胸件紧贴于受试者胸部皮肤上，依次(二尖瓣听诊区→主动脉瓣听诊区→肺动脉瓣听诊区→三尖瓣听诊区)仔细听取心音。

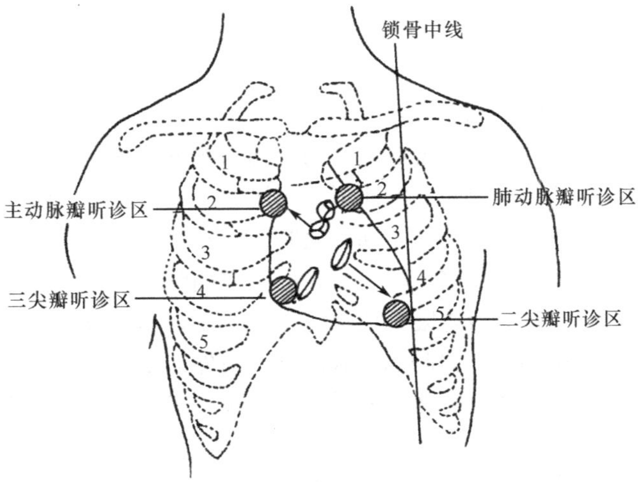

图 2-8-1　心音听诊区

(2) 心音听诊内容

1) 心率：正常成人心率为 60～100 次/分。

2) 心律：正常成人心脏节律整齐。

3) 心音：可听到第一心音与第二心音，根据两个心音在音调、响度、持续时间和时间间隔方面的差别，注意区分两心音。

(3) 如难以区分两心音，可同时用手指触诊心尖搏动或颈动脉脉搏，与此同时出现的心音即为第一心音。然后再从音调高低、历时长短鉴别两心音，直至准确识别为止。

【注意事项】

(1) 实验室内必须保持安静，以利听诊。

(2) 听诊器耳端应与外耳道方向一致，橡皮管不得交叉、扭结，勿与它物摩擦，以免发生摩擦音，影响听诊。

(3) 如呼吸音影响听诊时，可令检查者屏气，以便听清心音。

【思考题】

第一心音与第二心音是怎样形成的？它们有何临床意义？

实验九　人体动脉血压的测量

【实验目的】

学习并掌握间接测定人体血压的原理和方法，掌握人体肱动脉的收缩压与舒张压的正常值。

【实验原理】

通常血液在血管内顺畅流动时是没有声音的，但当外加压力使血管变窄形成血液涡流时，则可发生声音。因此，可以根据血管音的变化来测量动脉血压。测定人体动脉血压最常用的方法是使用血压计间接测量。测压时，用压脉带在上臂或手腕加压，当外加压力超过动脉的收缩压时，动脉血流完全被阻断，此时在动脉处听不到声音。当外加压力等于或稍低于动脉内的收缩压而高于舒张压时，则在心脏收缩时，动脉内有少量血流通过，而心室舒张时无血流通过。此时血液将陆续通过受压迫的血管，形成涡流而发出声音。故恰好可以完全阻断血流的最小外加压力相当于收缩压。当外加压等于或小于舒张压时，血管内血流连续通过，所发出的音调会突然降低或声音消失。在心室舒张时有少许血液通过的最大管外压力相当于舒张压。

在正常情况下，人或哺乳动物的血压是通过神经和体液调节保持其相对的稳定性，即血压的稳定性是动态的，而不是静止不变的。人体的体位、运动、呼吸、温度及大脑的思维活动等因素对血压均有一定的影响。

【实验对象】

人。

【实验器材】

血压计，听诊器，冰水。

【实验步骤】

(一) 熟悉血压计结构

血压计由检压计、袖带和气球三部分组成。检压计是一个标有 mmHg(或 kPa) 刻度的玻璃管，上端通大气，下端和水银储槽相通。袖带是一个外包布套的长方形橡皮囊，借橡皮管分别和检压计的水银储槽及气球相通。气球是一个带有螺丝帽的球状橡皮囊，供充气或放气之用。

(二) 测量动脉血压方法 (图 2-9-1)

(1) 受试者取坐位，心脏与血压计零点同一水平。静坐 5min，待肢体放松、呼吸平稳与情绪稳定。旋松血压计上橡皮气球的螺丝帽，驱出袖带内的残余气体，然后将螺丝帽旋紧。

(2) 受试者脱左臂衣袖，将袖带缠在该上臂，袖带下缘至少位于肘关节上 2cm，松紧须适宜，手掌向上放在实验台上。

(3) 将听诊器两耳器塞入耳道，务必使耳器的弯曲方向与外耳道一致。

(4) 在肘窝内侧先用手指触及肱动脉脉搏所在，将听诊器胸件置于其上。

(5) 测量收缩压：用橡皮气球将空气打入袖带内，同时注意倾听声音变化，在声音消失后再加压 30mmHg，随即松开气球螺帽，徐徐放气，以降低袖带内压，在水银柱缓慢下降的同时仔细听诊，当突然出现“嘣嘣”样的第一声动脉音时，血压表上所示水银柱刻度即代表收缩压。

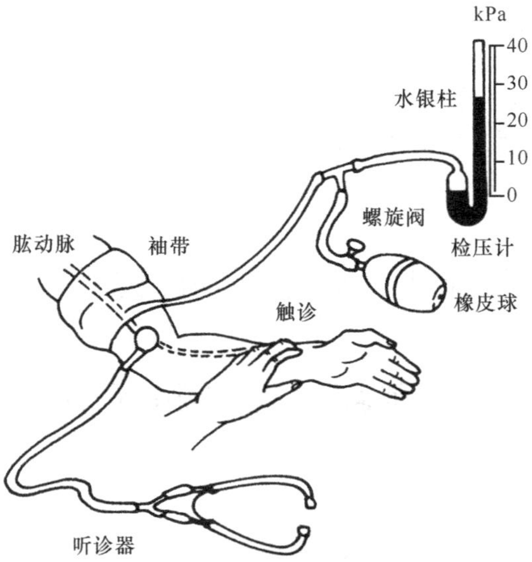

图 2-9-1　人体动脉血压测量示意图

(6) 测量舒张压：使袖带继续缓慢放气，这时声音有一系列的变化，先由低而高，而后由高突然变低，最后则完全消失。在声音由强突然变弱这一瞬间，血压表上所示水银柱刻度即代表舒张压。血压记录常以收缩压 / 舒张压 kPa（mmHg）表示之。例如，收缩压为 16kPa（120mmHg），舒张压为 10.1kPa（76mmHg）时，记为 16 / 10.1kPa（120/76mmHg）。

(三) 观察项目

(1) 受试者加深呼吸、加快呼吸频率对血压的影响：记录正常的血压后，令受试者加快加深呼吸 1min 测压。

(2) 情绪对血压的影响：待血压恢复正常后，令受试者回忆起最气愤的往事 1min 测量。

(3) 肢体运动对血压的影响：让受试者做原地蹲起运动，1min 内完成 50～60 次，共做 1～2min，运动后立即坐下测压，并将变化最大的血压值记录下来。

(4) 冰水刺激对血压的影响：受试者取坐位，测量正常血压，然后让受试者的手浸入并冰水中 1min 测压。

实验结束后，以大组为单位，将记录的实验数据进行统计学处理，求出 P 值，说明实验前后血压的变化有无统计学意义。

【注意事项】

(1) 室内保持安静，以利听诊。

(2) 受试者必须静坐，上臂须与心脏处于同一水平。

(3) 袖带应平整地缠绕于上臂中部，松紧合适。

(4) 听诊器胸件放在肱动脉搏动处，不可用力压迫动脉。

(5) 每次测量应在半分钟内完成，否则将影响实验结果且受试者将有手臂麻木感。重复测定时压力必须降到零后休息片刻再打气。

(6)发现血压超出正常范围时，应让被测者休息 10 min 后复测。

【思考题】

(1)如何判定收缩压和舒张压？

(2)为什么不能在短期内反复多次测量血压？

(3)分析各项实验结果。

实验十　肺通气功能的测定

一、肺通气功能的测定(一)

【实验目的】

了解肺通气功能的测定方法，掌握肺的正常通气量。

【实验原理】

机体在进行新陈代谢时，不断地消耗 O_2 和产生 CO_2。为了实现机体与环境之间的气体交换，肺必须不断地与外界大气进行通气活动，吸入 O_2、排出 CO_2，以维持新陈代谢的正常进行。因此，肺通气功能测定可作为肺功能的衡量指标之一。通过肺量计测定人体肺容量和肺通气量来评定肺的通气功能。

【实验对象】

人。

【实验器材】

FJD-80 型单筒肺量计，棉球，金属镊子，大烧杯，塑料盒，橡皮吹嘴，鼻夹，氧气，钠石灰，75%乙醇溶液，0.1%高锰酸钾溶液。

【实验步骤】

(一)FJD-80 型单筒肺量计的使用方法

FJD-80 型肺量计为一立式单筒肺量计。除一般构造外尚有推动气流、减少呼吸阻力的鼓风机，仪器内装有可吸收呼出气中 CO_2 的钠石灰，还有与平衡锤相连能在记录纸上进行曲线记录的描笔记录装置等。专用记录纸上印有表示容积和表示走纸速度的直格与横格(1 小直格为 100ml，一横格为 25ml)。此外，在肺量计的侧面有进气管和出气管与水槽的中央进气管相通，外面由两条螺纹管与三通阀门相连，呼吸气即经此进入。肺量计顶部有排气开关，可供筒内充气，也可使筒内气体由此推出。浮筒的实验使用容量为 6～8 L(图 2-10-1)。

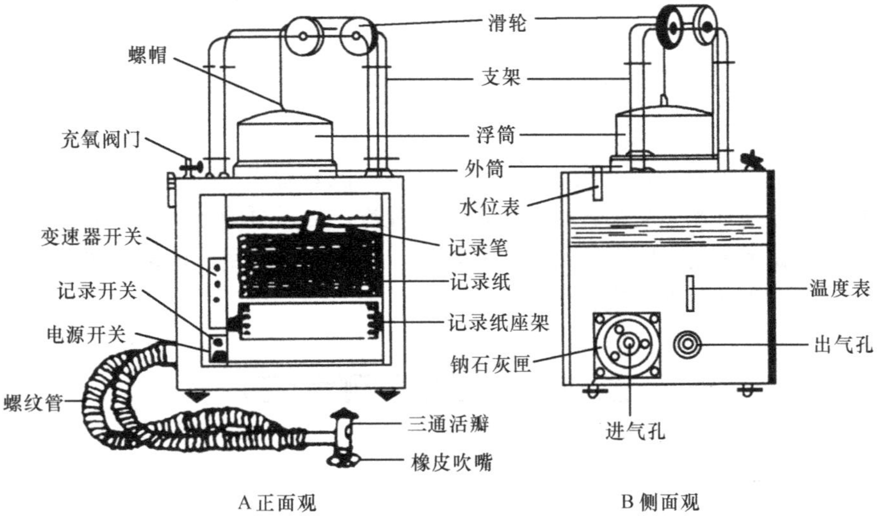

图 2-10-1　肺量计的构造示意图

(1) 将仪器平置，支架插入支架座内，吊丝穿过两撑板空，经滑轮与浮筒顶螺丝固定。

(2) 调节“水平调节盘”，使浮筒不与水筒内外筒接触，能自由升降。

(3) 关紧“放溢出水开关”和“放水开关”，向内外筒之间灌水，使水平面到达水位表水线。

(4) 安装好记录纸，装好钠石灰，接好螺纹管和三通管，描笔滴上墨水，整机接上电源。

(5) 让三通管与大气相通，经“氧气接头”向浮筒内充气(或氧气)约 6 L，关闭“氧气接头”。

(6) 在三通管上装上用 75%酒精消毒的橡皮吹嘴。受试者取站立姿势，将吹嘴的薄片置于口腔前庭，并用牙齿咬住吹嘴上的两个突起，用鼻夹夹住鼻子，用口呼吸。

(7) 打开电源开关和记录开关，根据需要采取适当的记录速度，旋动三通管，使吹嘴与浮筒内腔相通，被测者呼吸浮筒内氧气，即可描记呼吸曲线。

(二) 观察项目

1. 潮气量、补吸气量、补呼气量和肺活量的测定

(1) 以 0.83mm / s 的速度记录(走纸速度 1 格 / 30 s)。

(2) 受试者静坐，平静呼吸 3～4 次，描记出曲线的幅度即为潮气量。

(3) 在平静吸气之末，令受试者再尽力吸气，则此曲线的幅度即为补吸气量。

(4) 在平静呼气之末，令受试者再尽力呼气，则此曲线的幅度即为补呼气量。

(5) 令受试者尽最大力量吸气，然后尽最大力量呼气，则该呼气曲线幅度即为肺活量。

2. 用力呼气量(时间肺活量)**的测定**

(1) 令受试者尽最大力量吸足气，并屏气数秒钟。

(2) 迅速按动变速键，以 25mm / s 速度记录，(走纸速度 1 格 / s)，同时令受试者以最快的速度呼气，直到不能再呼出为止。关上记录开关、去除鼻夹、取出橡皮吹嘴清洗后放入消毒液中。

(3)从记录纸上读出第 1s、第 2s 和第 3s 内所呼出的气量，并分别计算出它们占全部呼出气量的百分率。

【注意事项】

(1)每次测定前都应练习 2 次，测定时受试者不能看着描笔呼吸。

(2)每一单项指标测定完后，令其平静呼吸几次，然后再测下一个指标。

(3)不同受试者使用口嘴前，均应进行消毒，做到口嘴一用一消毒，避免交叉感染。

(4)钠石灰变为黄色即不宜使用。

二、肺通气功能的测定(二)

【实验器材】

FGC-A$^+$型肺功能测试仪、一次性吹嘴、打印纸。

【实验对象】

人。

【实验步骤】

(一)测量准备

(1)将电源、传感器的插头分别插入相应插座内。

(2)打开电源按键接通电源，此时屏幕显示：此时系统正在进行初始化及自检程序，并伴有音乐声。首次开机通电必须至少预热 15min。

(3)当音乐停止后，按[确认]进入主菜单。

(4)按主菜单提示选择相应按键操作。

(二)受检者参数输入

(1)在主菜单状况下，选择按键[1]即进入受检者人体参数输入，根据光标所在行输入相应数值，并使用[V]键移动光标进入下一项参数输入。

1)编号：最多输入十位数编号，如第 15 号可依次输入[0][0][0][0][0][0l[0][0][1][5]。

2)年龄：只可输两位数(00～99)。不足 10 岁的请在实际年龄前加一个[0]。

3)性别：一位数，男性使用[1]键，女性使用[2]键。

4)身高：三位数，单位为厘米(cm)。不足 100cm 的请在实际身高前加一个[0]。

5)体重：三位数，单位为公斤(kg)。不足 100kg 的请在实际体重前加一个[0]。

6)日期：八位数，如 2000 / 4 / 21 可依次按[2][0][0][0][0][4][2][1]。

每项参数输入以后都需按[V]键进入下一项参数的输入。如输入不正确或需要修改时，可连续按[V]键直至光标出现在该项错误行的起始位置，再重新输入正确的参数。

(2) 参数输入状态下，按[确认]键，可返回主菜单。

(三) 用力肺活量测试

在主菜单状况下，选择按键[2]，即进入用力肺活量测试。

测试时，受试者取立位，夹鼻夹，含吹筒，先平静地呼吸数次适应后，嘱受试者深吸气到肺总量位，此时按下[1]键，然后让受试者以最大的力气、最快的速度呼气至残气位，此时测试仪同步显示出用力肺活量曲线。当测试曲线停止移动时，屏幕右下角出现“*”号，操作者可根据受检者 FV 曲线的正确与否按[0]键通过或按[2]键重新测量。当需要重新测量时，按[2]键并重复上述步骤。如测试通过，请按[0]键通过，返回主菜单。

(四) 肺活量测试

在主菜单状况下，选择按键[3]，即进入肺活量测试。

受试者取立位，夹鼻夹，含吹筒，操作者按下[1]键，受试者平静地呼吸至少 4 次后，在平静呼气末，做最大缓慢呼气达残气位后，一次最大吸气至肺总量位后，再缓慢呼气，此时测试仪同步显示 VC 曲线。待屏幕右下角出现“*”号时，操作者可根据受检者 VC 曲线正确与否来决定是否按[0]键通过或按[2]键重新测量，当需要重新测量时，按[2]键重复上述步骤。如测试通过，请按[0]键通过，程序返回主菜单。

(五) 测试数据显示 / 打印

在主菜单状况下，按[5]键进入测试数据显示及打印子菜单。

选择相应数字键[1]或[2]或[3]即可通过屏幕看到相应数据及曲线。此时按[2]键可打印此项测试数据及曲线，按[1]键交替显示此项测试数据及曲线。选择数字键[4]，将打印[1][2][3]项完整报告单。

选择数字键[5]，将测试者检测数据传送到 IBM 兼容的计算机(此项需另配备专用管理软件)。

注：选择各项测试功能或测试数据显示 / 打印前必须输入受检者参数。否则，将提示“未输入受检者参数”。

(六) 常用检测项目缩写符号

MEAS	实测值
PRED	预计值
FVC	用力肺活量
FVCPRED	用力肺活量预计值
FVC%	FVC / FVCPRED
FEV_1	1s 用力肺活量
FEV_1PRED	1s 用力肺活量预计值
$FEV_1\%$	FEV_1 / FEV_1PRED
FEV_2	2s 用力肺活量
FEV_3	3s 用力肺活量

VC	实测肺活量
VCPRED	肺活量预计值
VC%	VC / VCPRED
IRV	补吸气量
ERV	补呼气量
TV	潮气量
IC	深吸气量
MV	静息通气量
RR	呼吸频率

【思考题】

什么叫肺活量和用力呼气量(时间肺活量)？其意义有何不同？

实验十一　生理、药理、病理因素对血压的影响

【实验目的】

学习家兔动脉血压的描记方法，识别有关神经和血管；观察神经体液因素、药物对血压的影响，了解药物作用的受体机制；观察丙酮酸钠液对休克肠黏膜的保护作用。

【实验原理】

本实验采用动脉插管法直接测定动脉血压，并通过压力换能器和电脑，将血压记录下来。通过动脉血压的变化，直接或间接地观察心血管活动的神经体液性调节，用受体激动剂或阻滞剂为工具药，分析药物作用的受体机制；失血性休克时，肠道血流不能通过大量补液而有效恢复，肠黏膜屏障功能持续破坏，导致炎性介质大量释放，加重多器官功能衰竭；丙酮酸钠液具有良好肠黏膜保护作用。

【实验对象】

家兔。

【实验器材】

压力换能器、兔台、哺乳类动物手术器械一套、丝线、纱布、烧杯 2 个、铁支架、双凹夹 2 个、动脉夹、气管插管、动脉套管、三通开关 2 个、保护电极、注射器(5ml×2、1ml×8、20ml×1)、头皮静脉针 1 个、生理盐水、3%戊巴比妥钠、0.5%肝素生理盐水、0.01%乙酰胆碱、0.5%阿托品、0.01%去甲肾上腺素、0.01%肾上腺素、0.01%异丙肾上腺素、1%酚妥拉明、0.5%普萘洛尔、2.5%丙酮酸钠液(丙酮酸钠 4.48g、氯化钙 0.183g、氯化镁 0.05g、氯化钠 5.38g 溶于 750ml 双蒸水中，最后加入 10%葡萄糖液 250ml。用稀 HCl 调 pH 为 4.5，过滤消毒后分装，4℃保存)、10%中性甲醛。

【实验步骤】

(一)实验准备

1. 记录血压的方法　调零后，将压力换能器与电脑相连，并将压力换能器固定于铁支架上，其位置大致平行于心脏水平面。然后经三通开关，将换能器与准备插入颈总动脉内的塑料管之间的整个管道内充满 0.5%肝素生理盐水，备用。

2. 连接好刺激装置，备用。

3. 动物麻醉与固定　在家兔耳缘静脉缓慢注射 3%戊巴比妥钠 1ml/kg(剂量为 30mg/kg)，麻醉后将兔仰卧固定于兔台上，剪去颈部手术部位的兔毛。

4. 动物手术　用手术刀切开颈部正中的皮肤 5～7cm，用止血钳分离皮下组织和肌肉，在气管两侧深部即可见颈总动脉鞘，其内包裹颈总动脉-神经束。神经束中，迷走神经最粗，位于外侧；减压神经最细，位于迷走神经和交感神经之间，并常与交感神经紧贴在一起。分离气管，插入气管插管后结扎固定。分离出右侧迷走神经和两侧颈总动脉，总长 2～3cm，分别在其下方穿线备用(图 2-11-1)。

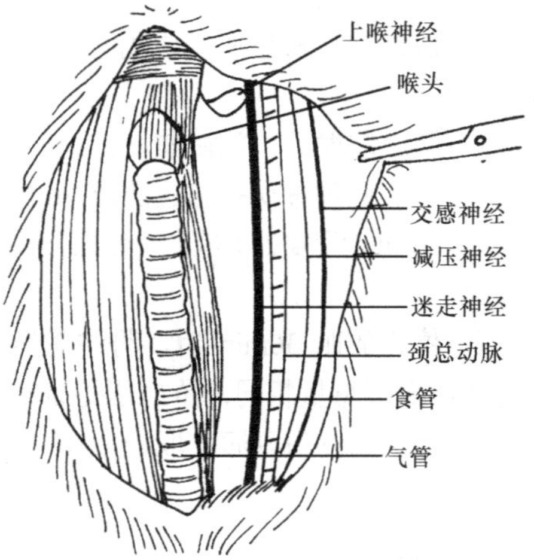

图 2-11-1　家兔颈前部解剖示意图

5. 颈总动脉插管并记录动脉血压　在左侧颈总动脉的远心端用丝线结扎，近心端用动脉夹夹住(在结扎处与动脉夹之间的动脉长度越长越好，一般至少 3cm 左右)。在紧靠远心端结扎处稍下方(2～3mm)，用细剪刀在动脉上做一斜形切口，将准备好的动脉套管由切口向心脏方向插入动脉血管内，再用已穿好的丝线将套管扎紧并将余线扎在套管的侧管上固定，以防套管从插口处滑出。通道空载调零结束后，将三通开关调至与动脉方向一致，缓慢打开动脉夹，即见有血液自动脉内冲入动脉套管，电脑屏幕上显示血压曲线。注意：套管应与动脉方向一致，防止血管壁被套管口刺破。每隔 30min 从动脉插管的三通接头处向心脏方向注入 0.5%肝素 0.5ml / 次，以防动脉导管内血液凝固。

6. 建立静脉通路　用头皮静脉针穿刺耳静脉成功后，经三通开关连接于充满生理盐水的 20ml 注射器。每次给药均由三通开关经头皮静脉针注入。

(二)观察生理、药理因素对血压的影响

(1)观察正常血压曲线。

(2)用动脉夹夹闭对侧颈总动脉 10～15s，观察血压和心率的变化。

(3)改变体位：突然抬高双后肢后，观察血压和心率的变化。

(4)刺激迷走神经：牵拉迷走神经，观察血压和心率的变化。然后电刺激右侧迷走神经(波宽 5ms，波间隔 20ms，强度 1.5～3.0V，频率 30Hz)，观察血压和心率的变化。

(5)待血压恢复正常后，按下列次序静脉给药。

1) 0.01%乙酰胆碱 0.1 ～0.2ml/kg。
2) 0.5%阿托品 0.33ml/kg。
3) 0.01%乙酰胆碱 0.1 ml/kg。
4) 0.01%去甲肾上腺素 0.1ml/kg。
5) 0.01%肾上腺素 0.1ml/kg。
6) 0.01%异丙肾上腺素 0.1ml/kg。
7) 1%酚妥拉明 0.1ml/kg。
8) 重复给去甲肾上腺素、肾上腺素、异丙肾上腺素，剂量同上。
9) 0.5%普萘洛尔 0.1ml/kg。
10) 重复去甲肾上腺素、肾上腺素、异丙肾上腺素，剂量同上。

每一次给药后均需观察血压和心率的变化，待血压平稳(恢复正常)后再顺次给药。

(三)观察病理因素对血压的影响及丙酮酸钠的肠黏膜保护作用

(1) 如上做右侧颈总动脉插管，插管通过三通管与 20ml 注射器相连。插管、三通管、注射器都要预先肝素化。

(2) 放血前实验组腹腔注射丙酮酸钠溶液，对照组腹腔注射生理盐水，均为 55ml/kg 体重。

(3) 腹腔注射后，放血前，描记一段血压曲线。

(4) 从右侧颈总动脉迅速放血 7ml/kg，观察记录动物各项指标的变化。

(5) 10min 后第 2 次放血，使血压降至 4kPa(30mmHg)左右，再观察记录动物各项指标的变化。

(6) 停止放血 30min 后，将注射器内的血液快速从静脉输回，同时补充生理盐水至总量与放出血液总量相同，待血压稳定后描记一段血压曲线。

(7) 处死动物后开腹，取一段 1cm 左右小肠组织，浸于 10%中性甲醛液中，留作石蜡切片。

【结果】

比较每次给药前后、放血及输血前后的血压和心率的变化，并思考其变化的原理；第二次实验课时观察切片，比较小肠黏膜形态的异同。

【注意事项】

(1) 缓慢注射麻醉药，注意观察麻醉指标，防止麻醉过深。
(2) 在整个实验过程中，注意保护好动脉插管处，防止血管刺破或插管脱落。
(3) 每项观察结束后，待血压基本恢复正常后再进行下一项实验。

【实验报告与思考题】

(1) 列表比较每次给药前后、放血及输血前后的血压和心率的变化。
(2) 概述上述各项血压变化，解释其原因。
(3) 本实验的设计思路是什么？请您做一设计，用工具药分析药物的作用及受体机制。

实验十二　降压神经放电

【实验目的】

通过本实验学习记录神经放电的基本方法，并观察降压神经放电与动脉血压间的相关关系，加深对压力感受性反射的理解。

【实验原理】

降压反射是保持动脉血压相对稳定的重要调节机制。兔主动脉弓压力感受器的传入神经在颈部自成一束，与迷走神经伴行，称为降压神经，是降压反射的传入纤维。降压反射的感受器位于颈动脉窦和主动脉弓血管外膜下，其感觉神经末梢称为压力感受器，他们不是直接感受血压的变化，而是感受血压对血管壁的机械牵张程度。当动脉血压升高时，压力感受器发放冲动增加，通过中枢机制引起心率减慢，心肌收缩力减弱，心排血量减少，血管舒张和外周阻力降低，使动脉血压降低；反之，当动脉血压下降时，压力感受器发放冲动减少，使血压回升。

降压神经放电的特征是自发的、与心动周期同步且有规则的群集性放电(电位幅度为30～200 mV)。借助音箱可以听到类似火车行进时发出的有节奏的声音。

【实验对象】

家兔。

【实验器材与药品】

哺乳动物手术器械，兔台，监听器(可选)，双极银丝电极(直径0.2mm，两极间距2mm左右)，电极固定架，皮兜架，滴管，玻璃分针，压力换能器，动脉夹，动脉套管，静脉输液针，注射器(20ml 1个，10ml、1ml各2个)；25%氨基甲酸乙酯溶液，0.01%去甲肾上腺素，0.01%乙酰胆碱，1%肝素，生理盐水，液状石蜡。

【实验步骤】

(一)麻醉和固定

按体重 4ml/kg 经耳缘静脉注射 25%氨基甲酸乙酯溶液麻醉，保留静脉输液针于耳缘静脉内，1%肝素抗凝，供注射药物时用。将兔仰卧固定。

(二)手术操作

颈部备皮，在颈部正中切开皮肤(5～7cm)，分离皮下组织及肌肉，暴露气管。沿气管一侧打开颈总动脉鞘，仔细辨认其中的神经，其中最细的一条为降压神经。轻轻地用生理盐水纱布擦去神经干上附着的血液、脂肪和结缔组织，用玻璃分针游离出一段(2～3cm)降压神经，穿线备用。用37℃生理盐水纱布覆盖神经，以防干燥。

（三）记录系统的连接与仪器调试

⑴安置银丝电极：用银丝电极将降压神经轻轻勾起。注意神经不可牵拉过紧，并使引导电极悬空，不要触及周围组织。

⑵银丝电极通过屏蔽导线输入到 BL-420E 生物机能实验系统通道上，记录降压神经放电，系统输出接监听器（可选）。地线接在动物手术切口处。仪器外壳均应接地。

⑶进入 BL-420E 生物机能实验系统后，选择生理实验中的降压神经放电。

（四）观察项目

⑴记录正常时降压神经放电情况，该放电呈群集性发放，频率 3～5 次/秒，通过监听器可以听到类似火车开动的声音。

⑵从耳缘静脉注入 0.01%去甲肾上腺素 0.2 ml，观察降压神经放电频率和幅度的变化。

⑶降压神经放电恢复至正常水平后，从耳缘静脉注入 0.01%乙酰胆碱 0.2 ml，观察降压神经放电频率和幅度的变化。

【注意事项】

⑴麻醉不宜过浅，以免动物躁动，产生肌电干扰。

⑵准确辨认与仔细分离降压神经，保持该神经的良好机能状态是本实验成功的关键。因此，分开颈部肌肉后，应保持血管与神经的自然位置，以便辨认降压神经。

⑶分离神经时动作要轻柔，不要牵拉。分离后及时滴加 37℃液状石蜡。以防止神经干燥，并可保温和绝缘。

⑷保持神经与引导电极接触良好；引导电极不可触及周围组织，以免带来干扰。

⑸仪器和动物均要接地，并注意适当屏蔽。

【思考题】

⑴降压反射有何生理意义？

⑵静脉注射去甲肾上腺素，降压神经放电频率和幅度有何变化？

实验十三　呼吸运动的调节及胸内压的测定

【实验目的】

掌握动物呼吸运动的记录方法；观察神经、体液和药物因素对呼吸运动的影响；学习动物胸内压的测定方法。

【实验原理】

呼吸运动能够有节律地进行，是神经系统的反射性调节所致。各种体液因素和药物可以直接作用于呼吸中枢或通过不同的感受器而反射性影响呼吸运动。

胸内压是胸膜脏层和壁层之间的胸膜腔内压的简称，主要由肺的弹性回缩力造成。正常机体的胸内压在平静呼吸的吸气、呼气相会发生波动，但均低于大气压，为负值。

【实验对象】

家兔。

【实验器材】

哺乳动物手术器械一套、兔台、张力换能器、缝针、注射器(10ml × 1、5ml × 2、2ml × 1)、“Y”形气管插管(一侧管连接短乳胶管)、长乳胶管(50cm)、气袋、CO_2气体、1.5%乳酸、简易水检压计、生理盐水、25%氨基甲酸乙酯、1%盐酸吗啡注射液、0.04%盐酸纳洛酮注射液。

【实验步骤】

(一)实验准备

1. 麻醉固定　由兔耳缘静脉缓慢注射 25%氨基甲酸乙酯(1g/kg)，麻醉后仰卧固定于兔台。

2. 手术　剪去颈部的毛，沿颈部正中切开皮肤。用止血钳钝性分离皮下组织，分离胸骨舌骨肌找出气管。气管下方穿线，在甲状软骨以下的气管上做一倒“T”形切口，插入气管插管后结扎固定。分离两侧迷走神经，其下各穿一线备用。术毕用盐水纱布覆盖手术野。

膈肌小片的制备：备皮后切开胸骨下端剑突部位的皮肤，沿腹白线向下切开 2 cm 左右，打开腹腔，暴露出剑突软骨和剑突骨柄，辨认剑突内侧面附着的两块膈小肌，仔细分离剑突上附着的腹膜至膈小肌附着处，剪断剑突骨柄(注意压迫止血)，使剑突完全游离，即制备好膈肌小片。此时可观察到剑突软骨完全跟随膈肌收缩而上下自由移动。

3. 连接记录装置　用弯针钩住剑突软骨(针尖向上)，使游离的膈肌小片和张力换能器相连接，信号输入生物信号采集分析系统，由计算机描记呼吸运动曲线。

(二)观察项目

(1)观察正常呼吸曲线，区分吸气相与呼气相。

(2)增加无效腔：气管插管的一侧管接 50cm 长的乳胶管，用止血钳夹闭另一侧管的乳胶管，观察呼吸运动的变化。

(3)增加吸入气中 CO_2 浓度：将装有 CO_2 的气袋和气管插管侧管(两者保持一定距离)共置于一倒置的烧杯内。将气袋管口的夹子逐渐松开(约 5s)，使 CO_2 气体不会过急地随吸气进入气管，观察此时呼吸运动的变化。

(4)增大气道阻力：止血钳夹闭气管插管侧管的乳胶管，用手指部分阻塞另一侧管口，观察呼吸运动的变化。

(5)耳缘静脉较快注射 1.5%乳酸 4ml，观察呼吸运动的变化。

(6)耳缘静脉注射 1%吗啡 0.5ml/kg(5mg/kg)，观察呼吸运动的变化。呼吸频率明显减慢时，静脉注射纳洛酮 1mg/kg，再观察呼吸运动的变化。

(7) 剪断两侧颈部迷走神经，观察呼吸运动的变化。

(8) 胸内压测定：在兔第Ⅳ、Ⅴ肋间(腋窝下)，沿肋骨上缘垂直刺入已连接简易检压装置的 16#钝针头，进针约 1cm 有突破感，观察此时水检压计的读数。

【注意事项】

(1) 在呼吸运动明显发生变化后，应立即去除刺激因素。
(2) 待呼吸运动完全恢复或者接近正常时，才可进行下一项实验。
(3) 勿将乳酸注入血管外组织，以避免家兔剧烈挣扎。
(4) 进行胸内压测定时，注意勿进针过深而刺破胸膜脏层和肺。

【实验报告与思考题】

(1) 迷走神经对呼吸运动的影响如何？
(2) 解释缺氧及 CO_2 增多对呼吸运动影响的机制。
(3) 纳洛酮为何能拮抗吗啡的呼吸抑制作用？

实验十四　生理因素及丙泊酚对膈神经放电的影响

【实验目的】

学习用计算机生物信号系统记录膈神经放电的方法。观察血液化学成分改变对膈神经放电的影响。

【实验原理】

呼吸运动能够有节律地进行，并能适应机体代谢的需要，有赖于呼吸中枢的调节作用。呼吸中枢的节律性活动通过传出神经(膈神经和肋间神经)引起膈肌和肋间肌的节律性收缩和舒张活动，从而产生了节律性呼吸运动。因此，用电生理方法记录膈神经放电活动情况可以作为能反映呼吸中枢节律性活动的一项指标。某些体内外因素对呼吸运动的反射性影响，也能通过记录膈神经放电改变情况得到反映。

【实验对象】

家兔。

【实验器材与药品】

哺乳动物手术器械一套，兔台，气管插管，监听器(可选)，引导电极，张力换能器(可选)，固定支架，皮兜架，注射器(20ml、2ml)，玻璃分针；25%氨基甲酸乙酯溶液，生理盐水，液状石蜡，CO_2 气体，尼可刹米注射液，丙泊酚。

【实验步骤】

(一)手术操作

1. 麻醉和固定　25%的氨基甲酸乙酯溶液(4ml / kg)自耳缘静脉注射麻醉后，取仰卧位固定在兔台上。

2. 剪去颈部兔毛，自胸骨上端向头部做一正中切口，6～8 cm。分离皮下组织、肌肉，暴露并分离气管，做气管插管。分离颈部两侧的迷走神经，穿线备用。

3. 分离膈神经　在一侧颈外静脉和胸锁乳突肌之间用止血钳向深处分离，可见到较粗的臂丛神经向外下方行走。在臂丛的内侧有一条较细的膈神经横过臂丛神经并和它交叉，向内下方行走，从斜方肌的腹缘进入胸腔(图 2-14-1)，此神经就是膈神经。用玻璃分针在臂丛上方分离膈神经 1～2 cm，在神经的外周端穿线备用。做好皮兜，注入 37℃的液状石蜡，起保温、绝缘及防止神经干燥作用。将膈神经钩在悬空的引导电极上，避免触及周围组织，颈部皮肤接地，以减少干扰。

4. 若同时记录呼吸曲线，可制备膈肌小片，再与张力换能器相连(可选)。

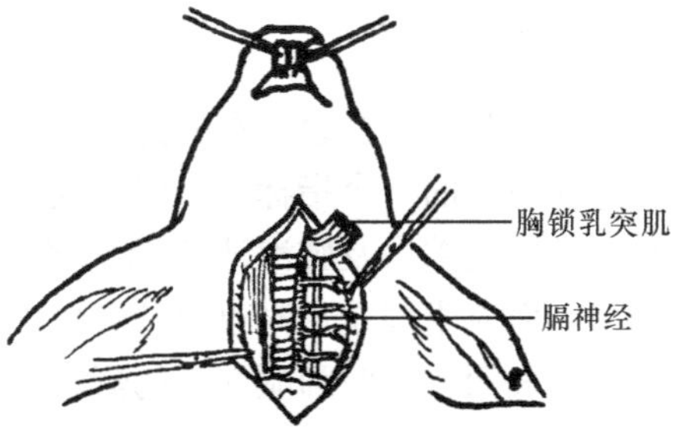

图 2-14-1　膈神经解剖位置示意图

(二)仪器的连接与调试

膈神经放电信号接 BL-420E 生物机能实验系统通道 1 上，系统输出接监听器(可选)。地线接在动物手术切口处。仪器外壳均应接地。

若同时记录呼吸曲线，则换能器接 BL-420E 生物机能实验系统通道 4(可选)。

进入 BL-420E 生物机能实验系统，选生理实验中膈神经放电。

(三)观察项目

(1) 观察膈神经放电与呼吸运动的关系：注意膈神经的放电形式及其通过监听器所发出的声音与吸气相的关系。

(2) 吸入气中 CO_2 浓度增加对膈神经放电的影响：将充有 CO_2 的球胆对准气管插管的开口，使动物吸入 CO_2，观察膈神经放电和呼吸运动的变化。

(3) 经耳缘静脉注入稀释的尼可刹米 1m1 (50mg)，观察膈神经放电和呼吸运动的变化。

(4) 经耳缘静脉注射丙泊酚(3mg/kg)，观察膈神经放电和呼吸运动的变化。

(5) 切断一侧迷走神经干后，观察呼吸运动及膈神经放电有何变化，再切断另一侧迷走神经，观察呼吸运动及膈神经放电的变化。

【注意事项】

(1) 分离神经要干净，且不能过度牵拉神经，并要注意防止神经干燥。

(2) 也可不做皮兜，但要用 37℃液状石蜡棉条覆盖在神经上。

(3) 注意动物和仪器的接地要可靠。

(4)注意区别放电频率(密集程度)与呼吸频率。

【思考题】

(1)吸入CO_2，膈神经的放电有何变化？是通过什么途径实现的？

(2)静脉注射尼可刹米以后，膈神经放电有何变化？为什么？

(3)切断两侧迷走神经干后，呼吸运动的频率、深度和膈神经放电各有何改变？为什么？

实验十五 离体肺顺应性的测定

【实验目的】

学习离体肺容积-压力曲线的制作方法；掌握表面张力对肺顺应性的影响。

【实验原理】

顺应性是指弹性组织在外力作用下的可扩张性，与弹性阻力成负相关。肺顺应性是度量肺弹性阻力的一个指标，可用单位跨肺压引起的肺容积改变来表示。肺弹性阻力来自肺本身的弹性回缩力及肺泡液-气界面的表面张力，肺充气时有表面张力和肺弹性回缩力的共同作用；而充生理盐水时仅有肺弹性回缩力的影响。通过对不同情况下肺顺应性的测定，可以了解表面张力对肺顺应性的影响。

【实验对象】

家兔。

【实验器材】

哺乳动物手术器械一套、“Y”形气管插管、托盘、烧杯、水检压计、30ml或50ml注射器、乳胶管两段(长20cm左右)、25%氨基甲酸乙酯。

【实验步骤】

(一)实验准备

剪去颈部的毛，沿颈部正中切开皮肤。结扎固定。分离两侧迷走神经，其下各穿一线备用。术毕用盐水纱布覆盖手术野。

制备离体气管-肺标本：用25%氨基甲酸乙酯(4ml/kg)将兔麻醉，剪开颈部血管放血处死。将兔仰卧固定于兔台，沿正中线剪开颈部至剑突下的皮肤。用止血钳钝性分离皮下组织，分离胸骨舌骨肌找出气管。气管下方穿线，在气管上作一倒“T”形切口，插入“Y”形气管插管并结扎固定。在肋膈角处刺破膈肌使肺萎缩，自剑突下向上劈开胸骨，打开胸腔，使肺回缩。小心分离与气管、肺联系的周围组织，使气管和肺游离出来。剪掉心脏，用生理盐水冲去血迹后，将气管-肺标本置于放有生理盐水的托盘中。

（二）观察项目

1. 注气与抽气　适度扩张肺，连接于检压装置。向检压计内注入适量水，调整水检压计的零点与托盘的水面相平后，进行以下实验。

（1）注气：将 30ml 注射器抽满空气，连接气管插管。每次向肺内注入适量气体，使检压计的压力上升 2cmH_2O，待检压计的读数稳定后，读取此时注入的气体体积。连续多次注气，使肺膨胀。

（2）抽气：随后从肺中抽气，每次均使检压计的压力降低 2cmH_2O，待检压计的读数稳定后，读取此时抽出的气体体积。连续多次抽气，直到检压计上的压力为“0”。

2. 注生理盐水与抽生理盐水　将肺浸在盛有生理盐水的托盘中。反复注入和抽出生理盐水，尽量将肺内气体赶尽。检压计与肺之间的管道内充满生理盐水，调整水检压计的零点与托盘的水面相平。

（1）注生理盐水：将 30ml 注射器抽满生理盐水，连接气管插管。每次向肺内注入适量生理盐水，使检压计的压力上升 1cmH_2O，待检压计的读数稳定后，读取此时注入的生理盐水体积。连续多次注入生理盐水，使肺膨胀。

（2）抽生理盐水：随后从肺中抽生理盐水，每次均使检压计的压力降低 1cmH_2O，待检压计的读数稳定后，读取此时抽出的生理盐水体积。连续多次抽生理盐水，直到检压计上的压力为“0”。

【注意事项】

（1）制备无损伤的气管-肺标本是本实验的关键。游离气管和肺时应小心谨慎，特别要与周围脂肪组织相区别。

（2）注气或注生理盐水的速度不可太快、量不可太多。

（3）读取跨肺压时，务必等水检压计内液面停止波动后再读数。

（4）在整个实验过程中，注意保持气管-肺标本湿润。

【实验报告与思考题】

（1）以压力为横坐标、容积为纵坐标，分别绘出注气和抽气、注生理盐水和抽生理盐水时的肺容积-压力曲线。

（2）为何注气和注生理盐水对肺顺应性的影响不同？

实验十六　胃肠道运动及其影响因素

【实验目的】

观察正常情况下胃和小肠的运动形式；了解神经因素和某些药物对胃肠道运动的影响。

【实验原理】

胃肠道各种形式的运动(如紧张性收缩、蠕动等)都是由胃肠道平滑肌的活动来完成的，可以对食物进行机械性消化，也可以使食物与消化液充分混合以利于食物的化学性消化和吸收。

胃肠道的运动受神经和体液因素的影响。交感神经兴奋时，胃肠运动减弱；迷走神经兴奋时，胃肠运动增强。

【实验对象】

家兔。

【实验器材】

哺乳类动物手术器械一套、保护电极、1.5%戊巴比妥钠、生理盐水、阿托品、新斯的明、0.01%肾上腺素、0.01%乙酰胆碱、注射器(5ml×1、2ml×2)、丙泊酚。

【实验步骤】

(一)实验准备

1. 动物麻醉与固定 参见“实验十一 生理、药理、病理因素对血压的影响”。

2. 动物手术 剪去颈部的毛，沿颈部正中切开皮肤。用止血钳钝性分离皮下组织，分离胸骨舌骨肌找出气管。气管下方穿线，在甲状软骨以下的气管上作一倒“T”形切口，插入气管插管后结扎固定。

3. 识别腹腔器官 将腹部的毛剪掉，自剑突下沿腹部正中线剪开，暴露腹腔，识别胃与小肠。

4. 分离迷走神经和内脏大神经 在膈下食管末端分离迷走神经的前支，穿线打一松结备用。用温热生理盐水纱布包裹肠管并将其推向右侧，在左侧腹后壁肾上腺的左上方分离内脏大神经，穿线打一松结备用。

为了便于观察和保持胃肠的自然位置，可在腹部正中切口的两侧用止血钳夹住腹壁向外上方提起并固定。

(二)观察项目

(1)观察正常情况下的胃肠运动，注意胃肠的蠕动和紧张度。

(2)保护电极钩住膈下迷走神经，使用“连续刺激”进行电刺激，观察胃肠运动的变化。

(3)保护电极钩住左侧内脏大神经，使用“连续刺激”进行电刺激，观察胃肠运动的变化。

(4)在一段肠管上滴加0.01%肾上腺素5～10滴，观察该段肠管的运动有何变化。

(5)在一段肠管上滴加0.01%乙酰胆碱5～10滴，观察该段肠管的运动有何变化。

(6)耳缘静脉注射丙泊酚4mg/kg，观察胃肠运动的变化。

(7)耳缘静脉注射新斯的明0.25mg，观察胃肠运动的变化。

(8) 在新斯的明作用的基础上，耳缘静脉注射阿托品 0.5mg，观察胃肠运动的变化。

【注意事项】

(1) 电刺激神经时，实验现象明显后，应立即去除电刺激。

(2) 为避免暴露时间长而造成腹腔温度下降、胃肠表面干燥，注意及时用温热的生理盐水湿润胃肠。

【实验报告与思考题】

简述消化道的神经支配及其作用。

实验十七 影响尿生成的因素

【实验目的】

通过对家兔尿生成影响因素的观察，加深对尿生成过程及其调节机制的理解。

【实验原理】

尿的生成包括三个环节：肾小球的滤过作用；肾小管与集合管的重吸收作用；肾小管与集合管的分泌排泄作用。因此，凡影响上述过程的因素都可以引起尿量的改变。

【实验对象】

家兔。

【实验器材和药品】

哺乳动物手术器械一套、压力换能器、兔台、丝线、纱布、烧杯 2 个、铁支架、双凹夹 2 个、动脉夹、动脉套管、保护电极、注射器 (5ml×3、2ml×3)、生理盐水、3%戊巴比妥钠、细塑料管、培养皿、计滴器、输液器、输液架、6#静脉留置针、20%葡萄糖、0.1‰去甲肾上腺素、0.1‰乙酰胆碱、呋塞米 (20mg/2 ml)、垂体后叶素 5 单位/1ml、三通开关 2 个。

【实验步骤】

(一) 实验准备

1. 动物麻醉与固定 按实验十一的方法麻醉与固定家兔。

2. 记录颈总动脉内血压及分离两侧迷走神经 参见实验十一。

3. 分离一侧输尿管 在耻骨联合上方沿正中线向上做 5cm 长的皮肤切口，沿腹白线切开腹壁，将膀胱向尾侧移出体外，暴露膀胱三角，确认输尿管后，将膀胱远端的输尿管用止血钳做钝性分离，穿线备用。将近膀胱端的输尿管穿线结扎，在结扎线处剪一斜向肾脏的切口，将充满生理盐水的细塑料管向肾脏方向插入输尿管，用线结扎固定。此后可见尿液从细塑料管慢慢逐滴流出。将细塑料管连至计滴器。将记滴器连接至 BL-420E 的 4 通道上。手术操作结束后，用 37℃生理盐水纱布盖好手术切口。

4. 建立静脉通路 用头皮静脉针穿刺耳静脉成功后，经三通开关连接于充满生理盐水的 20ml 注射器。每次给药均由三通开关经头皮静脉针注入。

（二）尿钠的测定

1. 实验原理 用无水乙醇沉淀尿中蛋白，得出无蛋白尿滤液，与焦性锑酸钾作用生成焦性锑酸钠沉淀，与标准管比较求钠含量，其化学反应如下：

$$NaCl + K[sb(OH)_6] \rightarrow Na[sb(OH)_6]\downarrow + KCl$$

2. 实验方法 取尿 0.1ml 加入无水乙醇 1.9ml 后充分摇匀，经离心沉淀 10min（转速为 1500 转 / 分），取上清液按下法操作（表 2-17-1），操作完毕后立即比浊，用 752 型分光光度计于 520nm 波长处比色，以空白管调“0”点，读出光密度。

表2-17-1 尿钠测定方法

试剂	测定管	标准管	空白管
尿上清液（ml）	0.5	—	—
钠标准液（ml）	—	0.5	无水乙醇 0.5
2%焦性锑酸钠（ml）	5	5	5

3. 计算方法 所测尿钠含量（mg/ml）= 测定液管密度 / 标准液管密度 × 0.075 / 0.025。注：0.025ml 表示测定液里含尿量，0.1ml 尿加无水乙醇 1.9ml 稀释至 2ml，实际仅取 0.5ml 稀释液，故为 0.025。0.075 表示标准液里实际含钠毫克量，即 1ml＝0.15mg 钠，0.5ml＝0.075mg 钠）。

4. 液体配制 钠标准液（1ml＝0.15mg 钠）：取 NaCl30～40g 于称量瓶中，置于 110～120℃烤箱中烤 15h 左右，取出置干燥器内待冷却后，精确称取 0.3815g 用 50ml 蒸馏水溶解，移入 1000 ml 容量瓶内，加蒸馏水至刻度。

（三）尿糖的测定（试纸法）

1. 实验原理 通过尿糖试纸来检测尿糖的浓度。试剂由浅蓝色→棕色变化表示尿糖含量的多少。浅蓝色为阴性，表示无尿糖，用“－”表示，棕色表示阳性，用“+”表示，棕色愈深，“+”号愈多，表示尿糖值愈高。

（1）取洁净的试管 2 支，分别放入适量的新鲜待测的兔尿样 1 和兔尿样 2。

（2）取试纸条 2 张，分别将有蓝颜色的末端浸入尿样中，2s 左右后顺试管边缘将试纸取出，以除去多余的尿液。

（3）在 1min 内与标准色板对照观察颜色，试纸与标准色板相同颜色即为该尿样的尿糖值，用“－，＋，＋＋，＋＋＋，＋＋＋＋”表示尿糖浓度的高低。

2. 试剂 市售尿糖试纸。

（四）观察项目

（1）记录正常血压和尿量。收集尿液测尿糖。

(2) 静脉注射 37℃生理盐水 20ml，观察血压和尿量变化，并收集尿液测尿糖及尿钠。
(3) 静脉注射垂体后叶素 0.3ml，观察血压和尿量变化。
(4) 静脉注射 20%葡萄糖 5ml，观察血压和尿量变化。收集尿液测尿糖。
(5) 静脉注射 0.1‰乙酰胆碱 0.2ml，观察血压和尿量变化。
(6) 静脉注射呋塞米 5mg/kg 体重，观察血压和尿量变化。收集尿液测尿糖及尿钠。
(7) 静脉注射 0.1‰去甲肾上腺素 0.5ml，观察血压和尿量变化。
(8) 电刺激迷走神经，使血压降至 50mmHg 左右，维持 5min，观察尿量变化。
(9) 颈总动脉放血 20ml，观察到血压和尿量变化后再回输观察。

【结果】

(1) 将实验结果记入表 2-17-2。

表2-17-2　影响尿生成因素测定的结果

动物　　　　性别　　　　体重　　　　麻醉

生理、病理、药理因素对兔泌尿功能的影响

		生理盐水（20ml）	垂体后叶素 0.3 ml	20%GS	0.1‰Ach	呋塞米	0.1‰NA	刺激迷走神经	放血
尿量（滴/分）	前								
	后								
	增加								
血压（mmHg）	前								
	后								
	增加								

(2) 测定观察项目 1、2、4、6 时的尿糖变化。
(3) 测定观察项目 2 和 6 的尿钠。

【注意事项】

(1) 缓慢注射麻醉药，注意观察麻醉指标，以免麻醉过深。
(2) 整个实验过程中保护好动脉插管处，防止血管刺破。
(3) 分离输尿管时宜轻柔，防止损伤周围血管。整个实验过程中保护好尿管插管。
(4) 保持耳缘静脉畅通。
(5) 实验观察时，应待家兔血压和尿量基本稳定后方可开始下一观察项目实验。
(6) 为保证动物有足够的尿量，实验前一天和实验当日晨加饲富含水分的饲料，必要时可在实验前从静脉补适量的生理盐水。
(7) 尿钠测定时，试管、吸管必须十分清洁，无 Na^+污染。

【实验报告与思考题】

(1) 记录上述各项结果，分析其原因。
(2) 大量饮水、静脉输入生理盐水、高渗葡萄糖引起的尿量增多的机制有何不同？

实验十八　反射弧分析

【实验目的】

分析反射弧的组成部分，证明反射弧的完整性与反射活动之间的关系。

【实验原理】

反射是指在中枢神经系统参与下，机体对内、外环境刺激发生的规律性适应性的应答反应，其结构基础是反射弧。反射弧中任何一个组成部分的解剖结构和生理完整性遭到破坏，反射活动就无法进行。

【实验对象】

蟾蜍。

【实验器材和药品】

蛙类手术器械一套、培养皿、滴管、烧杯 2 个(250ml、500 ml 各一)、纱布、滤纸片、肌夹、双凹夹、铁支架、棉球、3%硫酸溶液。

【实验步骤】

(一) 实验准备

(1) 制备脊髓蟾蜍：取蟾蜍一只，用粗剪刀稍剪开两侧口角，然后将剪刀插入剪开的口角，在平枕骨大孔处剪去头颅(下颌不要剪掉)，并在断端压置棉球止血。

(2) 用肌夹夹住蟾蜍的下颌，悬挂在铁支架上，稳定 10min。

(二) 观察项目

(1) 用培养皿盛 3%硫酸 1～2ml，分别刺激两后肢的趾端，观察其反射活动(特别注意大腿和小腿的活动方式)。出现反射后，立即用清水洗去硫酸并擦干。

(2) 将浸有 3%硫酸的滤纸放于蟾蜍的腹部皮肤上，观察其反射活动，注意观察小腿与足趾的活动方式。然后立即用清水洗去硫酸并擦干。

(3) 在右下肢小腿腓肠肌中部，沿皮肤做环行切口，撕去小腿以下皮肤(去除皮肤要完全)。再用 3%硫酸刺激该侧足趾，观察有无反射活动，然后用清水洗去硫酸并擦干。

(4) 将脊髓蟾蜍俯卧固定在蛙板上。在左大腿后内侧做一纵形皮肤切口，用玻璃分针在股二头肌和半膜肌之间的坐骨神经沟内找出坐骨神经，将其高位剪断。然后再将蟾蜍悬挂在铁支架上，待其安静后重复步骤 2，观察左大腿与左小腿的活动方式。

(5) 用 3%硫酸刺激左足趾，观察有无反射活动。试说明步骤 4、5 影响了反射弧的哪个环节？

(6) 用剪刀将右下肢的胫前肌群及腓肠肌剪断，使其与胫骨分离。再重复步骤 2，观察右下肢小腿与足趾的活动。此步骤说明破坏了反射弧哪个环节？

(7)用金属探针插入椎管捣毁脊髓后，再用硫酸分别刺激蟾蜍腹部皮肤，观察有无反射活动。此步骤说明反射弧的哪个环节被破坏？

【结果】

将实验结果记入表 2-18-1。

表2-18-1 蟾蜍在不同条件下对不同部位刺激的反应

		脊髓蟾蜍			去除右下肢皮肤	切断左侧坐骨神经	切断右下肢小腿肌群		捣毁脊髓
		左趾	右趾	腹部	右趾	腹部	左趾	腹部	腹部
左	大腿								
下	小腿								
肢	足趾								
右	大腿								
下	小腿								
肢	足趾								

【注意事项】

(1)离断颅脑部位要适当，太高可能保留部分脑组织而出现自主活动，太低则可能影响反射活动的引出。

(2)每次刺激后，应立即用清水洗去皮肤上残存的硫酸并用纱布擦干，以保护皮肤并防止冲淡硫酸溶液。

(3)坐骨神经的剪断部位应尽量靠近大腿根部。

(4)注意动物保温，适当调节室温。

(5)入硫酸溶液的部位应限于一个趾尖。每次浸入范围应恒定，以保持刺激强度一致。

【实验报告与思考题】

(1)以上结果产生的原因分别是什么？

(2)请您设计一个实验，验证局麻药的感觉-运动分离现象。

实验十九 视 野 测 定

【实验目的】

学会视野的测定方法，了解测定视野的意义。

【实验原理】

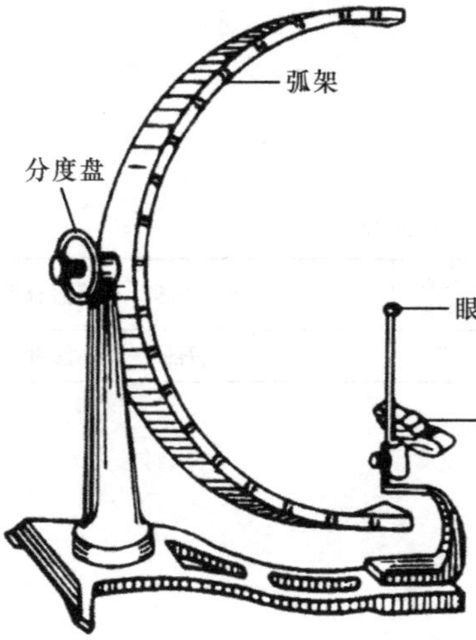

图 2-19-1 视野计

视野是指单眼固定注视正前方一点时所能看到的空间范围。测定视野使用视野计，所测的视野用视野图纸记录后即得视野图。测定视野可了解视网膜、视觉传导通路和视觉中枢的机能。正常人的视野，鼻侧与上侧较窄小，颞侧与下侧较宽阔。有色视野较无色视野小。在同一光亮条件下，白色视野最大，其次为黄蓝色，再次为红色，绿色最小。

【实验对象】

人。

【实验器材】

视野计（图 2-19-1），各色视标，视野图纸（图 2-19-2），铅笔。

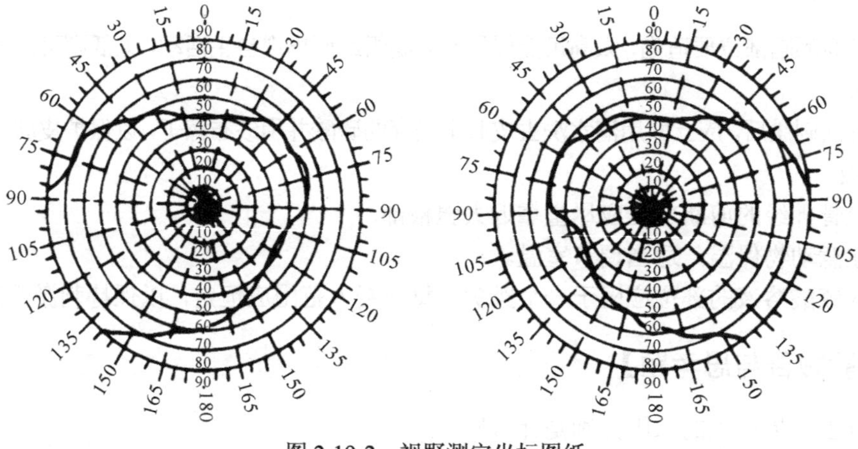

图 2-19-2 视野测定坐标图纸

【实验步骤】

（一）熟悉视野计的构造

弧形视野计是一个半圆弧形金属板，安在支架上，可绕水平轴做 360° 的旋转，旋转的角度可从分度盘上读出。圆弧外面有刻度，表示由该点射向视网膜周边的光线与视轴所夹的角度，视野界限就是以此角度来表示。在圆弧内面中央装有一面小镜作为目标物，其对面的支架附有托颌架与眼眶托。此外，还附有各色视标。

（二）测定视野

(1) 将视野计对着充足的光线放好，使受试者把下颌放在托颌架上，眼眶下缘靠在眼眶托上。调整托颌架的高度，使眼恰与弧架的中心点位于同一水平面上。先将弧架摆在水平位置，测试眼注视弧架的中心点，遮住另一眼。实验者首先选择白色视标，从周边向中央慢慢移动，随时询问受试者是否看见了视标。当受试者回答看见时，就将受试者刚能看到视标时，视标所在点标在视野图纸的相应经纬度上。用同样方法测出对侧刚能看见的视标点，亦标在视野图纸的相应经纬度上。

(2) 将弧架转动 45°角，重复上项操作。如此继续下去，共操作 4 次，得出 8 个点。将视野图纸上的 8 个点依次连接起来，就得出白色视野的范围。

(3) 按照相同的操作方法，测出红、黄、绿各色视觉的视野，分别用红、黄、绿三色在视野图纸上标出。

(4) 依照同样的方法，测定另一眼的视野。

(5) 在视野图纸上记下测定所得的眼与注视点间距离和视标的直径。通常前者为 33cm，后者为 3mm。

【注意事项】

(1) 视野计要对着光线放好，受试者背光而坐。

(2) 在实验过程中受试者略休息，避免因眼睛疲劳而影响实验结果。

(3) 测试过程中受试者被测的一侧眼睛一定要固定注视弧架上的中心点，眼球不得转动，而是用余光观察视标。测颜色视野一定要看清是什么颜色的视标方为有效。

【思考题】

(1) 不同颜色的视野范围有何不同？

(2) 夜盲症患者的视野是否发生变化，为什么？

实验二十　视敏度的测定

【实验目的】

学习测定视力的原理和方法；掌握视力（视敏度）的概念。

【实验原理】

视敏度（视力）指眼分辨物体细微结构的能力，以能分辨空间两点的最小距离作为标准，测定视敏度可了解眼球屈光系统和视网膜的功能。视敏度是以眼能看清楚文字或图形所需要的最小视角来表示的。一般规定，当视角为 1 分角时，能辨别两个可视点或看清细致形象的视力为正常视力。视力表就是根据视角的原理制定的。常用的“国际标准视力表”有 12 行。当我们在离视力表 5m 的距离上观看该表的第十行时，该行的“E”字上下两横线（相距 1.5mm）发出的光线在眼球恰好形成 1 分视角。因此，在离表 5m 处能辨认第十行即认为是正常视力，记为视力为 1.0。目前我国制定视力测定采用对数视力表，若采用对数视力表(5 分记录)记录该视力(1 分角)，应记为 5.0，其计算公式为：受试者视力 = 5-logα′(视角)。

【实验对象】

人。

【实验器材】

视力表，指示棒，遮眼板，米尺。

【实验步骤】

(1)将视力表挂在光线充足而均匀的墙上，其高度与受试者头部平齐。

(2)受试者站在视力表前 5m 处，先用遮光板遮住一眼，主试者用指示棒从表的第 1 行开始，依次指向各行，让受试者说出各行符号缺口的方向，直到受试者完全不能辨认为止，此时即可从视力表上直接读出其视力值。同法确定另一眼视力。

(3)如受试者对最上一行符号(视力值 0.1)无法辨认，则需令受试者向前移动，直至能辨清最上一行为止。测量受试者与视力表的距离，再按下列公式推算出其视力：

受试者视力 = 0.1 × 受试者与视力表距离(m)/ 5m

【思考题】

(1)分辨物体的精细结构时，为什么眼睛必须注视正前方某点而不能斜视?请从视网膜的组织结构特点加以说明。

(2)近视眼和远视眼有何区别?

(3)某受试者在 1.5m 远的地方能看清视力表上的第一行(由上向下数)，他的视力是多少?

实验二十一　盲点的测定

【实验目的】

学习测定盲点的方法。

【实验原理】

视网膜的视神经乳头，由于没有感光细胞，故不能感光，称为生理盲点。某些视觉器官疾病，在视野中可出现异常的病理性盲点。根据物体成像的规律，从盲点的投射区域，可以计算出盲点的所在位置和范围。

【实验对象】

人。

【实验器材】

白纸，黑色小视标，笔，尺，遮眼板。

【实验步骤】

1. 测定盲点投射区域　将白纸固定在墙上，与受试者头部等高。受试者立于纸前30cm处，在纸上与眼相平处划一“十”字。受试者遮住一眼，受试者始终注视“十”字记号。检查者将小视标由“十”字记号沿水平线慢慢地向外侧（受试者的颞侧视野）移动。当受试者刚刚看不到视标时，记下视标所在的位置；继续将目标物慢慢向外移动，当它刚又被看见时，再记下它的位置。由所记下的两个记号的中点起，沿着多个方向移动视标，找出并记下视标看不见和看见的交界点。将各点依次连接起来，形成一个大致呈椭圆形的圈，此圈所包括的区域，即称盲点投射区域。

2. 计算盲点的直径　根据相似三角形各对应边成正比的定理，根据盲点投射区直径可计算出视网膜上盲点的实际直径。

$$\text{盲点直径} = \text{盲点投射区域直径} \times \frac{15\text{mm}(\text{节点至视网膜的距离})}{300\text{mm}(\text{节点至白纸的距离})}$$

【思考题】

何谓生理盲点？为何正常人并不感到它的存在？

实验二十二　人体听力检查和声音的传导途径

【实验目的】

学习听力检查方法，比较空气传导和骨传导的听觉效果，了解听力检查的临床意义。

【实验原理】

声音由外界传入内耳可以通过两条途径：①气传导，声音经外耳、鼓膜、听小骨链和卵圆窗传入内耳；②骨传导，声音直接作用于颅骨、耳蜗骨壁传入内耳。正常人空气传导的功效远远大于骨传导。比较声音的空气传导和骨传导两种途径的特征，是临床上鉴别神经性耳聋和传导性耳聋的方法。从一个方向传来的声音，到达两耳的时相和强度不同，据此听觉系统可辨别音源的方向。

【实验对象】

人。

【实验器材】

秒表，直尺，音叉，棉花，橡皮锤。

【实验步骤】

(1)受试者闭目静坐，主试者手持音叉柄，打击音叉臂的前1/3处，将振动之音叉先在被试者左侧、右侧及前面等方位给予声音刺激，请被试者判定音源的位置，然后再用棉花塞住一侧外耳道，重复进行试验，判断听力是否与前相同。

(2)以棉花塞紧左耳，取秒表置于受试者耳1m远处，由远移近，反复测定刚能听见秒表声的距离，即为该耳的听距。

(3)任内试验(比较同耳的空气传导和骨传导)：室内保持安静，受试者取坐位，将已振动的音叉柄底端置于颞骨乳突上，待听不到声音时立即将音叉移放于外耳道口1cm处，注意是否还能听到声音。反之，将振动音叉先置于外耳道口，待听不到声音后，再将音叉柄置于乳突上，受试者是否又听到声音？

(4)韦伯试验(比较两耳的骨传导)：将已振动的音叉放在前额正中发际处，让受试者区别声响偏向何侧，如感觉声响在中间，表明两耳骨传导听力相等。

(5)用棉花塞住被试者一侧外耳道，然后在此侧重复任内试验结果如何？为什么？再重复韦伯试验，出现什么现象？为什么？

【注意事项】

(1)振动音叉时不要用力过猛，可用手掌、橡皮锤敲击，切忌在坚硬物体上敲击，以免损坏音叉。

(2)将音叉置于外耳道口时，应将音叉臂的振动方向对准外耳道口。

【思考题】

(1)正常人听觉声波传导的途径与特点是什么？

(2)如何根据任内实验和韦伯实验鉴别传导性耳聋和神经性耳聋？

听力实验的结果如表2-22-1，试分析之。

表2-22-1 听力实验结果

	正常人	传导性耳聋	神经性耳聋
任内试验	气导>骨导(阳性)	骨导>气导(阴性)	均缩短，但气导>骨导
韦伯试验	两耳相等	偏向患侧	偏向健侧

实验二十三 氯仿对豚鼠迷路功能的影响

【实验目的】

观察前庭器官在维持机体正常姿势与平衡中的作用。

【实验原理】

内耳迷路中的前庭器官即椭圆囊、球囊和三个半规管是感受机体运动和头部空间位置的器官，通过它可反射性地调整颈、躯干、四肢等部位的肌紧张，从而保持机体的姿势和平衡。如果动物的一侧迷路被破坏，将导致机体的肌紧张协调障碍，在静止和运动时，失去维持正常姿势与维持平衡的能力；此外，由于眼外肌肌紧张障碍，还会发生眼球震颤。

【实验对象】

豚鼠。

【实验器材与药品】

氯仿，滴管，棉球。

【实验步骤】

(1) 先观察豚鼠的正常姿势、行走步态，有无眼球震颤。

(2) 麻醉豚鼠一侧迷路：将豚鼠侧卧，提起一侧耳郭，用滴管向外耳道深处滴入氯仿(麻醉剂) 0.5ml。保持动物侧卧位，不让头部扭动，约 10min，以使药物渗入迷路和防止氯仿漏出。观察豚鼠的头部位置和姿态的改变及眼球震颤现象：迷路麻醉 10min 左右，动物头开始偏向麻醉的一侧，随即出现眼球震颤，并可持续 30min 之久，若任其自由活动，可见动物偏向麻醉迷路侧做旋转运动。

(3) 抓住豚鼠的后肢将它提起，观察头和躯干的弯向(弯向消除迷路功能的那一侧)。

(4) 另取一只豚鼠向两耳各滴入氯仿，同样观察上述现象，并与正常豚鼠和一侧迷路破坏豚鼠作对照，比较三者有何不同？

【注意事项】

(1) 豚鼠颅骨板很薄，损伤迷路时，勿损伤脑组织。

(2) 氯仿是一种高度脂溶性麻醉剂，剂量要适度，过量会造成动物麻醉死亡。

【思考题】

破坏动物一侧迷路后头和躯干状态有哪些改变？为什么？

实验二十四　去小脑动物的观察

【实验目的】

观察小白鼠一侧小脑损伤后对肌紧张和身体平衡等躯体运动的影响，熟悉小脑对躯体活动的调节功能。

【实验原理】

小脑是调节机体姿势和躯体运动的重要中枢，它接受来自运动器官、平衡器官和大脑皮质运动区的信息，其与大脑皮质运动区、脑干网状结构、脊髓和前庭器官等有广泛联系，对大脑皮质发动的随意运动起协调作用，还可调节肌紧张和维持躯体平衡。小脑损伤后会发生躯体运动障碍，主要表现为躯体平衡失调、肌张力增强或减退及共济失调。

【实验对象】

小白鼠。

【实验器材与药品】

哺乳动物手术器械，鼠手术台，9 号注射针头，棉花，200 ml 烧杯，乙醚。

【实验步骤】

1. 观察小鼠的正常活动，注意其姿势、肌张力以及运动的表现。

2. 麻醉　将小白鼠罩于内含浸有乙醚棉球的烧杯中，使其麻醉，待动物呼吸变为深慢且不再有随意活动时，将其取出。

3. 手术　剪除头顶部的毛，用左手拇、示指捏住头部两侧，将头固定，沿正中线切开皮肤直达耳后部。右手用刀背刮剥骨膜和颈肌，分离顶间骨上的肌肉，充分暴露顶间骨。仔细辨认小鼠颅骨的各骨缝(冠状缝、矢状缝、人字缝)，透过颅骨辨认小脑的位置。右手持针在人字缝下 1mm，正中线一侧旁开 1～2mm 处垂直刺入约 3mm(图 2-24-1)，在一侧小脑范围内前后左右搅动，以破坏该侧小脑。取出针头，用棉球压迫止血。

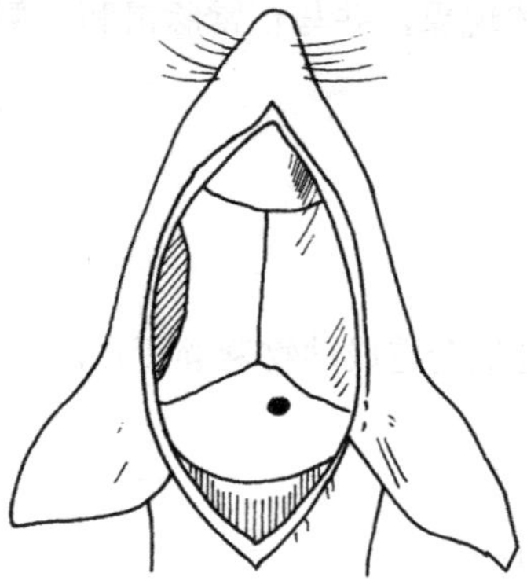

图 2-24-1　破坏小白鼠小脑的位置示意图
(小黑点为破坏小脑进针处)

4. 观察项目　将小白鼠放在实验桌上，待其清醒后，观察动物姿势和肢体肌肉紧张度的变化，行走时有无不平衡现象，是否向一侧旋转或翻滚。

【注意事项】

(1) 麻醉时要密切注意动物的呼吸变化，避免麻醉过深致动物死亡。手术过程中如动物苏醒挣扎，可随时用乙醚棉球追加麻醉。

(2) 捣毁一侧小脑时不可刺入过深，以免伤及中脑、延髓或对侧小脑。

【思考题】

(1) 试述小脑对躯体运动的调节作用。

(2) 小脑一侧损伤后动物的姿势和躯体运动有何异常?

实验二十五　去大脑僵直

【实验目的】

观察去大脑僵直现象，证明中枢神经系统有关部位对肌紧张的调节作用。

【实验原理】

中神经系统对肌紧张具有易化作用和抑制作用。在正常的情况下，通过这两种作用使骨骼肌保持适当的紧张度，以维持机体的正常姿势。如果在动物的上、下丘之间横断脑干，则抑制肌紧张作用减弱，而易化肌紧张作用相对加强，动物出现四肢伸直、头尾昂起、脊柱后挺的角弓反张现象，称为去大脑僵直。

【实验对象】

家兔。

【实验器材与药品】

哺乳动物手术器械，骨钻，咬骨钳，骨蜡或止血海绵，切脑刀片，液体石蜡，1%戊巴比妥钠。

【实验步骤】

1. 麻醉　将兔称重后，从兔耳缘静脉按 1ml/kg 体重的量缓慢注入 3%戊巴比妥钠。

2. 手术　将兔仰卧固定于手术台上，剪去颈前部的毛，在颈部正中线切开皮肤，暴露气管，插入气管插管，找出两侧颈总动脉，分别穿线结扎，以避免脑部手术时出血过多。将兔俯位固定，剪去头顶部毛，由两眼眶前缘连线中点至枕部将头皮纵行切开，暴露头骨及颞肌。将颞肌上缘附着在头骨的部分切开，用手术刀柄将颞肌自上而下地剥离扩大头骨暴露面，并刮去颅顶骨膜。手术者位于家兔左侧，左手握住兔头前端，右手持颅骨钻，兔头水平放置，在旁开矢状缝 0.5cm 左右颅顶处用骨钻开孔。用镊子将骨钻下的圆形骨片剔除后，再用咬骨钳扩大开口，暴露整个大脑上表面。骨断面出血可用骨蜡止血。在接近人字缝和矢状缝时，注意不要伤及下面的横窦与矢状窦。在一侧顶骨打开后，用切脑刀伸入颅骨下把横窦和矢状窦与颅骨内壁附着处小心剥离，再用咬骨钳向对侧顶骨扩大开口(咬过矢状缝)，直到两侧大脑半球表面基本暴露。用 8 号针头斜刺入硬脑膜，以眼科剪小心剪开硬脑膜，暴露出大脑皮质，滴少许温热液体石蜡防止脑表面干燥。最后咬去人字缝，以暴露大脑后缘(咬人字缝时可由助手自下面将兔头托起抬高，并注意用拇指和示指按压在第 1 颈椎横突后缘处压迫椎动脉数分钟)。在仔细止血时可看到两下丘，而两上丘要将大脑两半球向前上托起才能看到。

3. 观察项目　手术者位于家兔左侧，左手紧握兔头前端，使兔鼻骨前缘与桌面成 60º 角(可用 60º 角尺或 60º 框架帮助固定为 60º 角)，如图 2-25-1。右手持切脑刀片，使刀片平面与冠状面平行，助手稍固定兔身以防过度挣扎，然后切脑刀自两大脑后缘连线中间部，垂直向下果断切至颅底，并将切脑刀前端沿冠状面稍扩大切口后迅速取出刀片，以纱布轻压伤口，松绑四肢，让兔侧卧位。数分钟后即可见家兔四肢伸直，头向后仰，尾向上翘，呈角弓反张现象(图 2-25-2)。

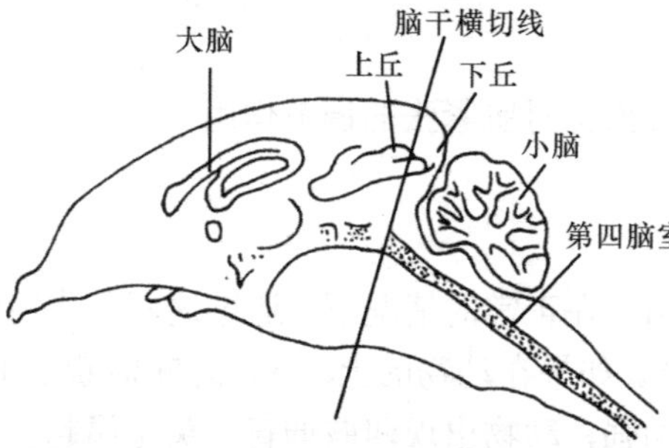

图 2-25-1　兔脑干切断部位示意图

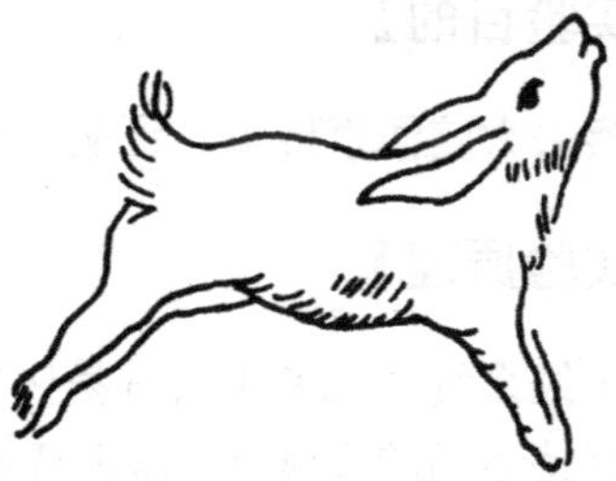

图 2-25-2　兔去大脑僵直示意图

【注意事项】

(1)动物麻醉不宜过深，以免去大脑僵直现象不易出现。

(2)手术时，注意勿损伤矢状窦与横窦，避免大出血。

(3)切断部位要准确，过低将伤及延髓，导致呼吸停止；过高则不出现去大脑僵直现象，动物表现为切脑 5～10min 后仍未见僵直现象，而呼吸尚平稳，此刻可将兔头重新固定(使鼻骨前缘与桌面成 60º 角)，在原切断面再向后 2mm 处重新垂直切一刀，此时往往可出现僵直现象。

【思考题】

(1)家兔产生去大脑僵直的机制是什么？

(2)α 僵直和 γ 僵直有何不同？

实验二十六　大脑皮质运动机能定位

【实验目的】

观察电刺激大脑皮质运动区时引起的躯体运动效应，以了解大脑皮质运动区的机能定位关系及其特点，进一步领会皮质运动区对躯体运动的调节作用。

【实验原理】

大脑皮质运动区是调节躯体运动机能的高级中枢。它通过锥体系和锥体外系下行通路，控制脑干和脊髓运动神经元的活动，从而控制肌肉运动。电刺激皮质后发生的效应在人和高等动物的中央前回最为明显，称为皮质运动区机能定位。在较低等的哺乳动物，如兔和大鼠，大脑皮质运动机能定位已具一定雏形。

【实验对象】

大鼠或家兔(雌雄不拘)。

【实验器材和药品】

电刺激器，刺激电极，哺乳类动物手术器械一套，小骨钻、小咬骨钳，3%戊巴比妥钠，生理盐水，液体石蜡、骨蜡(或止血海绵)、纱布。

【实验方法与步骤】

1. 麻醉　大鼠以3%戊巴比妥钠1ml/kg体重进行腹腔注射，兔则用3%戊巴比妥钠以1ml/kg体重从耳缘静脉注射，轻度麻醉。

2. 手术　将动物俯卧位固定，将头部固定在头架上。剪去头部的毛，从眉间至枕部矢状线切开皮肤及骨膜，用刀柄向两侧剥离肌肉并刮去颅顶骨膜。用小骨钻小心钻开颅骨(图2-26-1)，勿伤硬脑膜。用小咬骨钳扩大创口，暴露一侧大脑表面，勿伤及矢状窦。需要时用骨蜡(或明胶海绵)止血。小镊子夹起硬脑膜并仔细剪掉暴露出大脑皮质，滴上少量温热液体石蜡，以防皮质干燥。手术完毕放松动物的头及四肢，以便观察躯体运动效应。

3. 观察刺激皮层的效应　逐点依次刺激大脑皮质不同区域，观察躯体运动反应，并将结果标记在大脑半球示意图上(图2-26-2)。刺激参数：波宽0.1～0.2ms，电压10～20 V，频率20～100 Hz。每次刺激时间持续1～5s；每次刺激后休息约1min。

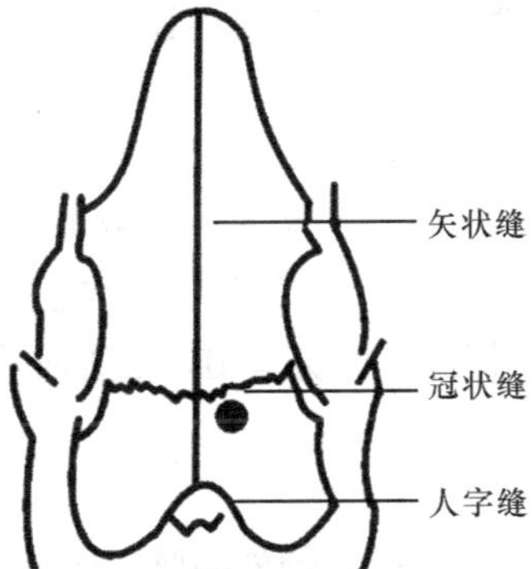

图2-26-1　兔颅骨标志图

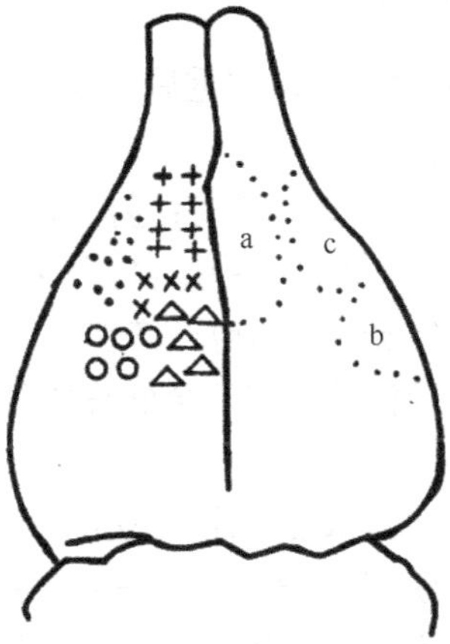

图2-26-2　兔皮质的刺激效应区

【注意事项】

(1)麻醉不易过深，否则将影响刺激的效应。

(2)注意止血和保护大脑皮质。

【思考题】

(1)大脑皮质运动区的功能定位有哪些特点?
(2)锥体系和锥体外系的作用有何不同?

实验二十七　家兔实验性肺水肿

【实验目的】

复制实验性肺水肿;了解肺水肿的表现及其发生机制。

【实验对象】

家兔。

【实验器材和药品】

婴儿秤,兔固定台,张力换能器,颈部小手术器械,气管插管及呼吸描记装置,静脉导管及静脉输液装置,听诊器 1 个,烧杯、纱布、线、天平、滤纸,1%肾上腺素,3%戊巴比妥钠,生理盐水。

【实验步骤】

(1)取兔一只,称重后仰卧固定于兔台,耳缘静脉缓慢注射 3%戊巴比妥钠(1ml / kg)进行全身麻醉。

(2)气管分离及插管:剪去颈部被毛,上起甲状软骨下达胸骨上缘切开颈部正中皮肤,用血管钳分离颈部正中肌群,分离一段气管,在其下穿线备用,用眼科剪在环状软骨下0.5~1cm 处两个软骨之间剪一横切口,再向头端做一纵切口,使呈"⊥"形。向肺脏方向插入"Y"形气管插管,用已穿好线扎住,再在插管的侧管上打结,以防滑出,插管时注意保持侧管畅通。

(3)呼吸运动的描记方法:同实验十三。

(4)颈外静脉分离及插管:于颈部皮下、胸锁乳突肌外缘找到颈外静脉,仔细分离 2~3cm 长,穿两线备用,把静脉导管与静脉输液装置连接,并注意排出管道内气体。插管前先用动脉夹夹闭静脉近心端,待静脉充盈后再结扎远心端。用眼科剪在静脉上靠远心端结扎线处呈 45℃剪一小口,插入导管并结扎(导管插入 2~3cm)。打开静脉输液装置的螺旋夹,以 5~10 滴 / 分速度缓慢输入生理盐水。

(5)描记一段正常呼吸,并用听诊器听肺的呼吸音,然后快速输入 37℃生理盐水(输入总量 160 ml/kg,180~200 滴/分),待滴注接近完毕时立即经静脉导管上方的乳胶管注入肾上腺素(0.5mg/kg)。

(6)上述输液过程中密切观察呼吸改变和气管插管内是否有粉红色泡沫状液体流出,并用听诊器听肺部有无湿性啰音出现。当证明肺水肿出现时,即夹住气管,处死动物，打开胸腔，用线在气管分叉处结扎，防止肺水肿液流出。在结扎处以上切断气管，小心将心脏及其血管分离（勿损伤肺）把肺取出，用滤纸吸去肺表面的水分后称肺重量，计算肺系数，然后肉眼观察肺大体改变。切开肺，观察切面的改变，注意有无泡沫状液体流出。

$$肺系数计算公式:肺系数=\frac{肺重量(g)}{体重(kg)}$$

正常兔肺系数为4～5。

【注意事项】

(1) 因静脉壁较薄，故静脉插管头部不能太锐利，以防刺破静脉。

(2) 解剖取肺时，注意勿损伤表面和挤压组织，以防水肿液流出，影响肺系数。

(3) 在第一次使用肾上腺素后肺水肿征象不明显者，可重复使用，两次给药间隔10min左右。

【思考题】

根据实验结果，联系理论，分析肺水肿发生的机制。

实验二十八　豚鼠高钾血症

【实验目的】

观察高血钾对心脏的毒性作用，了解和掌握高血钾心电图改变的特征。

【实验对象】

豚鼠。

【实验器材和药品】

心电图机，5ml注射器，棉球，生理盐水，3%戊巴比妥钠溶液，5%KCl，铝片，粗天平，6号注射针头，剪刀、镊子。

【实验步骤】

(1) 将动物称重，3%戊巴比妥钠1ml/kg体重腹腔注射麻醉（下腹部左外侧针头刺入皮下，再穿过腹肌，注药前回抽一下，切勿刺入胆、膀胱、肝），然后仰卧固定。

(2) 熟悉心电图机的使用，心电图机在未接通电源前将各控制器放于下列位置“导联选择”—“0”位，“衰减”—“1”，“记录、观察、准备”—“准备”，“纸速”—25 mm/s，“零位”—放于中间位置。地线插头一电线与自来水管相连。

接通心电图机电源，将开关向上，指示灯亮，预热2min后即可开始工作。将“记录、观察、准备”键放于“记录”，记录纸走出，重复拨动“1mV”定标电压钮记录纸应描出

10mm 振幅方波(即 1mm 的细格高度等于 0.1mV)，若不到 10mm 可调节“增益”加以校正，然后“记录”拨返至“准备”。

(3) 心电图机圆形电极杆外面紧包 2～3 层固定电线用的铝皮，外套上 6 号新的注射针头(铝皮，针头固定要紧密，勿松动)，作为针形电极。以生理盐水擦净针头，分别按以下顺序插入四肢踝部皮下，红电极插入右前肢，黄电极插入左前肢，黑电极插入右后肢，绿电极插入左后肢。

(4) 将“导联选择”旋到“Ⅱ”，描记心电图，若正常时 T 波高于 0.15mV，宜改用其他导联，若 T 波仍高，宜另换动物，若用头胸导联，可描记出较大清晰的心电图波形，方法是将心电图机上“导联选择”旋到“Ⅰ”，将红色针形电极插在右下颏部皮下，黄色针形电极插在心尖部位的胸壁皮下。

(5) 将“准备”位置拨向“观察”待描笔跳动较稳定后，将“观察”拨向“记录”。记下正常心电图(纸长以小组内每人能分到 4～5 个心跳为度)。若 T 波不显，可将纸速改为 50 mm/s 观察。

(6) 腹腔注入 5% KCl 1ml，注射后 5min 记录一次心电图。

(7) 从首次推注 KCl 起，每 5min 再注入 5% KCl 0.5ml，每次注入后 5min 记录一次心电图改变。

(8) 继续注入 KCl 直至心电图出现心室纤维性颤动。

(9) 将“导联选择”旋至“0”立即将动物开胸、观察心脏停搏状态。

(10) 关闭心电图机电源，将各控制器恢复到实验前状态。

【注意事项】

(1) 动物对注入 KCl 的耐受性有个体差异，有的需注入较多 KCl 才出现异常心电图。

(2) 若记录心电图时出现干扰，应将动物远离心电图机，检查各导线有无发生纵横交错现象，动物固定台应保持干燥。

(3) 每次使用针形电极时，要用盐水擦净并及时清除电极和电线周围的血水，以保持良好的导电状态。

【思考题】

(1) 注射 KCl 后，异常心电图有哪些表现，它们是怎样发生的?

(2) 出现心室颤动时，开胸看到心脏停搏在何种状态？何故？

实验二十九　几种类型的缺氧

【实验目的】

在动物身上复制低张性、血液性、组织中毒性缺氧并了解缺氧分类；观察不同类型的缺氧对呼吸和血液颜色变化的影响。

【实验对象】

小白鼠。

【实验器材和药品】

小白鼠缺氧瓶（或100～125ml广口瓶），装有CO的球胆、1ml、5ml注射器，剪刀，镊子。钠石灰（NaOH·CaO），5%亚硝酸钠，1%亚甲蓝，0.1%氰化钾，10%硫代硫酸钠，生理盐水。

【实验步骤】

（一）低张性缺氧

（1）取钠石灰少许（约5g）及小白鼠一只放入缺氧瓶内。观察动物的一般情况，呼吸频率、幅度，皮肤、黏膜的颜色，然后塞紧瓶塞，记录时间，以后每3min重复观察上述指标一次（如有其他变化则随时间记录）直到动物死亡为止。

（2）动物尸体留存，待（二）、（三）、（四）实验做完后，再依次打开其腹腔，比较血液和肝脏颜色。

（二）CO中毒性缺氧

（1）将小白鼠一只放入广口瓶中，观察其正常表现，用插有玻璃管的橡皮盖塞紧。

（2）用5ml注射器，从球胆中抽吸4ml CO，注入广口瓶中，将插入橡皮塞的玻璃管套一橡皮管并用螺旋夹夹紧，以免漏气。

（3）观察指标与方法同上。

（三）亚硝酸钠中毒性缺氧

（1）取体重相近的两只小白鼠，观察正常表现后，向腹腔内注入5%亚硝酸钠0.3ml，其中一只注入亚硝酸钠后，立即再向腹腔注入1%亚甲蓝溶液0.3ml，另一只再注入生理盐水0.3ml。

（2）观察指标与方法同（一），比较两鼠表现及死亡时间有无差异。

（四）氰化物中毒性缺氧

（1）取体重相近的小白鼠2只，观察正常表现后，腹腔注射0.1%氰化钾0.2ml。

（2）观察上述指标。

（3）待动物出现四肢软瘫时立即向一只小鼠腹腔内注入10%硫代硫酸钠0.4ml，另一只注射等量生理盐水0.4ml。

（4）观察2只小鼠上述指标的变化及死亡时间。

【实验结果】

实验结果见表2-29-1。

表2-29-1 小白鼠四种类型缺氧实验各项指标变化比较

类型	呼吸（频率、幅度）	功能状态（活动度）	皮肤黏膜颜色	肝脏颜色	血液颜色
低张性缺氧					
CO 中毒性缺氧					
亚硝酸钠中毒性缺氧					
氰化钾中毒性缺氧					

【注意事项】

(1) 缺氧瓶一定要密闭，可用凡士林涂在瓶塞外面。

(2) 氰化钾有剧毒，勿沾染皮肤、黏膜，特别是有破损处，实验后将物品洗涤干净。

(3) 小白鼠腹腔注射时，应稍靠左下腹，勿损伤肝脏，但也应避免将药液注入肠腔或膀胱。

【思考题】

各型缺氧对呼吸有何影响？血液颜色有无不同？为什么？

实验三十 缺氧耐受性的影响因素

【实验目的】

观察不同种属、年龄、神经系统、代谢状况等对动物缺氧耐受性的影响。

【实验对象】

成年小鼠 3 只、新生小鼠 1 只、蟾蜍 1 只。

【实验器材和药品】

抽气机、水银减压计、真空干燥瓶、1ml 注射器及针头、0.25%氯丙嗪溶液、1%咖啡因溶液、冰水。

【实验步骤】

(1) 取成年小鼠 1 只，在真空干燥瓶抽气前 30min 腹腔注射 0.25%氯丙嗪溶液 0.1ml/10g，待动物不活动后把其全身浸入放有碎冰块的冰水中 10min，并做好标记。

(2) 取成年小鼠 1 只，在真空干燥瓶抽气前 30min 腹腔注射 1%咖啡因溶液 0.1ml/10 g，并做好标记。

(3) 将正常成年小鼠、注射氯丙嗪小鼠、注射咖啡因小鼠、新生小鼠、蟾蜍各 1 只放入减压装置的干燥瓶内。

(4) 塞紧瓶塞后开始抽气减压，观察各组动物的活动情况、存活时间及死亡时的气压。

【注意事项】

(1) 干燥瓶瓶口用凡士林密封。
(2) 抽气速度不要太快。

实验三十一　肾上腺在小鼠应激中的作用

【实验目的】

应激是机体在受到各种内外因素刺激后出现的全身性非特异性反应，肾上腺在应激反应中发挥核心作用。本实验的目的是复制冷应激模型，观察肾上腺对应激的影响，以及应激时胃黏膜的损伤反应，探讨应激的病理生理机制。

【实验对象】

成年小鼠 2 只。

【实验器材和药品】

小动物手术器械 1 套、棉球、大烧杯、冰水、乙醚。

【实验步骤】

(1) 小白鼠，体重 30g，乙醚麻醉。俯卧位，剪去胸腰椎交界处背毛，碘伏消毒。沿背部正中胸腰椎交界处纵向剪开皮肤，约 1cm，用小剪刀在左侧最后一根肋骨与脊柱交界处分离肌肉及后腹壁其他组织，直达肾脏。用小镊子撑开创口，在肾脏上方靠脊柱侧找到灰色的肾上腺，用眼科镊摘除。同法去除对侧肾上腺。缝合背部切口。
(2) 取体重、性别相同的另一只小白鼠，做同样手术，但不摘除肾上腺，作为阴性对照。
(3) 术后在同样条件下饲养 1 周(环境温度 20℃左右，食水供应充足，去肾上腺动物供应盐水饮料)。实验前 2 日将供盐组改为清水，两组动物均停止供食。
(4) 实验时，将两组小白鼠同时分别放入盛有冰水的两只大烧杯中，小白鼠开始在冰水中游泳，计时，观察小白鼠在应激状态下的表现。当两组动物表现出现明显差别时，取出动物，擦干动物身上的水。比较动物在应激后的姿势、活动及恢复情况。
(5) 处死小鼠，做腹部正中切口，取胃观察胃黏膜损伤指数。
(6) 胃黏膜病理观察：在胃体部切取 5mm ×7mm 大小的胃组织，常规石蜡包埋切片，HE 染色，光镜下观察。亦可观察已有的标本切片。

【注意事项】

(1) 去除肾上腺时注意不要损伤肾脏及腹腔内其他组织器官。
(2) 手术时避免损伤膈肌造成气胸。
(3) 动物饲养要保证良好的环境及适宜的喂养条件。

【思考题】

(1)应激发生的病理生理学机制及肾上腺在应激中发挥的作用。

(2)应激时为什么会有胃黏膜的损伤性改变?

【附录】

胃黏膜损伤指数(gastric mucosal lesion index,LI)测定方法:颈椎脱臼法处死小鼠,立即解剖,取出全胃,沿胃大弯侧剪开,展开全胃,摊平,于装有 2ml 蒸馏水的平皿中冲洗胃黏膜,将胃置于 10%福尔马林中充分固定,平铺于解剖显微镜(配测微尺)载物台上观察损伤情况并计分。全胃各病灶的长度按下面标准评分后的和为损伤指数。损伤<1mm(包括糜烂、出血点)为 1 分,1mm<损伤≤2mm 为 2 分,依次类推;损伤宽度>2mm 者,指数加倍。

实验三十二 家兔失血性休克

【实验目的】

采用颈总动脉快速放血法复制家兔失血性休克模型;观察急性失血性休克前后血压、心率、呼吸、尿量的变化,并探讨失血性休克的发病机制。

【实验对象】

家兔。

【实验器材和药品】

兔台和兔头固定器 1 套,压力换能器,三通管,兔手术器械 1 套,动脉夹,注射器 50ml、5ml、2ml 各 1 只,针头 7 号 2 个、9 号 1 个,纱布,丝线,烧杯,导尿管,磅秤 1 台,3%戊巴比妥钠,0.9%NaCl 溶液,0.5%肝素。

【实验步骤】

(1)取成年兔 1 只,称重后耳缘静脉缓慢注射 3%戊巴比妥钠(1ml / kg)进行全身麻醉。

(2)按实验十一做双侧颈总动脉插管。

(3)于剑突部位剪毛后切开皮肤,分离暴露剑突,再通过张力换能器连接到第 4 通道,描记呼吸。

(4)插导尿管,用于观察每分钟尿滴数。

(5)在上述各项操作均完成后,观察记录放血前的各项生理指标,包括皮肤黏膜颜色、血压、呼吸、心率、尿量。

(6)打开右颈总动脉导管上的夹子,使血液从颈总动脉放入注射器内。第 1 次放血量为家兔总血量的 10% [兔总血量按体重(kg) ×70ml 计算],于放血后即刻和放血后 5min,分别观察记录动物各项指标的变化。第 2 次放血量为总血量的 20%(共 30%),放血时间 5~10min,再观察记录放血即刻及放血后 20min 动物各项指标的变化。

【实验结果】

实验结果见表 2-32-1。

表2-32-1　家兔失血性休克前后部分生理指标的改变

	血压(mmHg)		呼吸(次/min)	心率(次/min)	尿量(ml/min)
	脉压	平均压			
失血前					
第1次放血即刻					
第1次放血5 min后					
第2次放血即刻					
第2次放血20 min后					

【注意事项】

(1) 动脉插管处结扎要确实，防止插管滑脱。

(2) 插管时要左右轻轻旋转，使插管更容易进入动脉并防止动脉断裂。

【思考题】

(1) 两次放血前后家兔是否都发生了休克，如果是，分别处于休克的哪一期？

(2) 失血性休克各期血压、尿量、皮肤黏膜的变化如何？为什么？

实验三十三　氨在肝性脑病发病机制中的作用

【实验目的】

采用模拟肝大部分切除术，造成急性肝功能不全的动物模型，并从十二指肠插管灌注复方氯化铵溶液，观察血氨升高在肝性脑病发病机制中的作用。

【实验对象】

家兔。

【实验器材和药品】

腹部手术器械一套，兔固定台，5ml、20ml 注射器，十二指肠插管，丝线，1%普鲁卡因，复方氯化铵溶液。

【实验步骤】

(1) 取家兔一只，称重后耳缘静脉缓慢注射 3%戊巴比妥钠 (1ml/kg) 进行全身麻醉，仰卧固定于兔台。

(2) 剪去腹壁正中的毛，从胸骨剑突起，沿腹白线做上腹正中切口打开腹腔，切口长约 8cm。红褐色的肝脏位于右上腹。轻轻下压肝脏，用手剥离肝与横膈之间的镰状韧带。再将肝向上翻起，剥离肝脏和胃之间的肝胃韧带。

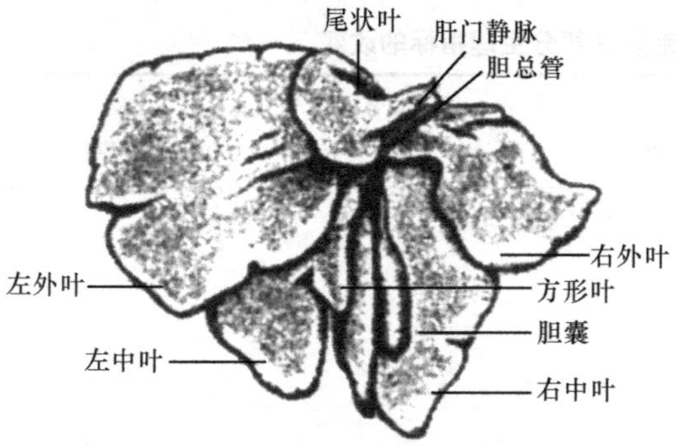

图 2-33-1　兔的肝脏示意图(背侧)

(3)辨明肝脏分叶情况(图 2-33-1)，进行模拟肝大部切除术：用粗丝线结扎左外侧叶、左中叶、右中叶和方形叶的根部，使此四肝叶的血流完全阻断。保留右外侧叶和尾状叶。

(4)沿胃幽门向下找到十二指肠，在十二指肠下穿一根丝线，用眼科剪在肠壁做一小切口，将十二指肠插管插入十二指肠约 5cm，用已穿好的丝线结扎固定。

(5)止血钳夹住腹壁切口，关闭腹腔，用生理盐水纱布覆盖切口。

(6)向十二指肠插管中注入复方氯化铵溶液 10ml，以后每隔 5min 注入一次，每次 5ml，仔细观察动物面部、口周小肌肉有无震挛出现，继续给药直至动物出现角弓反张，记录所用的复方氯化铵溶液总量，并计算每千克体重用量和注射药物至出现角弓反张所需时间。

(7)另取一只家兔，称重、麻醉、固定。于腹壁正中线作同样切口，分离肝脏但不做结扎，作为假手术对照。同上做十二指肠插管，闭合腹腔，以同样方案向十二指肠腔内注入复方氯化铵溶液，直至动物出现角弓反张，记录所用总量、每千克体重用量，以及注射至出现角弓反张所需时间。

【注意事项】

(1)分离镰状韧带时，谨防破坏横膈；游离肝脏时，动作宜轻柔，以免肝叶破裂出血；结扎线应扎于肝叶根部，避免拦腰勒破肝脏。

(2)十二指肠插管结扎要牢固，避免插管脱出；复方氯化铵溶液切勿漏入腹腔。

【附录】

溶液配制：复方氯化铵溶液：氯化铵 25g、碳酸氢钠 15g；溶于 5%葡萄糖溶液 1000ml 中。

实验三十四　家兔急性肾衰竭

【实验目的】

复制中毒性肾衰竭的动物模型；观察汞中毒家兔的一般状态、尿的变化、血尿素氮水平以了解肾脏功能情况，并观察肾脏大体形态改变；根据实验指标，判断、分析及讨论急性肾衰竭的发病机制。

【实验对象】

家兔。

【实验器材和药品】

试管、滴管、吸管、试管夹、酒精灯、试管架，手术器械一套等。1%氯化高汞($HgCl_2$)溶液，3%戊巴比妥钠，0.9%NaCl 溶液，5%醋酸溶液，6 mg/ml 酚红。

【实验步骤】

(1)取两只家兔，一只为正常对照，另一只为中毒实验兔。于实验前一天称重后，实验兔皮下或肌肉注射 1%$HgCl_2$按(1.5～1.7 ml/kg，一次注射)，造成急性中毒性肾病模型备用。对照兔则在相同部位注射同量的生理盐水。两兔实验前均少喂蔬菜。

(2)实验开始，取家兔称重，耳缘静脉缓慢注射 3%戊巴比妥钠(1 ml/kg)进行全身麻醉后固定于兔台上。从耳缘静脉缓慢输注 0.9%氯化钠溶液 20～50ml / kg，以便于增加尿液。

(3)下腹部剪毛，在耻骨联合上 1.5cm 处向头端做腹部正中切口，长约 4 cm，分离皮下组织，沿腹白线切开腹膜，暴露出膀胱，并将膀胱翻向体外，在膀胱底部找到并分离两侧输尿管(动作要轻柔，避免损伤输尿管)，在两侧输尿管下方穿一根线，利用此线在膀胱根部进行结扎，防止试验过程中产生的尿液流失，然后将膀胱内尿液抽出，做尿蛋白定性检查。

(4)当尿液抽完后，于兔耳缘静脉注射酚红 0.5ml，1h 后再从膀胱内抽尽尿液，做兔酚红排泄试验。

(5)最后将中毒家兔及对照兔一并杀死，取出肾脏，观察并比较两只家兔肾脏体积大小、色泽、剖面颜色等的异同。

【附录】

1. 尿蛋白定性检查　取正常及中毒兔尿液各 2～3m1 分别放入试管中，以试管夹夹住试管，在酒精灯上加热至沸腾(试管口不要对着人，小心加热，切勿让试管内尿液溢出)。若有混浊，加入 5%醋酸 3～5 滴，再煮沸。若尿变清，是尿内尿酸盐所致；若混浊仍存在，则表示尿中含有蛋白，根据尿混浊程度可按下面标准判定结果：

“–”表示尿液清晰不是混浊。

“+”表示尿液出现轻度白色混浊(含蛋白质 0.01%～0.05g%)。

“++”表示尿液稀薄乳样混浊(含蛋白质 0.05%～0.2g%)。

“+++”表示尿液混浊或有少量絮片存在(含蛋白质 0.2%～0.5g%)。

“++++”表示尿液出现絮状混浊(含蛋白质>0.5g%)。

2. 酚红排泄试验(PSP 试验)

(1)从兔耳缘静脉准确快速注入酚红溶液 0.5ml(6mg/ml)并计时，记录 60min 尿量。

(2)将 60min 尿液置于 500ml 量筒内，加入 10%NaOH10ml (碱化尿液、沉淀蛋白)，加水至 500ml，搅拌均匀后从中取出 10ml 尿液置于试管中与标准管比色，记录尿液中的酚红排泄率。

(3)标准管酚红溶液的配制：向 50ml 水中加入 10%NaOH 1ml、酚红(6mg/ml) 0.05ml

作为母液，然后按照表 2-34-1 配制各标准液：

表2-34-1 标准管酚红溶液的配制

	100%	90%	80%	70%	60%	50%	40%	30%	20%	10%
母液(ml)	10	9	8	7	6	5	4	3	2	1
水(ml)	0	1	2	3	4	5	6	7	8	9

【注意事项】

(1)膀胱结扎要确实，避免损伤输尿管。
(2)蛋白定性实验中所加醋酸要足够。
(3)注入酚红溶液的量要准确，可以在耳缘静脉推注生理盐水过程中推注酚红。

实验三十五 麻醉期间不良刺激对循环功能的影响

【实验目的】

认识在麻醉情况下，一些不良刺激如窒息、压迫颈动脉窦区，气管插管、腹腔内探察、大量失血等对循环功能的影响，以利于麻醉期间更自觉、全面、有效地维护循环功能的稳定。

【实验原理】

临床上常可见到患者在行气管插管或腹腔内探察时，可引起明显的循环功能紊乱，这可能是由于：在气管、支气管黏膜肠壁系膜上有丰富的迷走神经分布，且该部位对异物和牵拉刺激异常敏感。本实验模拟临床气管插管术及术中粗暴腹腔内探察等不良刺激，观察其对循环功能的影响，并探索消除不良影响的方法。

【实验对象】

家兔。

【实验器材】

压力换能器 1 个、兔台、哺乳类动物手术器械一套、丝线、纱布、烧杯 2 个、铁支架、双凹夹 2 个、动脉夹、“Y”形气管插管、动脉套管、注射器(5ml×3、2ml×3)、生理盐水、3%戊巴比妥钠、0.5%肝素生理盐水、塑料管(15cm)、2%利多卡因、阿托品(0.5mg/支)。

【实验步骤】

(一)实验准备

(1)按实验七记录血压：将血压换能器与电脑相连，并将其固定于铁支架上，其位置大致应平行于心脏水平面，然后将换能器一端开口夹闭，另一端与准备插入颈总动脉内的塑料管相接，整个管道内要充满 0.5%肝素生理盐水，备用。

(2)家兔麻醉与固定：在兔耳缘静脉缓慢注射3%戊巴比妥钠(剂量为30mg/kg)，麻醉后将兔仰卧固定于兔台上，剪去颈部手术部位的兔毛。

(3)记录颈总动脉血压：按实验七的方法记录。

(4)腹正中切口暴露腹腔(可在观察项目2之间进行)，沿腹正中线切开3～5 cm长切口，再沿腹白线切开肌腱、腹膜而暴露腹腔，先用止血钳夹闭切口备用。

(5)分离胸骨舌骨肌找出气管。气管下方穿线，在甲状软骨下方气管上做一倒“T”形切口，插入气管插管后结扎固定。

(二)观察项目

(1)气管内插管，观察血压变化。

(2)气管内快速喷入2%利多卡因2ml后，于第5、10、15min再进行气管插管，观察血压变化。

(3)阻塞呼吸道：堵住气管插管口(15s)。

(4)压迫颈动脉窦：用力压迫兔双侧下颌深部，观察血压改变。

(5)腹腔探察：将肠管拉出腹腔外，观察血压变化。

(6)从兔耳缘静脉同时注射1mg阿托品，观察血压和呼吸的变化，并于注射后第1、5、8min再进行同样腹腔探察、气管插管，观察血压变化。

(7)待动物血压稳定后

1)经另一侧颈总动插入充满肝素的细塑料管，结扎固定。从该颈总动脉放血于注射器内，放血量约占全血量的10%(全血量以约占体重的7%计算)，放血后立即夹闭颈总动脉。观察并记录血压的变化。

2)第二次放血：于第一次放血后5 min，再打开右侧颈动脉夹放血，使血压降至30mmHg左右，于塑料插管内注入适量肝素，记录血压的变化。

3)回输血液：于第二次放血后5min，自右侧颈动脉加压将放出之血液全部回输入兔体内，再记录各项指标。

【注意事项】

(1)缓慢注射麻醉药，注意观察麻醉指标。

(2)在整个实验过程中，注意保护好动脉插管处，防止血管刺破。

(3)腹腔探察时，注意刺激强度保持一致。

【实验报告与思考题】

记录上述各项结果，并分析其原因。

实验三十六　羟丁酸钠、硫代硫酸钠的抗缺氧作用

【实验目的】

复制低张性、血液性、组织中毒性缺氧并了解缺氧的分类及表现；观察羟丁酸钠、硫代硫酸钠的抗缺氧作用。

【实验原理】

用乏氧、药物制作小鼠缺氧模型，观察羟丁酸钠、硫代硫酸钠对缺氧的防治作用。

【实验对象】

小白鼠。

【实验器材】

小白鼠缺氧瓶（或100～125ml广口瓶），装有CO的球胆、1ml、5ml注射器，剪刀，镊子。钠石灰（NaOH·CaO），5%亚硝酸钠，1%亚甲蓝，0.1%氰化钾，10%硫代硫酸钠，羟丁酸钠注射液1（0.5%），羟丁酸钠注射液2（1%），羟丁酸钠注射液3（2%），生理盐水。

【实验步骤】

1. 低张性缺氧 每小组取缺氧瓶4个，小鼠4只。每个缺氧瓶内放入钠石灰约5g。分别进行下述操作。

甲：小鼠腹腔注射羟丁酸钠注射液1（50mg/kg），0.1ml/10g体重，20min后放入缺氧瓶内。观察动物的一般情况，呼吸频率、幅度，皮肤、黏膜的颜色，然后塞紧瓶塞，记录时间，以后每3min观察上述指标一次（如有其他变化则随时间记录），直到动物死亡为止。记录存活时间。

乙：小鼠腹腔注射羟丁酸钠注射液2（100mg/kg），0.1ml/10g体重，其余操作同甲鼠。

丙：小鼠腹腔注射羟丁酸钠注射液3（200mg/kg），0.1ml/10g体重，其余操作同甲鼠。

丁：小鼠腹腔注射生理盐水，0.1ml/10g体重，其余操作同甲鼠。

2. CO中毒性缺氧

（1）将小白鼠一只放入广口瓶中，观察其正常表现，用插有玻璃管的橡皮盖塞紧。

（2）用5ml注射器，从球胆中抽吸4ml CO，注入广口瓶中，将插入橡皮塞的玻璃管套一橡皮管并用螺旋夹夹紧，以免漏气。

（3）观察指标与方法同低张性缺氧。

3. 亚硝酸钠中毒性缺氧

（1）取体重相近的两只小白鼠，做标记后先观察正常表现，然后依下述方法依次给药。

甲：5%$NaNO_2$ 0.3ml腹腔注射，随后立即注射1%亚甲蓝0.3ml。

乙：5%$NaNO_2$ 0.3ml腹腔注射，随后立即注射生理盐水0.3ml。

（2）观察指标与方法同低张性缺氧，比较两鼠表现及死亡时间有无差异。

4. 氰化物中毒性缺氧

（1）取小白鼠两只，观察正常表现后，腹腔注射0.1%氰化钾0.2ml。

（2）观察上述指标。

（3）待动物出现四肢软瘫时立即向一只小鼠腹腔注入10%硫代硫酸钠0.4ml，另一只注射生理盐水0.4ml。

（4）观察两只小鼠上述指标的变化及死亡时间。

各组动物尸体均需留存，待实验全部做完后，再依次打开其腹腔，比较血液和肝脏颜色。

【实验结果】

实验结果见表 2-36-1。

表2-36-1　小白鼠四种类型缺氧实验各项指标变化比较

	呼吸频率	一般状态	皮肤黏膜颜色	肝脏颜色	血液颜色	存活时间
低张性缺氧						
羟丁酸钠 1 组						
羟丁酸钠 2 组						
羟丁酸钠 3 组						
生理盐水组						
CO 中毒性缺氧						
亚硝酸钠中毒性缺氧						
亚甲蓝组						
生理盐水组						
氰化钾中毒性缺氧						
硫代硫酸钠组						
生理盐水组						

【注意事项】

(1) 缺氧瓶一定要密闭，可用凡士林涂在瓶塞外面。
(2) 氰化钾有剧毒，勿沾染皮肤、黏膜，特别是有破损处，实验后将物品洗涤干净。

【思考题】

各型缺氧对呼吸有何影响？血液颜色有无不同?为什么?

实验三十七　酚妥拉明对小鼠肺水肿的预防作用

【实验目的】

复制实验性肺水肿模型，了解肺水肿的表现及酚妥拉明对小鼠实验性肺水肿的预防作用。

【实验原理】

用肾上腺素腹腔注射制作小鼠肺水肿模型，观察酚妥拉明对肺水肿的预防作用。

【实验对象】

小鼠。

【实验器材】

注射器、纱布、线、天平、滤纸、止血钳，0.1%肾上腺素(1%浓度每只小鼠所需体积只有0.02ml左右，不便于操作)，酚妥拉明1(0.01%)，酚妥拉明2(0.02%)，生理盐水。

【实验步骤】

每小组取小鼠3只，称重，腹腔注射肾上腺素10mg/kg(0.1ml/10g)，然后分别立即腹腔注射酚妥拉明1(1mg/kg)、酚妥拉明2(2mg/kg)和生理盐水，注射量均为0.1ml/10g体重。

观察注射前后小鼠呼吸及皮肤、口唇颜色，及是否有粉红色泡沫状液体从口鼻流出。当发现肺水肿出现时，即夹住气管，处死动物，打开胸腔，用线在气管分叉处结扎，防止肺水肿液流出。在结扎处以上切断气管，小心将心脏及其血管分离(勿损伤肺)把肺取出，用滤纸吸去肺表面的水分后称肺重量，计算肺系数，然后肉眼观察肺大体改变。并切开肺，观察切面的改变，注意有无泡沫状液体流出。

$$\text{肺系数计算公式:肺系数}=\frac{\text{肺重量(g)}}{\text{体重(g)}}$$

【实验结果】

实验结果见表2-37-1。

表2-37-1 酚妥拉明对小鼠实验性肺水肿的预防作用 ($\bar{x}\pm s$，n=)

组别	呼吸(频率)	皮肤黏膜颜色	粉红色泡沫(有无)	出现水肿时间(分)	肺系数
酚妥拉明1					
酚妥拉明2					

【注意事项】

(1)将全班结果综合，一起统计、讨论。
(2)解剖取肺时，注意勿损伤表面和挤压组织，以防水肿液流出，影响肺系数。
(3)在第一次使用肾上腺素后肺水肿征象不明显者，可重复使用，两次给药间隔10min左右。

【思考题】

根据实验结果，联系理论，分析肺水肿发生的机制及酚妥拉明的治疗机制。

实验三十八 家兔酸中毒及其处理

【实验目的】

(1)复制急性呼吸性酸中毒、代谢性酸中毒的动物模型；观察反映体液酸碱平衡状态的各项指标及呼吸的变化。
(2)了解纠正酸中毒的方法。

【实验原理】

用隔绝空气方法复制兔呼吸性酸中毒模型，用恢复通气纠正呼吸性酸中毒；静注12%NaH_2PO_4减少HCO_3^-复制代谢性酸中毒，静脉注射5%$NaHCO_3$纠正之。

【实验对象】

家兔。

【实验器材】

兔固定台，手术器械，呼吸描记装置，动脉取血装置(塑料三通开关，针头，动脉夹)，5m1注射器(麻醉用)，1ml注射器，小橡皮塞，20ml注射器(注射$NaHCO_3$用)，血气分析仪，塑料杯，瓷碗，线，纱布，胶布。1%普鲁卡因2支，0.3%肝素生理盐水，5%$NaHCO_3$，生理盐水。

【实验步骤】

1. 动物麻醉与固定　家兔称重后于耳缘静脉缓慢注射3%戊巴比妥钠，30mg/kg(1ml/kg)，麻醉后将兔仰卧固定于兔台上，剪去颈部手术部位的兔毛。

2. 气管分离及插管　描记呼吸。

3. 一侧颈动脉分离及插管以备取血用　切开颈部正中皮肤，分离皮下组织，暴露颈部肌肉，颈总动脉位于气管两侧，分离覆于气管上的胸骨舌骨肌和侧面斜行的胸锁乳突肌，深处可见颈动脉鞘，用纹式血管钳分离鞘膜，避开鞘膜内神经，分离出2~3cm长的颈动脉，在其下穿二根线备用，一线结扎动脉远心端，用动脉夹夹住近心端，以左手示指垫于动脉下，拇指和中指捏住近端结扎线。右手用眼科剪，离远心端结扎线0.5cm处；在动脉壁向心剪一呈45°角的小口，深约为管径的1/3或1/2。右手插入已备好的动脉导管(插入前先打开三通开关，用注射器向导管内灌满肝素生理盐水，排去气泡，关上三通开关)，插入后将穿好的另一线把导管与动脉扎在一起(先打个结，不要太紧，然后小心放开动脉夹，若有出血，可将线扎紧以不影响导管继续送入动脉为好，将导管送入动脉2~4cm，扎紧，固定)。用远心端的线，围绕导管打结，使固定，用胶布将导管粘在兔头固定夹的口套上以进一步固定。

4. 取血　用1ml注射器接7号针头吸取少许肝素，将管壁湿润后推出，针芯推到底，使注射器死腔和针头内都充满肝素。将动脉导管三通开关内的肝素液放掉，再关好三通；接上准备好的1ml注射器，然后打开三通，一手轻轻抵住注射器尾部，接收(不抽)0.5~1.0ml不含气泡的血液，关闭三通取下注射器，立即套上针头并插入橡皮塞内，以隔绝空气，用手搓动注射器30s，使血与肝素混匀，送技术室用血气分析仪测动脉血pH、二氧化碳分压($PaC0_2$)、SB、AB、BE。

5. 复制呼吸性酸中毒，并测定各项指标　用血管钳夹闭气管插管的侧管乳胶管，持续1.5min，立即观察呼吸频率和幅度的变化、黏膜及血液颜色的变化。在打开血管钳之前，同上法取血并测定各指标。解除窒息后15min，同法取血测各项指标。

6. 代谢性酸中毒及其治疗　经耳缘静脉缓慢注入12%NaH_2PO_4，5ml/kg体重，注意观察呼吸变化，10min 后取动脉血并测各项指标。

7. 根据 BE 值，按下式进行补碱治疗

BE 绝对值×体重公斤数×0.3 = 所需补充 $NaHCO_3$ 的量(mmol)

0.3 是 HCO_3^-进入体内分布的间隙，即体重×30%；5%碳酸氢钠 1ml 相当于 0.6mmol。

所需补充的 5%碳酸氢钠 ml 数 = 所需补充碳酸氢钠的 mmol 数 / 0.6

注入碳酸氢钠治疗后 10 min，再取血测定各项指标，观察是否恢复到接近正常。

【实验结果】

实验结果见表 2-38-1。

表2-38-1　兔酸中毒及其救治

	pH	$PaCO_2$	AB	SB	BE
正常兔					
缺氧后					
复氧后					
静注 NaH_2PO_4 后					
静注 $NaHCO_3$ 后					

实验三十九　兔高钾血症及治疗

【实验目的】

观察高血钾对心脏的毒性作用，了解和掌握高血钾心电图改变的特征及其防治。

【实验原理】

家兔静注 KCl 复制高血钾症，静注 5%碳酸氢钠纠正之。

【实验动物】

家兔。

【实验用品】

心电图机，5ml 注射器，棉球，生理盐水，3%戊巴比妥钠溶液，5%KCl 溶液，铝片，粗天平，6 号注射针头，剪刀，镊子。

【实验步骤】

(1) 将动物称重，3%戊巴比妥钠 1ml / kg 体重腹腔注射麻醉，然后仰卧固定。

(2) 熟悉心电图机的使用，心电图机在未接通电源前将各控制器放于下列位置“导联选择”—“0”位，“衰减”—“1”，“记录、观察、准备”—“准备”，“纸速”—25mm / s，“零位”—放于中间位置。地线插头—电线与自来水管相连。

接通心电图机电源，将开关向上，指示灯亮，预热 2min 后即可开始工作。将“记录、观察、准备”键放于“记录”，记录纸走出，重复拨动“1mV”定标电压钮，记录纸应描出 10mm 振幅方波(即 1mm 的细格高度等于 0.1mV)，若不到 10mm 可调节“增益”加以校正，然后“记录”拨返至“准备”。

(3)心电图机圆形电极杆外面紧包 2～3 层固定电线用的铝皮，外套上 6 号新的注射针头(铝皮，针头固定要紧密，勿松动)，作为针形电极。以生理盐水擦净针头，分别按以下顺序插入四肢踝部皮下，红电极插入右前肢，黄电极插入左前肢，黑电极插入右后肢，绿电极插入左后肢。

(4)将“导联选择”旋到“Ⅱ”，描记心电图，若正常时 T 波高于 0.15mV，宜改用其他导联，若 T 波仍高，宜另换动物，若用头胸导联，可描记出较大清晰的心电图波形，方法是将心电图机上导联选择钮旋到“Ⅰ”，将红色针形电极插在右下颏部皮下，黄色针形电极插在心尖部位的胸壁皮下。

(5)将“准备”位置拨向“观察”待描笔跳动较稳定后，将“观察”拨向“记录”。记下正常心电图(纸长以小组内每人能分到 4～5 个心跳为度)。若 T 波不显，可将纸速改为 50mm/s 观察。

(6)记录注射前一段心电图，然后缓慢静脉注射 5%KCl 1ml/kg，立即持续观察、记录心电图改变，直至心电图出现明显变化(如心率减慢、QT 间期缩短、T 波高尖等)。此时立即静脉注射 5%碳酸氢钠 5ml/kg(10%$CaCl_2$ 2ml/kg 或 30%葡萄糖加胰岛素)救治，观察、记录心电图改变。

(7)继续注入 KCl 直至心电图出现心室纤维性颤动。

(8)将“导联选择”旋至“0”立即将动物开胸，观察心脏停搏状态。

(9)若首次静注 KCl 起 5min，心电图无明显变化，则再注入 5%KCl 0.5ml/kg，直至心电图明显改变，再静注 5%碳酸氢钠 5ml/kg(10%$CaCl_2$2ml/kg 或 30%葡萄糖加胰岛素)救治。

(10)关闭心电图机电源，将各控制器恢复到实验前状态。

【注意事项】

(1)动物对注入 KCl 的耐受性有个体差异，有的需注入较多 KCl 才出现异常心电图。

(2)若记录心电图时出现干扰，应将动物远离心电图机，检查各导线有无发生纵横交错现象，动物固定台应保持干燥。

(3)每次使用针形电极时，要用盐水擦净并及时清除电极和电线周围的血水，以保持良好的导电状态。

【思考题】

(1)注射 KCl 后，异常心电图有哪些表现，它们是怎样发生的?

(2)出现心室颤动时，开胸看到心脏停搏在何种状态?何故?

(3)$NaHCO_3$、$CaCl_2$ 或 30%葡萄糖加胰岛素为何能救治高血钾?

实验四十 不同给药途径对药物作用的影响

【实验目的】

观察不同给药途径对药物作用的影响。

【实验原理】

硫酸镁(magnesium sulfate)口服不易被吸收，起导泻和利胆作用，注射给药则起降血压、解痉、平喘、舒张平滑肌、镇静作用。

【实验动物】

昆明种小鼠。

【实验药品与器材】

10%硫酸镁(magnesium sulfate)，0.5%戊巴比妥钠(pentobarbital sodium)，苦味酸。1ml注射器 2 支，玻璃钟罩 2 个，小鼠灌胃针头 2 支，天秤 1 台。

【实验步骤】

取体重接近的小白鼠 2 只，称重并标记，1 号鼠腹腔注射 10%硫酸镁溶液 0.6ml，2 号鼠口服(灌胃)10%硫酸镁溶液 0.6ml。观察并比较两鼠有何不同现象发生？为什么？将所观察的实验结果填入表 2-40-1。

【实验结果】

表2-40-1 硫酸镁不同给药途径对药物作用的影响

鼠号	给药途径	剂量(mg/只)	呼吸		肌张力		大便	
			给药前	给药后	给药前	给药后	给药前	给药后
1号								
2号								

【实验结论】

给药途径不同所产生药物作用的快慢和强弱不同，硫酸镁腹腔注射使肌松弛，灌胃则出现轻微腹泻。

【思考题】

给药途径不同，一般情况下对药物的作用产生什么影响？为什么某些药物的作用可产生质的差异？

实验四十一　氯胺酮催眠 ED_{50} 和 LD_{50} 的测定

【概述】

半数有效量(median effective dose，ED_{50})指药物引起半数实验动物发生阳性反应(质反应)的剂量。若以死亡作为阳性反应的指标，则为半数致死量(median lethal dose，LD_{50})。因此，LD_{50} 可视为 ED_{50} 的一个特例。ED_{50} 表示药物作用强度的大小，LD_{50} 表示药物毒性的大小，两者的测定原理、计算方法相同。药物的治疗指数(therapeutic index，TI)等于两者的比值，即 $TI=LD_{50}/ED_{50}$，表示对半数动物有效的剂量增大多少倍可引起半数动物死亡，是评价药物的重要指标。

【实验目的】

学习测定 ED_{50}、LD_{50} 的方法，比较分组法和序贯(上下)法优缺点，了解 ED_{50}、LD_{50}、TI 的计算方法和意义。

【实验设计】

有分组法和序贯法两种。分组法是较正规的方法，对一批动物进行分组后，给予不同剂量的药物，记录各组阳性率。序贯法将动物一只一只序贯地进行实验，药液配成等比浓度(剂量比值多在 0.6～0.8)。先用某一剂量，如动物出现阳性反应，下一动物即用低一级剂量；如为阴性反应，则用高一级剂量。序贯法节省动物，也可用于做预实验摸索大致剂量范围，但仅适用于短期内能判断效应的实验。

【计算】

(一)分组法

分组法的计算方法多达二十余种，以加权概率单位法(正规法、Bliss 法)最为严谨精密，可惜计算较繁。点斜法(综合法，孙瑞元法)可以简便地算得与正规法相当接近的全部有关数据，其精确度优于其他各种简化法。点斜法适用于：①剂量呈等比数列；②各组动物数基本相等；③阳性率分布大致符合常态。这些条件要求不高，在实际工作中不难做到。

点斜法计算 LD_{50} （ED_{50} 类同）的公式为：

$$LD_{50}=\log^{-1}[X_m-i(\sum P-0.5)+i/4(1-P_m-P_n)] \tag{1}$$

含有 0%及 100%死亡率时，上式简化为：

$$LD_{50}=\log^{-1}[X_m-i(\sum P-0.5)] \tag{2}$$

$$S_{X50}=i\times\sqrt{\frac{\sum P-\sum P^2}{n-1}} \tag{3}$$

$$LD_{50}\text{的 95\%可信限}=\log^{-1}(\log LD_{50}\pm 1.96\times S_{X50}) \tag{4}$$

式中 P_m 为最高死亡率，X_m 为最高死亡率 P_m 组的剂量对数值；i 为组距，即浓度比值的对数，P_n 为最低死亡率，n 为各组组内动物数。S_{X50} 为 LD_{50} 对数值(X_{50})的标准误。

举例：某药给 20±2g 小白鼠腹腔注射，测得 24h 死亡数据（表 2-41-1），计算其 LD_{50} 及其 95%可信限。

表2-41-1 实验数据表

剂量(mg/kg)	100	143	204	292	416	595
死亡率	0/10	2/10	3/10	6/10	9/10	10/10

将上述数据填入表 2-41-2 进行计算。

表2-41-2 计算表LD_{50}

剂量(mg/kg) (D)	对数剂量(*X*)	死亡率(*P*)	P^2
100		0/10 (0)	0
143	2.155	2/10 (0.2)	0.04
204	2.310	3/10 (0.3)	0.09
292	2.465	6/10 (0.6)	0.36
416	2.619	9/10 (0.9)	0.81
595	2.774	10/10 (1.0)	1.0
i=0.1549		ΣP=3.0	ΣP^2=2.3

将上述结果代入公式(2)

$$i = \log 595/416 = 0.155$$

$$LD_{50} = \log^{-1}[X_m - i\,(\sum P - 0.5)] = \log^{-1}[2.774 - 0.155\,(3-0.5)] = 10^{2.387} = 243.5\,(\text{mg/kg})$$

$$S_{X50} = 0.155 \times \sqrt{\frac{3-2.3}{10-1}} = 0.043$$

LD_{50} 的 95%可信限= $\log^{-1}$（$\log LD_{50} \pm 1.96 \times S_{X50}$）= $\log^{-1}$（$\log 243.5 \pm 1.96 \times 0.043$）= 200.8～296.0mg/kg

测定结果：LD_{50} 为 243.5mg/kg，LD_{50} 的 95%可信限为 200.8～296.0mg/kg。

(二)序贯法

序贯法有三种计算法，代表三种思路。限于时间和篇幅，仅介绍 Dixon –Mood 法。

举例：实验剂量为 350mg/kg、245mg/kg、172mg/kg、120mg/kg、84mg/kg，按序贯法用药，死亡者用 x 表示，存活者用 o 表示，实验结果见表 2-41-3。

(1)剂量按等比数列安排，最好在 4～5 组内可包括全部动物，本例剂量比值为 1∶0.7，对数剂量组距 $i = \log 1/0.7 = 0.155$。

(2)任选一中心组使其组距(d)为零，剂量较高者依次为 1，2，3，……剂量较低者为 –1，–2，–3，……组距为 0 的对数剂量为 X_0，本例 $X_0 = 2.234$。

(3)序贯实验完成后，总计各组的死亡率及存活数，求其总和，以总和较小者为 a，计算 ad 及 ad^2。本例总死亡数为 13，总存活数为 9，故以存活数为 a。第一组 a = 0，故 ad、ad^2 均为 0。第二组 a = 1，d = 1，故 ad = 1，ad^2 = 1。第五组 a = 2，d = –2，故 ad = –4，ad^2 = 8。

(4) 将 a，ad，ad^2 之总和分别以 N、A、B 代表之。

表2-41-3　Dixon –Mood法序贯计算

剂量 (mg/kg)	对数剂量 X	组距 d	序贯结果	死 x	活 o	阳性 a	ad	ad^2
350	2.544	2	x　x	2	0	0	0	0
245	2.389	1	x　x o x	3	1	1	1	1
172	2.234	0	x x o o　x x　x	5	2	2	0	0
120	2.079	-1	o o　o x o x x	3	4	4	–4	4
84	1.924	-2	o　o	0	2	2	–4	8
$i=0.155$	$X_0=2.234$		存活者少，作为阳性(a)	13	9	9	–7	13
						(N)	(A)	(B)

1. 计算 LD_{50} 有两个公式，可按情况选用

(1) 当 a 表示存活数时，公式中取加号

$$LD_{50}= \log^{-1}\ [x_0 + i(A/N+0.5)] \tag{5}$$

(2) 当 a 表示死亡数时，公式中取减号

$$LD_{50}= \log^{-1}\ [x_0 + i(A/N-0.5)] \tag{6}$$

本例因存活数动物少，以其为 a，故取加号：

$$LD_{50}= \log^{-1} [2.234+0.155(-7/9+0.5)]= \log^{-1}(2.191)=155.2$$

2. 计算 S_{x50} 及 95%可信限

Dixon-Mood 原法计算较复杂，现提出简法如下：

$$S_{X50} = \frac{i}{\sqrt{N}}\left\{1.46 \times \left[B / N - (A / N)^2\right] + 0.17\right\} \tag{7}$$

本例 $S_{X50} = \frac{0.155}{\sqrt{9}}\left\{1.46 \times \left[13 / 9 - (-7 / 9)^2\right] + 0.17\right\}=0.072$

LD_{50} 的 95%可信限 $= \log^{-1}(X_{50} \pm 1.96 \times S_{X50}) = \log^{-1}(2.191 \pm 1.96 \times 0.072) = 112.2$～214.8 (mg / kg)

【实验对象】

健康小鼠 18～24 g，雌雄均可，但需说明并剔除孕鼠。分组法各组小鼠的性别比例、平均体重应基本一致。

【实验器材和药品】

1ml 注射器每组 6 支，标明浓度；4 号或 5 号针头，瓶盖打孔的广口瓶，瓶架，1.14%、0.8%、0.56%、0.39%、0.27%、0.19%的氯胺酮溶液，计算器。

【实验分组】

1～3 组做序贯法，4～6 组合做分组法。1～3 组每组拿 15 只小鼠，每用一剂量后，若

动物死亡，则下一剂量降低，若存活，则高一剂量。4～6 组每组取 20 只小鼠，再分成 2 小组，每小组 10 只，分别给一个剂量。第 4、5、6 组依次给 114mg/kg 和 80mg/kg、56mg/kg 和 39mg/kg、27mg/kg 和 19mg/kg。给药容积均为 0.1ml/kg 体重。

【观察与记录】

小鼠称重标记，腹腔注射药物后立即放入广口瓶，拧紧瓶盖后横放在瓶架上，慢慢旋转广口瓶，观察小鼠翻正反射是否消失(小鼠 10s 不能自行站立即为翻正反射消失)记录小鼠翻正反射消失的潜伏期、持续期(表 2-41-4)。1～3 组则先给小鼠注射 0.56%或 0.39%的药液，然后根据翻正反射是否消失决定降低或升高一个剂量。

【计算】

(一)计算

1～3 组按序贯法分别计算 ED_{50}。4～6 组将 3 组实验结果合并计算 ED_{50}。比较各 ED_{50}(表 2-41-5、表 2-41-6)。

表2-41-4　实验记录

鼠瓶号	性别	体重(g)	给药时间	翻正反射消失时间	潜伏期(分)	翻正反射恢复时间	持续期(分)

表2-41-5　分组法测定氯胺酮ED_{50}

剂量(mg/kg)	对数剂量(X)	入睡率(P)	P^2
114	2.057		
80	1.903		
56	1.748		
39	1.591		
27	1.431		
		$\Sigma P=$	$\Sigma P^2=$

表2-41-6　序贯法计算氯胺酮ED_{50}

剂量	对数剂量	组距	序贯结果	睡醒	阳性		
(mg/kg)	X	d	x	o	a	ad	ad^2
114	2.057	2					
80	1.903	1					
56	1.748	0					
39	1.591	−1					
27	1.431	−2					
19	1.279	−3					
X_0=1.748	i=0.155		(N)	(A)	(B)		

(二)LD_{50}参数的显著性检验

比较两药LD_{50}之间的差别有无统计学意义，可用两组t检验，但计算中不能直接计算LD_{50}的差值，而应计算$\log LD_{50}$（即X_{50}、X_{50}及$S_{X_{50}}$、$S_{X_{50}}$）。

$$t=\frac{\left|{X_{50}}^2+{X_{50}}'^2\right|}{\sqrt{{S_{X50}}^2+{S_{X50}}'^2}}\qquad (f=\infty)$$

例如，甲药、乙药的$LD_{50}\pm L_{95}$分别是14±2.9及20±5.4，应先化为$X_{50}\pm S_{X50}$

根据$S_{X50}\cong L_{95}/(4.5\times LD_{50})$

算得甲药$X_{50}\pm S_{X50}$为1.1461 ±0.046，乙药为1.3010 ±0.06

$$t=\frac{|1.1461-1.3010|}{\sqrt{0.046^2+0.06^2}}=\frac{0.1549}{0.0756}=2.05\qquad (P<0.05)$$

本例差别有统计学意义，如果误用$LD_{50}\pm L_{95}$，则p=1.92，结果成为差异无统计学意义，发生错误。

实验四十二　药物代谢动力学参数的计算

【实验目的】

计算线性开放二室模型药物的药代动力学参数。

【实验数据】

家兔，雄性，平均体重 2.87 kg，耳缘静脉推注氨茶碱 12.5 mg/kg（相当于茶碱 10 mg/kg）经时取血，处理血样，用紫外分光光计法测得茶碱的血液浓度如表 2-42-1。

表 2-42-1　茶碱的血液浓度

时间（h）	0.05	0.1	0.15	0.20	0.30	0.40	0.50	1	2	4	6
血药浓度（μg/ml）	35.01	28.64	24.94	23.44	21.03	19.94	18.60	17.71	15.11	12.81	9.5

求茶碱的药代动力学参数：A、B、V_C、α、β、$t_{1/2\alpha}$、$t_{1/2\beta}$、K_{12}、K_{10}、K_{21}、CL、AUC。

实验四十三　磺胺类药物血浆半衰期的测定

【实验目的】

(1) 学习磺胺类药物血中浓度的测定方法。
(2) 学习药物学将半衰期的测定及计算方法。
(3) 掌握耳缘静脉和心脏取血的方法。

【实验原理】

血浆半衰期是指血浆药物浓度下降一半所要的时间。临床上常用多数在体内按一级动力学的规律而消除，也就是血中药物消除速率与瞬时药物浓度成正比，根据这一规律可知：药物静脉注射后，如以血浆药物浓度的对数值为纵坐标，时间为横坐标，其时量关系常呈直线。

磺胺类药物生成显色物质的反应：磺胺类药物及酯类局部麻醉药普鲁卡因，均为对氨基苯类化合物，它们在酸性溶液中，可与亚硝酸钠起重氮反应，产生重氮盐，此盐在碱性溶液中与酚类化合物（麝香草酚）起偶联反应，形成橙红色的偶氮化合物。偶氮染料的显色深浅与磺胺的浓度有关。通过分光光度计测出其光密度，与标准品光密度的比较，可对磺胺类药物浓度进行定量分析。根据用药后不同时间血浆药物浓度的变化规律，可计算血浆半衰期及其他药代动力学参数。

【实验对象】

家兔。

【实验器材与药品】

S22PC 或 721 分光光度计、离心机、离心管、试管、烧杯、注射器（1ml，5ml，10ml）、加样器、吸头、卫生纸、吸球、试管架、天平、塑料盆、兔固定器。

7.5%三氯醋酸、0.5%肝素生理盐水、20%磺胺嘧啶、0.5%亚硝酸钠、0.5%麝香草酚（溶于 20%NaOH）。

【实验步骤】

(1)取试管 3 支，用 A、B、C 标志，各加入 7.5%三氯醋酸 5.8ml，备用。

(2)取家兔 1 只，称重后用经 0.5%肝素生理盐水湿润的 1ml 注射器，由一侧耳缘静脉取血 0.2ml。保留针头，取下注射器，将血液注入 A 管(对照管)。立即换上另一注射器(5ml 或 10ml)自原针头注入 20%磺胺嘧啶 2ml/kg。记录注完时间，准确到分钟。

(3)分别在给药后 5min 及 35min 左右，用同样方法自另一侧耳缘静脉各取血 0.2ml，分别注入 B 管及 C 管。准确记录取血标本的时间，以及两侧取血的时间差。如耳缘静脉取血困难，可心脏取血。

(4)将 A、B、C 3 支试管摇匀，以 1500 转/分转速离心 5min，取离心后上清液 1.5ml，先加 0.5%亚硝酸钠 0.5ml，摇匀；再加 0.5%麝香草酚(溶于 20%NaOH)1.0ml，摇匀，可见药液呈橙黄色。

(5)比色：将各管内药液分别置于分光光度计的 1.0ml 比色杯中，用波长 525nm 光进行比色，用给药前的样品管调零。分别测出各样品管的光密度值。记录。

(6)根据公式计算某一时间点血中药物浓度：根据同一种溶液浓度与光密度成正比的原理，可用无血标准管的浓度及其光密度值求出某一时间点血液中磺胺浓度(mg%)，公式如下：

样品管浓度/标准管浓度=样品管光密度/ 标准管光密度

$$C_{测}/C_{标}=OD_{测}/OD_{标}$$

$$C_{测}= OD_{测}/OD_{标}\times C_{标} \quad (1)$$

(7)根据公式计算 $t_{1/2}$。

半衰期基本比例(式 1)

$$t_{1/2}:\ T=\log(1/2):\ \log\ R_T \quad (2)$$

即：$t_{1/2}=T\times\log(1/2)\ /\ \log R_T$

式中 T 为给药后两次取血的间隔时间，$T= t_2-t_1$，R_T 为经过 T 时间段代谢后药物在体内存活率，即 C_2/C_1。根据比色原理，$C_2/C_1=OD_2/OD_1$，根据测定光密度值算出 $t_{1/2}$

(8)计算 V_d。

表观分布容积：$V_d=D/C_0$，D 为进入动物体内药物的总量，C_0 为药物在体内达动态平衡时血药浓度。

$$C_0=C_1\times\log^{-1}(0.301\times t_1/t_{1/2}) \quad (3)$$

$$V_d=D/C_0 \quad (4)$$

例题：如某实验，家兔 1.5kg，用药 80mg，剂量为 40mg/kg(D_0)，静脉时间为 3 点 11 分 10 秒，第一次取血时间为 3 点 16 分 25 秒，距用药时间 5 分 15 秒(t_1=5.25`)，经比色测定药物浓度为 24.1mg%($C_1$=241mg/L)；第二次取血时间为 3 点 36 分 40 秒，距用药 35 分 30 秒($t_2$=35.5`)，药物浓度为 22.7mg%(C_2=227mg/l)。

1)代入一式模型半衰期基本比例(式 1)。

$$t_{1/2}:\ T=\log(1/2):\ \log\ R_T \quad (1)$$

式中 T 为间隔时间，本例 $T=t_2-t_1$=30.25`；R_T 为 t 时后药物浓度存活率=OD_2/OD_1。

代入公式，计算半衰期：

$t_{1/2}=T\times\log(1/2)\ /\ \log R_T=30.25\times(-0.301)/\log 0.9419=350.5$(分)=5.8(h)

2)代入公式(2)及公式(3)计算预期零时药浓(C_0)及分布容积(V_d)。

$$C_0=C_1\times\log^{-1}(0.301\times t_1/t_{1/2}) \tag{2}$$

$$V_d=D/C_0 \tag{3}$$

式中 C_1 是第一次取的血中的药物浓度(241mg/L),t_1 是 5.25 分,$t_{1/2}$ 是 350.5 分,0.301 是$-\log(1/2)$。D_0 是用药剂量(40mg/kg),代入公式:

$$C_0=241\times\log-1(0.301\times5.25\ /\ 350.5)=243.5\,(\text{mg/L})$$

$$V_d=40\,(\text{mg/kg})\ \times1.5\text{kg}/243.5\,(\text{mg/L})=0.246\,(\text{L})$$

【实验结果】

记录实验结果(表 2-45-1)并根据公式计算出用药 5min 和用药 35min 时药物的血药浓度,药物血浆半衰期($t_{1/2}$),以及磺胺药在家兔体内分布的表观分布容积(V_d)。

表 2-45-1

血样		血样(ml)	5%三氯醋酸(ml)		上清液(ml)	0.5%NaNO$_2$(ml)	0.5%麝香草酚(ml)	光密度值(A)	浓度(mg/ml)
给药前		0.2	5.8	离心	2.0	0.5	1.0		
用药后	5 min	0.2	5.8		2.0	0.5	1.0		
	35min	0.2	5.8		2.0	0.5	1.0		
标准管		标准液(0.2)	5.8		2.0	0.5	1.0		

【注意事项】

(1)如耳缘静脉取血有困难时,可采用心脏取血。

(2)试管取血前一定要用肝素浸润;每次取血之前要先将残血放掉。

(3)每吸取一个血样时,必须更换注射器;加样时注射器头不要碰到三氯醋酸液面。

(4)将血样加到三氯醋酸试管中应立即摇匀,否则易出现血凝块。

(5)加亚硝酸钠和麝香草酚顺序不要混乱。

(6)各吸量管注意分开使用。

(7)注意各比色杯要清洗干净、擦干并匹配及吸取药液要准确。

(8)离心时要注意离心管的配平。

【思考题】

(1)根据公式,推算你组动物在用药 10h 后,血中药浓度是多少?

(2)推算你组动物血中药浓降到 10mg/l 时,将是什么时间?

(3)根据公式推算,如给 2kg 家兔静注本药 0.5g,预期零时血中浓度将是多少?用药 1h 后血中药浓又将是多少?

(4)测定血浆半衰期有何临床意义?

(5)不同个体磺胺类药物的半衰期不同,除个体差异外还受什么因素影响?

实验四十四 拟、抗胆碱药对家兔离体肠管的作用

【实验目的】

观察拟、抗胆碱药对家兔离体肠管的作用；掌握离体肠肌实验方法；进一步熟悉BL-420E生物医学信号采集处理器的使用。

【实验对象】

家兔。

【实验器材和药品】

10^{-4}M与10^{-6}M氯乙酰胆碱(Ach)，10^{-3}M硫酸阿托品，10^{-3}M水杨酸毒扁豆碱，台氏液，器官变送器，张力换能器，双凹夹，培养皿，手术器械，烧杯，丝线。

【实验步骤】

(1)取家兔一只，兔耳缘静脉注射空气致死，立即剖腹，剪取空肠肠段，置于充氧的台氏液中，将肠内容物冲洗干净，切勿损伤肠肌，然后将空肠剪成2cm左右的肠段备用。

(2)将张力换能器插头插入BL-420E生物医学信号采集处理器面板第4通道插口处，并进入“离体平滑肌”实验工作状态。参数设置：采样周期(SR)32～128 ms，压缩比1：(4～8)，灵敏度1～2。调节器官变送器水浴温度至(38±0.5)℃，浴管中加30ml台氏液预热。通气量调节为30个气泡/min。

(3)取备用兔肠一段，两端用线结扎，一端固定于浴管套管的金属环上，放在盛有30ml台氏液的浴管内，另一端连线与换能器相连，调节静止张力至2.0g左右，待肠管稳定后，记录正常肠收缩曲线，同时进行“正常”标注。

(4)按下列顺序加药

1)10^{-4}M Ach 0.45ml，待肠管收缩达高峰时加入2)。

2)10^{-3}M硫酸阿托品0.9～1.2ml，观察肠管是否松弛。待作用明显时加入3)。

3)10^{-4}M Ach 0.45ml，观察反应与1)有何不同？停止采样，用台氏液换洗2次，间隔5min。向浴管内加入同前量的台氏液，待稳定后，继续采样，记录一段正常收缩曲线。

4)10^{-6}M Ach 0.45 ml，反应与1)比较，按前法换洗2次。

5)10^{-3}M水杨酸毒扁豆碱0.15ml。

6)在5)的基础上再加入10^{-6}M Ach 0.45ml，观察肠管反应。按前法换洗2次。

7)10^{-3}M硫酸阿托品0.9～1.2ml，观察反应与2)有何不同？

上述每次加药前均进行标注。

【结果记录】

【思考题】

胃肠绞痛时可用哪些药物治疗？为什么？

实验四十五　α 受体拮抗剂 pA_2 值的测定

【实验目的】

学习 α 受体激动剂和拮抗剂量效关系的测定，以及 α 受体拮抗剂 pA_2 值的计算。

【实验原理】

平滑肌上有 α 肾上腺素受体，该受体的激动药能使其收缩；竞争性的拮抗剂能与激动剂竞争相同受体，但最大效能不变，可用拮抗参数（pA_2）表示竞争性拮抗药的作用强度。

【实验对象】

雄性大白鼠。

【实验器材和药品】

台式平衡记录仪、肌力换能器、恒温浴槽、控温仪、铁支架、双凹夹、通气钩、氧气袋、注射器、针头、剪刀、培养皿、烧杯、输液夹、线。2×10^{-5} mol/L、2×10^{-4} mol/L、2×10^{-3} mol/L、2×10^{-2} mol/L 去甲肾上腺素、3.15×10^{-5} mol/L 酚妥拉明、Krebs 溶液。

【实验步骤】

（一）实验准备

取大白鼠 1 只，击头处死，剪开下腹部近肛门处皮肤及肌层，暴露下腹腔，找到耻骨联合处剪断之。分离直肠，在其与结肠交界处剪断，将直肠翻转向下，露出直肠末端（肛门外）。在直肠与骶骨之间连着一对细长肛尾肌，仔细辨认分离并在其下穿两根线结扎，剪下标本并悬挂入盛有 20ml Krebs 溶液的麦氏浴槽内，温度恒定在 37℃，通 95%O_2 和 5%CO_2 的混合气体，标本静止张力 0.5g。平衡 30min，其间更换浴槽内 Krebs 液 1～2 次。

（二）观察项目

1. 给药　按 1/2 log10 对数剂量累积加入去甲肾上腺素，最初为 2×10^{-5} mol/L 去甲肾上腺素 0.01 ml，使浴槽内去甲肾上腺素终浓度分别为 1×10^{-8}、3×10^{-8}、1×10^{-7}、3×10^{-7}、1×10^{-6}、3×10^{-6}、1×10^{-5}、3×10^{-5}、1×10^{-4}mol/L。当收缩反应达最大效应后冲洗标本 3 次，每次间隔 5min（不能调动记录笔）。当记录笔恢复至原基线时，加入拮抗剂酚妥拉明（3.15×10^{-5} mol/L）0.05～0.1ml，15min 后同上法重复累加去甲肾上腺素至最大收缩效应。

2. 绘制量-效曲线及计算 pA_2 值 测量去甲肾上腺素每次浓度的收缩反应幅度，以效能为 100%，按公式：

$$各浓度反应百分率=\frac{每个浓度收缩幅度}{最大收缩幅度}\times100\%$$

求出各浓度的反应百分率。以去甲肾上腺素终浓度的横坐际，反应百分率为纵坐标。在坐标纸上绘出量-效曲线，从量-效曲线上分别求出加入拮抗剂前后激动剂引起 50%反应所需的剂量(ED_{50})，代入公式计算 pA_2 值。

$$pA_2=1\log(E'/E-1)\log B$$

E'：有拮抗剂时激动剂的 ED_{50}；E：无拮抗剂时激动剂的 ED_{50}；B：拮抗剂的浓度(mol/L)。

【注意事项】

(1)取标本要细心辨认肛尾肌(肉质感强)，同时滴上少量冰冷的 Krebs 液，防止标本干燥。

(2)标本与张力换能器结扎固定时，切勿人为将标本线拉紧或放松。

(3)冲洗标本时要用温 Krebs 液，切勿随便调动记录笔，一定待它自动恢复至基线后才能继续做。

实验四十六 药物镇痛作用

动物或人受到各种伤害性刺激后会产生痛反应，如退缩、扭动、嘶叫、舔咬、不愿负重等。伤害性刺激包括机械、物理、化学性刺激等。常用镇痛实验方法有热板法、扭体法、福尔马林法等。

【实验目的】

了解镇痛作用实验常规采用的方法有哪些；观察药物的镇痛作用，并联系其临床用途。

一、热 板 法

【实验原理】

以小鼠受热刺激产生痛感而舔后足为指标，再观察镇痛药对其的影响。

【实验动物】

昆明种小白鼠(雌性)。

【实验药品与器材】

1. 器材 热板测痛仪、鼠笼、1ml 注射器、小鼠灌胃器、苦味酸、计算器。

2. 药品 0.1%吗啡溶液(或 0.4%哌替啶溶液)、6%阿司匹林混悬液、生理盐水。

【方法】

1. 药前痛阈值测定 取18～22g雌性小鼠若干只，逐一将小鼠置于温度为(55±0.5)℃的热板测痛仪上，并开始记录时间，细心观察小鼠对热刺激的反应。以小鼠舔后足动作为疼痛指标，一旦出现舔后足动作，立即将鼠取出，此段时间作为该鼠的痛阈值。凡小鼠在30s内不舔后足或迅速跳跃者则弃之不用。每只小鼠的痛阈值测2次，取平均值，作为该鼠给药前基础痛阈。如小鼠在60s仍无反应，即将小鼠取出，以免时间太长把鼠脚烫伤，痛阈值按60s计算。

2. 给药 将挑选合格的小白鼠6只，称重，苦味酸标记，每组2只，分成3组，分别给予下列药物。

甲组：腹腔注射0.1%吗啡溶液20mg/kg(或0，4%哌替啶溶液40mg/kg)。

乙组：6%阿司匹林混悬液600mg/kg灌胃。

丙组：腹腔注射生理盐水0.2ml/10g。

3. 观察 给药后分别在15、30、45和60min各测小鼠的痛阈值一次。

实验结束后收集全实验室实验结果计算。

【结果】

可用给药前后的实测值进行配对t检验；两组比较应使用痛阈"变化值"或"变化率"进行成组t检验。

按下列公式计算不同时间的痛阈改变百分率：

$$痛阈提高百分率=\frac{用药后痛反应时间(均值)-用药前痛反应时间(均值)}{用药前痛反应时间}\times 100\%$$

根据每组不同时间的痛阈提高百分率作图，横坐标代表时间，纵坐标代表痛阈提高百分率，画出各药的曲线，比较各药的镇痛强度、作用开始时间及维持时间。

【注意事项】

(1)热板温度必须恒定在(55±0.5)℃。

(2)热板法小鼠个体差异较大，实验动物应选择痛阈值为10～30s者。

(3)选用雌性鼠为宜，因雄鼠在遇热时睾丸下垂，阴囊触及热金属板易跳窜，影响测定的准确性。

(4)室内温度在15～20℃为宜，室温高，鼠反应灵敏，低则鼠反应迟钝。

二、扭 体 法

【实验原理】

化学物质注入小鼠腹腔内，刺激脏层和壁层腹膜，引起深部较大面积较长时间的炎性疼痛，致使小鼠出现腹部内凹、躯干与后肢伸张伸张，臀部高起等行为反应，称为扭体反应(writhing response)。该反应在注射后15min内出现频率最高，故以注射后

15min 内发生的扭体次数或发生反应的鼠数为疼痛定量指标。

【动物】

昆明种小白鼠。

【材料】

1ml 注射器 4 支，0.6%的醋酸溶液、阿司匹林、盐酸哌替啶(度冷丁)注射液、生理盐水。

【方法】

(1)取 18～22g 小鼠 6 只，随机分成 3 组，称重标记。

(2)给药：3 组小鼠分别腹腔注射生理盐水、阿司匹林、度冷丁 0.1ml/10g，15min 后再腹腔注射 0.6%醋酸溶液 0.2ml/只，观察注射 0.6%醋酸溶液后 15min 内小鼠的扭体次数。

【实验结果】

记录 15min 内小鼠扭体次数，各组扭体次数的比较用成组 t 检验。也可按下式计算药物对扭体反应的抑制率评判药物镇痛效果。

$$抑制率(\%)=\frac{生理盐水组扭体均数-试药组扭体均数}{生理盐水组扭体均数}\times 100\%$$

【注意事项】

(1)室温宜恒定于 20℃，温度较低或高温时，小鼠扭体次数减少甚或不扭体。

(2)腹腔注射化学刺激物后需 2～3min 才开始出现扭体反应。

三、福尔马林法

【实验原理】

足底皮下注射福尔马林引起局部疼痛，其反应包括两个时相：0～10min 出现者为Ⅰ相(早期相)，10～60min 出现的反应为Ⅱ相(迟发相)。Ⅰ相反应主要是直接刺激 C 纤维所致，Ⅱ相反应则有炎症机制参与。

【材料】

1500～2000ml 的大烧杯，镜子 1 面，6%福尔马林(或 2%甲醛)溶液，余同扭体法。

【方法】

(1)取 18～22g 小鼠 6 只，随机分成 3 组，称重标记。

(2)给药：3 组小鼠分别腹腔注射生理盐水、阿司匹林、哌替啶 0.1ml/10g，15min

后用微量注射器向小鼠足底皮下注射 6%的福尔马林溶液 20μl/只，立即置入一悬挂在铁架台上的平底大烧杯内，容器下方放一倾斜 30°左右的大镜子，从镜面观察动物足部反应。

【实验结果】

按下述方法记录足的反应，并进行疼痛分级：

舔、咬或抖足	3 分
提足	2 分
轻触底面但不负重，行走时跛行	1 分
正常负重，走动自如	0 分

记录每分钟出现上述各级反应的秒数乘以相应反应分值，以乘积之和为疼痛定量指标（最大值为 60×3=180）。

【注意事项】

（1）体重过大（30g 左右）小鼠反应较迟钝。

（2）注射福尔马林 90～120min 后痛反应减弱，故观察时间不宜超过 90～120min 以上。

（3）小鼠注射容积以 20～30μl/只为宜，注射容积过大则有少量溢出且足肿明显，影响观察。

【思考题】

（1）试比较吗啡（哌替啶）与阿司匹林的镇痛作用的不同。使用镇痛药时应注意什么？

（2）常用的镇痛实验方法还有哪些？各有何特点？

实验四十七　乙醚麻醉及麻醉前给药

【实验目的】

观察乙醚麻醉的特点及麻醉前给药对其作用的影响。

【实验原理】

全身麻醉药的初筛试验常用小白鼠或大鼠进行，复试观察则多用猫、狗或猴等大动物。在初筛试验中，由于麻醉药以外的其他多种中枢抑制药、肌松药或中毒量的其他药物，也能使动物的翻正反射消失，因此，应以翻正反射与痛觉反射同时消失，停药后，在短时间内各种功能恢复等，作为全身麻醉或复苏的指标。供试品如属挥发性物质，可用含药空气给小鼠吸入。若是非挥发性物质，则按不同剂量给予小鼠，经过一定时间，将小鼠轻轻限制于仰卧位，如松手后小鼠仍能保持仰卧状态，即为翻正反射消失。观察痛觉反射时，可用大头针刺小鼠后足，视其有无退缩反应。可以从麻醉浓度与致死浓度或麻醉剂量与致死剂量之间的差距，初步估计药物的安全性。

大动物复试，尤其是吸入麻醉药，常可根据给药后各种反射的消失过程及其他表现，来了解供试品的诱导快慢、作用强度、维持时间长短与对各生理系统的影响等。

【实验对象】

大鼠 2 只，体重 200～400g(停食 12h)。

【实验器材和药品】

玻璃麻醉箱，铁丝笼，注射器，药棉，麻醉乙醚，吗啡和阿托品混合注射液(每毫升含盐酸吗啡 10mg 和硫酸阿托品 0.5mg)。

【实验步骤】

取空腹大鼠 2 只，标记称重，分别置于两个小笼内。其中一大鼠于麻醉前 15min 皮下注射吗啡和阿托品混合注射液 1 ml/kg，另一只大鼠皮下注射生理盐水 1 ml/10g。观察两大鼠的活动情况。将两个小笼并置于麻醉箱内，使乙醚蒸气经与箱顶开口相连的管道压入箱内(图 2-47-1)或用浸有乙醚的棉球悬吊于箱内顶盖正中，记录开始给乙醚时间。注意观察两大鼠躁动、流涎等反应的差异，直至卧倒。记录开始卧倒时间。随即将大鼠从麻醉箱中取出，并观察下列项目。

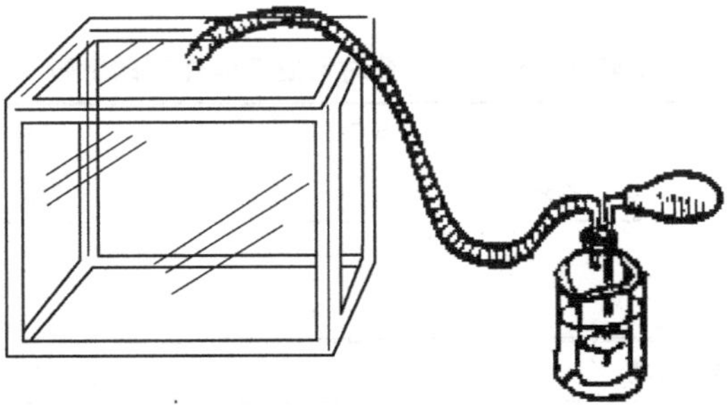

图 2-47-1 大鼠的麻醉箱装置

(1)呼吸形式：是单纯膈肌舒缩的腹式呼吸，还是兼有胸腔扩缩的胸式呼吸。
(2)肌肉松弛：以手拉其后肢，检查肌张力。
(3)痛反射：以针刺其后肢，视其是否引起缩退。
(4)角膜反射：以棉线直触角膜，视其是否引起眨眼。
(5)翻正反射：将动物仰卧，视其能否翻身。

分别计算各大鼠从开始吸入乙醚到出现卧倒的诱导时间及从开始卧倒到翻正反射恢复的麻醉维持时间。

【注意事项】

(1)麻醉玻璃箱不宜过大，并不漏气，否则乙醚用量增加，且产生作用较慢。

(2)如室温较低，可将盛乙醚的瓶子放入热水杯中，以助挥发。但不能用直火加温，以免发生燃烧、爆炸等意外。

(3)也可改用小猫，缚住其嘴，按下口罩，在口罩上滴乙醚进行观察，见图 2-47-2。

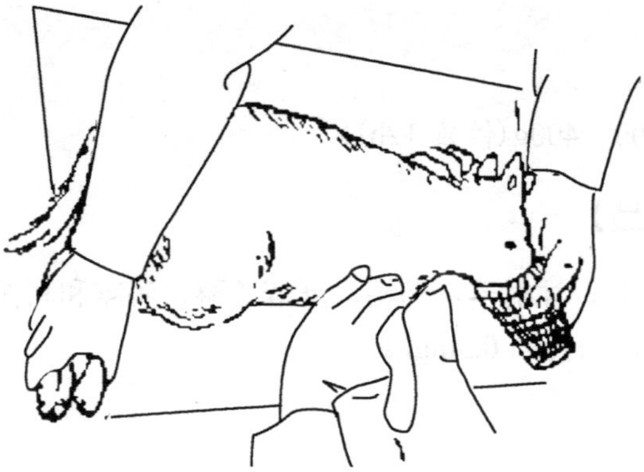

图 2-47-2 给狗进行吸入麻醉

(4)麻醉前给药也可用冬眠合剂 1 号 4 ml/kg 注射，以代替吗啡和阿托品混合液注射。冬眠合剂 1 号每毫升含盐酸氯丙嗪 1mg、盐酸异丙嗪和盐酸哌替啶 2mg。

【结果记录】

结果记录于表 2-47-1。

表2-47-1 麻醉前给药对乙醚麻醉作用的影响

大鼠	体重(g)	麻醉前给 药	开始吸入乙醚时间	卧倒时间	箱内取出时间	苏醒时间	诱导时间	麻醉维持时间
甲								
乙								

大鼠	诱导期表现			麻醉后各项指标变化			
	躁 动	流 涎	呼吸形式	肌肉松弛	角膜反射	痛反射	翻正反射
甲							
乙							

【思考题】

(1)乙醚麻醉有何优缺点?现今在临床上的地位如何?

(2)麻醉前给药常用哪些药物?预先给予此类药物有何意义?

实验四十八 氯胺酮、硫喷妥钠对家兔呼吸、循环的影响

【实验目的】

观察氯胺酮、硫喷妥钠对家兔呼吸、循环的影响有何不同。

【实验对象】

家兔。

【实验器材和药品】

三或二道生理记录仪(或其他生物信号记录系统)1台，塑料烧杯1个，玻璃烧杯1个，5ml注射器3支，兔台1个，气管插管1个，动脉夹1个，细塑料管1个(动脉插管用)，大缝皮针1个，12#针头1个，0.2%氯胺酮、1%肝素，1%硫喷妥钠，1%普鲁卡因，生理盐水。

【实验步骤】

(1)兔仰卧于兔台上，剪去颈部兔毛，不用全身麻醉，仅以1%普鲁卡因做颈部皮下浸润麻醉，分离颈总动脉并进行颈总动脉插管，以便监测血压。注意：①此时不要放开动脉夹；②整个换能器管道系统在动脉插管前要充满肝素生理盐水，排尽气泡。

(2)用剑突法通过张力换能器监测呼吸：在动物剑突处皮肤上缝一根丝线，此线与张力换能器相连(但此时此线不要拉紧)。

(3)将压力换能器和张力换能器接生理记录仪或电脑相应插孔，分别记录呼吸和血压曲线。

(4)描记正常呼吸、血压波形后，耳缘静脉注射氯胺酮2 mg/kg，描记给药后0、1、2、3、4、5、10、15、20和30min的呼吸、血压波形。待此波形基本恢复至用药前水平后，再静注硫喷妥钠10 mg/kg，注射后按上述时间描记血压、呼吸波形。

【实验结果】

根据实验结果绘出呼吸、血压曲线。

【注意事项】

(1)分工明确，各司其职。

(2)一半小组先给氯胺酮、后给硫喷妥钠，另一半小组给药次序相反。

(3)实验过程中不要随意按键盘，以免影响实验进程。

【思考题】

比较氯胺酮、硫喷妥钠对呼吸、循环的影响有何不同?

实验四十九　局麻药表面麻醉作用的比较

【实验目的】

比较普鲁卡因和丁卡因的表面麻醉强度。

【实验对象】

家兔。

【实验器材和药品】

1%盐酸普鲁卡因，1%盐酸丁卡因，剪刀 1 把，滴管 2 支，兔固定盒，角膜刺激器（可用圆头玻璃棒或马尾弯成直角代替）。

【实验步骤】

(1)取无眼疾家兔 1 只，放入兔固定盒内或由助手固定，剪去动物的双眼睫毛。

(2)用角膜刺激器轻触两眼角膜之上、中、下、左、右五点，观察并记录正常角膜反射情况(有无眨眼)。

(3)用拇指和示指将左侧下眼睑拉成杯状，滴入 1%盐酸丁卡因溶液 3 滴(滴入时另用中指压住鼻泪管，以防药液流入鼻泪管而被吸收)，使其存留 1min，然后任其流溢。另于右眼睑内，同样滴入 1%盐酸普鲁卡因溶液 3 滴。

(4)滴药 5～10min 后，如前试验角膜反射。

【实验结果】

结果记录于表 2-49-1。记录方法：测试次数为分母，眨眼次数为分子，如测试 5 次，若有 2 次眨眼，记录 2/5，余类推。

表2-49-1

眼	药物	角膜反射比例	
		给药前	给药后
左	丁卡因		
右	普鲁卡因		

【注意事项】

(1)刺激强弱应每次尽量一样，避免损伤角膜。刺激物应从侧面达到角膜，以免由于动物看到实验者的手即眨眼。

(2)药物在两眼结合膜囊内停留的时间长短应一致，并注意使药液充分接触角膜上部。

(3)若在滴药后不同时间刺激角膜，尚可观察药物表面麻醉的作用持续时间。

【实验资料的统计处理】

由于本实验属于按等级分组的资料，样本较小同时不了解所得资料是否符合正态总体，因此，对于本实验资料，必须采用适用范围较广泛的秩和检验法。

演算举例：

(1)记录全实验室 6 组资料(注意不得少于 6 组)，见表 2-49-2 中第 1、2、3、4 项。

表2-49-2　兔角膜对不同局麻药眨眼反射情况比较

组别	左眼（眨眼次数）		右眼（眨眼次数）		差　值		秩　次	
	药前	丁卡因后	药前	普鲁卡因后	丁卡因	普鲁卡因	丁卡因	普鲁卡因
	(1)	(2)	(3)	(4)	(5)	(6)	(7)	(8)
1	5	0	5	3	5	2	11	4
2	5	0	5	5	5	0	12	1
3	5	0	5	3	5	2	10	5
4	5	1	5	5	4	0	8	2
5	5	0	5	3	5	2	9	6
6	5	2	5	4	3	1	7	3
							57	21
							(a)	(b)

(2) 求出各种药前与药后两眼眨眼次数之差值，如丁卡因的第一组差值为 5 – 0 = 5 [即第(1)项减第(2)项值]。

(3) 将二药药前与药后差值由小至大混合排队，并记下它们各自之秩序，见表 2-49-2 第(7)、(8)二项。

(4) 求出普鲁卡因秩和为 $T_{普}$=21(即 1+2+3+4+5+6=21)；丁卡因秩和为 $T_{丁}$=57(即 7+8+9+10+11+12=57)。

(5) 两组秩和中找一个小的秩和，为 $T_{普}$=21。

(6) 查两组比较的秩和检验界值表：

当 n_1=6，n_2=6 时，P 值为 0.05 时之 T 值为 26，P 值为 0.01 时之 T 值为 23。

(7) 结果判断：由于 T=0.01(23)>b(21)，所以 P<0.0 1，即普鲁卡因与丁卡因对兔角膜的局麻作用差别非常显著。

注意：T 值越小，P 值也越小。此特点与 t 检验、χ^2 检验、F 检验均不同。

实验五十　普鲁卡因蛛网膜下隙阻滞麻醉

【实验目的】

观察蛛网膜下隙阻滞麻醉的表现。

【实验对象】

家兔。

【实验器材和药品】

剪刀 1 把，2ml 注射器 1 付，7 号针头一个，塑料杯 1 只，乙醇棉球少许，2% 普鲁卡因注射液 1 支。

【实验方法】

取家兔一只，观察正常步态，然后将髂骨间脊椎骨正中部分毛剪去一小块，用乙醇棉球消毒皮肤，把动物背部拱起，于第七腰椎间隙注射普鲁卡因 0.3ml(刺入蛛网膜下腔时，可见动物跳动)。

【实验结果】

观察家兔注入普鲁卡因后的步态与给药前有无不同。

实验五十一　丁卡因对兔的毒性作用

【实验目的】

观察静注丁卡因对家兔的毒性作用。

【实验对象】

家兔。

【实验器材和药品】

1%盐酸丁卡因注射液、0.02%地西泮溶液，1ml、2ml 注射器各 2 只。

【实验方法】

取兔 1 只，由耳缘静脉注射 1%丁卡因 0.3ml/kg，观察家兔有无惊厥、死亡及惊厥持续时间。另取兔 1 只，在静脉注射等量丁卡因引起惊厥后，立即静注 0.02%地西泮(diazepam，安定)1 ml/kg，与另一只兔比较，观察有何不同?待惊厥控制后，再次静脉注射等量丁卡因，观察有无惊厥发生?

【注意事项】

(1)静脉注射剂量应准确，速度不宜过慢，否则不易惊厥。
(2)静脉注射后惊厥发生较快，应注意观察。
(3)丁卡因引起惊厥的机制是什么?如何防治局麻药中毒?
(4)亦可用 2%普鲁卡因 2ml/kg 代替丁卡因。

实验五十二　普鲁卡因、利多卡因和丁卡因毒性作用的比较

【实验目的】

比较三种局麻药的毒性作用；了解本资料的统计处理方法。

【实验对象】

小白鼠。

【实验器材和药品】

1%盐酸普鲁卡因溶液、1%盐酸丁卡因溶液、1 ml 注射器、针头、圆搪瓷盘、钟罩 2 个、天平、砝码、计算器、苦味酸等。

【实验方法】

(1)取健康小白鼠 3 只，称体重后分别标记。

(2)甲鼠腹腔注射 1%盐酸普鲁卡因溶液 0.1 ml/10g；乙鼠注射同容量的 1%盐酸利多卡因；丙鼠注射同容量的 1%盐酸丁卡因溶液，注射后观察 3 只鼠反应情况(死或活，有无惊厥)。

【资料的统计处理】

直接概率法：由于本实验属于小样本的计数资料，且有 0，宜用直接概率法算出确切的概率，做统计推断的依据，此法比 χ^2 检验灵敏，且较方便，不必查表，公式为：

$$P = \frac{(a+b)!(c+d)!(a+c)!(b+d)!}{a!b!c!d!}$$

计算方法：

(1)直接用阶乘法或从计算器直接按阶乘键，但若数值大可能溢出。

(2)换算成对数运算，公式为：

$\log P = \log(a+b)! + \log(c+d)! + \log(a+c)! + \log(b+d)! - \log a! - \log b! - \log c! - \log d!$

(3)或将分子、分母乘除交叉进行。

实验五十三　布比卡因对坐骨神经的传导阻滞作用

【实验目的】

观察布比卡因的传导阻滞作用。

【实验对象】

蟾蜍。

【实验器材和药品】

蛙板、铁架、铁夹子、秒表各 1 个、玻璃纸或塑料薄膜 1 小张、棉花少许、粗剪刀，手术剪、镊子、玻璃探针各 1 个，小烧杯 2 个、0.5%盐酸溶液 30ml，0.5%布比卡因溶液 3ml。

【实验方法】

取蟾蜍 1 只，沿上颌耳鼓膜后剪去大脑后，固定于蛙板上，暴露左侧坐骨神经。用夹子夹住下颌部，将蛙挂在铁架上，将二足趾分别浸入盛有 0.5%盐酸的烧杯内，记录自浸入盐酸液至引起举足反射所需要的时间，分别记作 $T_{左}$、$T_{右}$。蛙出现举足反射时，立即用清水洗去足趾上的盐酸液。然后在左侧坐骨神经下放一小片玻璃纸，另将浸有 0.5%布比卡因溶液的小棉条缠绕左侧坐骨神经。2min 后，再将左足趾浸入 0.5%盐酸内，浸入时间为 $T_{左}$。每分钟浸入一次，每次出现举足后均用清水清洗。一旦左足浸入超过 10s 仍不再出现反应，立将右足浸入 0.5%盐酸内，浸入时间为 $T_{右}$，观察此时左足是否出现反应，并记下此时左足已被局麻药浸润的时间。

【实验结果】

(1) 布比卡因浸润前，$T_{左}$=____s；$T_{右}$=____s。
(2) 布比卡因浸润后(　　)min：左下肢感觉丧失，左下肢运动仍存在。

【实验讨论】

左下肢感觉丧失后，为何运动仍然存在?

实验五十四　药物对局麻药中毒的保护作用

【实验目的】

观察不同药物对普鲁卡因中毒的保护作用。

【实验对象】

小鼠。

【实验器材和药品】

1 ml 注射器 3 支，玻璃钟罩 10 个，0.05%戊巴比妥钠，0.05%氯丙嗪，0.05%地西泮(安定)，2%羟丁酸钠，2%普鲁卡因，生理盐水。

【实验方法】

取 18～22 g 健康小鼠 10 只，分为 5 组，每组 2 只，每组小鼠分别腹腔注射戊巴比妥钠、氟哌利多、氯丙嗪、安定和生理盐水，容积均为 0.1 ml/10g，15min 后，各鼠再分别腹腔注射 2%盐酸普鲁卡因 0.08 ml/10g，观察小鼠是否发生惊厥和死亡。

【实验结果】

实验结果记录表 2-54-1。

表2-54-1　实验结果记录表

组 别	鼠号	性别	体重(g)	给药时间	ip 普鲁卡因时间	出现惊厥时间	惊厥潜伏期	死亡时间	存活时间(min)	死亡率(%)
戊巴比妥组										
羟丁酸钠组										
氯丙嗪组										
地西泮组										
生理盐水组										

【计算】

根据全实验室结果进行统计分析。

实验五十五　肾上腺素对普鲁卡因毒性的影响

【实验目的】

观察肾上腺素对皮下注射普鲁卡因毒性的影响，了解血管收缩药对预防局麻中毒的作用。

【实验对象】

小白鼠。

【实验器材和药品】

2%盐酸普鲁卡因注射液，含 1∶20000 肾上腺素的 2%盐酸普鲁卡因，1ml 注射器 2 只。

【实验方法】

取性别相同、体重相似的健康小白鼠 2 只，称重后分别标记。甲鼠皮下注射 2%普鲁卡因 0.2ml/10g，乙鼠皮下注射含肾上腺素之普鲁卡因 0.2 ml/10g。观察两鼠发生惊厥的潜伏期及死亡率(综合全班实验结果)。

【1∶20000U 肾上腺素普鲁卡因的配制】

将 0.1%肾上腺素 0.2 ml 加入 2%普鲁卡因溶液 200 ml 中即可。

实验五十六　布比卡因对麻醉大鼠心电图的影响

【实验目的】

通过恒速静脉滴注布比卡因对麻醉大鼠心电图（ECG）的影响了解局麻药对心脏的作用。

【实验对象】

大鼠。

【实验器材和药品】

输液泵、示波器、心电图机各 1 台，2ml 注射器 1 付，手术剪 1 把，大鼠固定台 1 个，0.1%布比卡因，25%乌拉坦。

【实验方法】

大鼠腹腔注射乌拉坦 1～1.2 g/kg，麻醉后，将大鼠背位固定（仰卧）在鼠台上，描记给药前 ECG，并用示波器连续监测，示波器的扫描速度为 20ms/cm，灵敏度为 0.2V/cm。然后，在一侧腹股沟部做一与股静脉平行的斜向切口，长约 2cm，皮下即可见清晰的股静脉，用连于输液泵的头皮静脉针穿刺成功后（可不用胶布固定），即按 1～2 mg/（kg·min）的速度恒速滴入 0.1%布比卡因，用示波器持续监测 ECG 并每分钟记录一次，直至呼吸停止及心电消失。比较给药后不同时间的 ECG 与给药前有何不同，注意心率、PR 间期和 QRS 波波宽的变化曲线，并计算大鼠呼吸停止及心电消失时布比卡因的用量。

【注意事项】

（1）因需计算大鼠对局麻药的耐受量，布比卡因的输入速度必须恒定、准确。
（2）如无布比卡因，亦可改用其他局麻药，但浓度需做相应的调整。

实验五十七　药物的肌松作用

【实验目的】

了解不同类型骨骼肌松弛药的作用特点。

【实验对象】

家兔 2 只（2～2.5 kg）。

【实验器材和药品】

0.05%阿曲库铵或 0.015%维库溴铵，0.05%琥珀胆碱，0.05%新斯的明，25%乌拉坦，

0.9%NaCl 溶液，小动物呼吸机 1 台，三或二道生理记录仪或其他生物信号记录设备 1 台，手术剪 1 把，药理生理多用仪 1 台，止血钳 3 把(二直一弯)，兔台 1 个，镊子 3 把(二直一弯)，刺激电极 1 个，注射器 1ml 3 个，10ml、20ml 各 1 个，铁支架一个，针头(6 号)4 个，双凹夹 2 个，丝线、棉花、石蜡油，万能滑轮 1 个，烧杯 2 个，方盘 2 个，拉力换能器 1 个，BL-420E 生物系统。

【实验方法】

(一)麻醉

静脉推注 25%乌拉坦 4ml/kg(后 2/3 应缓慢注入)。

(二)固定

将麻醉后家兔背位固定于兔台，留一下肢待用。

(三)剪毛

用剪刀剪去一下肢膝外侧及踝关节前面的兔毛。

(四)手术

备丝线 4 条，分别长约 20cm、30cm，泡于盛有生理盐水的小烧杯中备用。

1. 兔气管插管　分离兔气管，气管插管后连接于小动物呼吸机，调节呼吸频率为 30 次/分，潮气量 24～26ml。

2. 分离胫前肌　于踝关节前做一长约 4cm 纵形切口(下方以能暴露踝关节横韧带为止)，分离皮下组织，切断横韧带，用镊子挑引最上一根肌腱，穿一长线结扎，在结扎处远端约 3cm 处剪断肌腱，然后向上分离以暴露部分胫前肌。

3. 分离腓总神经　于膝关节中点外下 1cm 处皮肤做一长约 5cm 纵形切口，同方向剪开肌腱膜，用止血钳向外牵拉肌层，其间可见腓总神经由后上斜向前下进胫前肌，用弯镊子挑起腓总神经，轻轻分离附着于神经干上的结缔组织，然后穿线备用。

4. 将结扎胫前肌腱的丝线与拉力换能器连接，并将拉力换能器连接到主机面板的相应插孔，刺激电极插头接主机面板插孔，另一端置于腓总神经上，刺激电极前部用石蜡油棉球擦拭。给予神经电刺激并记录肌收缩曲线。

5. 首先确定超强刺激　刺激方式：连续刺激；串长：0；串间隔：500ms；波宽：0.2ms；刺激强度：0～3 V(从 0V 开始逐渐增加直至收缩曲线不再上升，此时电压即为所需的强度)。

6. 4 个成串刺激(“TOF”刺激)　刺激方式：单刺激；串长：4。

(五)用药

1. 第一组　观察阿曲库铵的作用特点。

(1)阿曲库铵的肌松作用：待刺激收缩曲线平稳后快速静脉推注 0.05%阿曲库铵 0.3 ml/kg，一旦肌收缩幅度出现衰减，立即进行“TOF”刺激，并记录变化曲线。然后再回到原刺激条件。

(2)琥珀胆碱对阿曲库铵的拮抗作用：接上述实验，待肌收缩恢复 10min 后，再次静脉注射阿曲库铵 0.3ml/kg。作用明显后，立即静脉注射琥珀胆碱 0.5ml/kg，观察琥珀胆碱对阿曲库铵肌松作用的影响。待琥珀胆碱作用消失后，立即静脉注射新斯的明 0.2ml/kg，观察肌肉收缩作用。

2. 第二组 观察琥珀胆碱的作用特点。

(1)琥珀胆碱的肌松作用(另取一只家兔准备同前)：待刺激肌收缩曲线平稳后，静脉推注 0.05%琥珀胆碱 0.4ml/kg，观察有无肌收缩增强现象。待肌收缩幅度出现衰减时，仍用上法(TOF)观察此药对肌肉收缩的影响。注意与阿曲库铵有何不同，待其自然恢复。

(2)在阿曲库铵的基础上静脉注射琥珀胆碱：接上一步骤，肌收缩恢复 10min 后，静脉注射阿曲库铵 0.1 ml/kg，5min 后，再次静脉注射琥珀胆碱 0.4ml/kg，观察阿曲库铵对琥珀胆碱肌松作用的影响。

(3)新斯的明的对抗作用：肌收缩恢复 10min 后，静脉注射新斯的明 0.2ml/kg，2min 后再次静脉注射等量琥珀胆碱，观察结果，并与阿曲库铵比较。

注：①以上两药在常用量无明显作用时，可追加半量。②由于家兔个体差异较大，少数动物给予常规用量时就可致死，有的在反复用药后才出现作用，体内药物浓度很高，所以用药后仔细观察动物的呼吸变化。

【实验结果】

根据实验结果，画出肌收缩曲线并填写表 2-57-1。

表2-57-1 两种肌松药作用特点比较

动物____ 性别___ 体重___ 麻醉_______ 刺激条件_________ 日期________

		阿曲库铵	琥珀胆碱
剂量			
作用潜伏期			
高峰时间			
维持时间			
药物的相互作用	对横纹肌的初始兴奋作用		
	先用阿曲库铵		
	先用琥珀胆碱		
	新斯的明对阻断的影响		
阻滞类型			

实验五十八 药物的催醒作用

【实验目的】

观察药物的催醒作用，了解随机区组设计的方法，初步掌握两样本均数比较的检验。

【实验对象】

小鼠。

【实验器材和药品】

1 ml 注射器 6 个，盖上打孔的棕色广口瓶 10 个，0.5%地西泮，0.25%美解眠，0.5%氨茶碱，0.01%氟马西尼，0.005%毒扁豆碱，生理盐水。

【实验方法】

取性别相同、体重相似的小鼠 10 只，分别腹腔注射 0.5%地西泮 0.1ml/10g，后放入广口瓶，将瓶横卧，旋上瓶盖。待翻正反射消失 3min 后，每 2 只为一组，分别腹腔注射(能静脉注射更好)生理盐水、氨茶碱、美解眠、氟马西尼、毒扁豆碱，剂量均为 0.1ml/10g。观察自注射催醒药到翻正反射恢复的时间(持续期)及有无惊厥。将实验结果记入表 2-58-1。

【实验结果】

表2-58-1 药物的催醒作用

鼠号	性别	体重(g)	给药时间	翻正反射消失时间	潜伏期(min)	催醒时间	翻正反射恢复时间	持续期(min)

【计算及讨论】

将全室持续期按组分别相加，按下式进行 t 检验。

$$S_c^{\ 2} = \frac{[\sum X_1^{\ 2} - \frac{(\sum X_1)^2}{n_1}] + [\sum X_2^{\ 2} - \frac{(\sum X_2)^2}{n_2}]}{n + n_2 - 2}$$

$S_c^{\ 2}$：合并样本方差；n：动物个数；$\sum X$：观察值总和；$\sum X^2$：观察值平方和表；$S_{\bar{X}_1-\bar{X}_2}$：两样本均数差的标准误。

$$S_{\bar{X}_1-\bar{X}_2}=\sqrt{Sc^2\left(\frac{n_1+n}{n_1n_2}\right)}$$

$$t=\frac{|X_1-X_2|}{S_{\bar{X}_1-\bar{X}_2}}$$

查 t 值表求 P 值(v 为自由度，$v=n_1+n_2-2$)。

【注意事项】

(1)明确分工、各司其职。
(2)同一种操作，由同一人进行。
(3)腹腔注射地西泮的剂量尤其要准确。
(4)亦可根据本单位条件选用其他全麻药和催醒药。

实验五十九　硝普钠、腺苷的降压作用

【实验目的】

观察硝普钠、腺苷降压作用的特点及其对呼吸的影响。

【实验对象】

家兔。

【实验器材和药品】

3%戊巴比妥钠，0.01%硝普钠(临时配制)，0.5%腺苷，输液架 1 个，头皮静脉针 1 个。

【实验步骤】

(1)兔静脉注射戊巴比妥钠 30mg/kg 麻醉，分离颈总动脉并进行颈总动脉插管，以便监测血压。注意：①此时不要放开动脉夹；②整个换能器管道系统在动脉插管前要充满肝素生理盐水，排尽气泡。

(2)用剑突法通过张力换能器监测呼吸：在动物剑突处皮肤上缝一根丝线，此线与张力换能器相连(但此时此线不要拉紧)。

(3)将压力换能器和张力换能器接到生理记录仪或电脑相应插孔。

(4)描记正常呼吸、血压波形后，静脉滴注 0.01%硝普钠，滴速控制在 30 滴/分左右，观察血压，呼吸变化。待血压降至稳定水平 5min 后停药，观察血压恢复情况。停药 30min 后，静脉注射腺苷 5mg/kg，给药一半时记录描记血压、呼吸波形，给完药时再记录一次血压、呼吸，然后每半分钟记录一次。

【实验结果】

根据实验结果绘出呼吸、血压曲线。

【实验讨论】

硝普钠、腺苷为何可用于控制性降压?两者有何异同？使用时应注意什么问题?

【注意事项】

(1)一半小组按讲义顺序做，另一半小组先给兔静脉注射腺苷，30min 后静脉滴注硝普钠。

(2)硝普钠不稳定，遇光易分解，输液瓶外应用锡箔包裹。

(3)其余注意事项同实验三。

(4)若无腺苷，可改用三磷酸腺苷(ATP)注射液 1 mg/kg。

实验六十 注射挥发性麻醉药对动物的效应

【实验原理】

挥发性吸入麻醉药(乙醚、安氟醚、异氟醚等)在临床使用时通常需配置昂贵、笨重的麻醉机，既不经济也不宜于现场急救，且吸入给药造成诱导缓慢。在动物实验中，吸入给药需连接各种管道，给实验带来很多不便，甚至部分实验无法进行。因此，人们一直在探索挥发性麻醉药注射给药的可能性。从药代动力学观点看，挥发性麻醉药被吸入肺泡后，被血液摄取，继而进入中枢神经系统产生麻醉作用。而注射给药也可先入血而后入脑，故也产生麻醉作用。本实验将用动物实验证实这一新的给药方法的可行性。

【实验对象】

小鼠、大鼠，兔。

【实验器材和药品】

10μl、50μl、0.25ml 注射器各 2 支，鼠笼，兔固定箱，乙醚(分析纯)，安氟醚、异氟醚各 10ml。

【实验方法】

(1)按实验四十一中的序贯法分别测定以上各药皮下注射(sc)、腹腔注射(ip)、静脉注射(iv)时，翻正反射消失的 ED_{50} 表 2-60-1。

(2)每小组只测一种药物、一种动物、一种给药途径。

(3)可同时观察翻正反射消失的潜伏期、持续期。

【注意事项】

(1) 乙醚易燃易爆，切记避开明火。由于气味刺鼻，注意开窗通气。
(2) 各药用量极少，注意选择合适的注射器。
(3) 静脉注射必须缓慢(>10s)

表2-60-1　各药翻正反射消失的ED_{50}和LD_{50}参考值

药物	动物	给药途径	ED_{50}(ml/kg)	LD_{50}(ml/kg)
乙醚	小鼠	sc	5.35	13.7
			4.58～6.28	10.6～17.5
		ip	1.62	2.32
			1.24～1.92	2.01～2.67
安氟醚	小鼠	ip	3.01	7.50
			2.21～3.98	6.41～7.89
	兔	iv	0.064	—
			0.058～0.074	—
氟烷	小鼠	ip	1.20	1.94
			0.96～1.49	1.70～2.22
	兔	iv	0.036	—
			0.031～0.043	—
甲氧氟烷	小鼠	ip	0.75	1.23
			0.63～0.80	1.08～1.41
		im	4.12	5.81
			2.79～5.47	5.17～6.51
	兔	iv	0.030	—
			0.024～0.038	—

实验六十一　MAC 的测定

【实验目的】

了解肺泡气最低有效浓度(minimum alveolar concentration，MAC)的测定方法。

【实验原理】

吸入麻醉药的镇痛作用最常用肺泡气最低有效浓度(MAC)来表示。MAC 是指在一个大气压下，使 50%的患者或动物对伤害性刺激不产生逃避反应时的呼气末潮气量。相当于肺内该麻醉药的浓度，单位为容积%。MAC 相当于吸入麻醉药的镇痛半数有效量，是效价强度。吸入麻醉药的 MAC 越小，表示其镇痛作用越强。由于 MAC 测定简单、稳定、种属差异小，且对各种伤害性刺激(如切皮、夹尾、电刺激等)所得结果基本一致，故广泛用作评定吸入麻醉药作用(实为制动作用)强度的指标。临床上常直接测定人的 MAC。动物实验中常用大鼠。因大鼠气管太细，气管插管、吸入给药及浓度检测均较为困难，故多将大鼠放入麻醉箱中测定。此时测定的 MAC 实为麻醉箱内最低有效浓度。

【实验对象】

大鼠。

【实验器材和药品】

大鼠麻醉箱、钠石灰、鳄鱼夹、肛温表、氧气瓶、吸入麻醉药。

【实验步骤】

将大鼠置于自制的 25cm × 8cm × 8cm 的有机玻璃箱中，麻醉箱头端留一进气(麻醉药)孔，尾端有三孔，分别用于露尾、插肛温表和连接麻醉气体监测仪。箱底铺钠石灰以吸收 CO_2。用麻醉药挥发罐经进气孔输入待测气体(载体为纯氧)，平衡 30min 后，用长鳄鱼夹夹大鼠尾中、外 1/3 处，振动 60s。若大鼠表现为头部、四肢或身体的主动运动，则将待测药物浓度增大 0.1%；若大鼠对夹尾无反应，则将药物浓度减少 0.1%。注意每改变一次药物浓度，均需平衡 20min。以大鼠对伤害性刺激有反应的最高浓度和无反应的最低浓度的平均值作为该鼠的 MAC。每组大鼠 6～8 只，计算其均值和标准差。

【实验结果】

实验六十二　静脉麻醉药的抗惊厥作用

【实验目的】

观察静脉麻醉药的抗惊厥作用。

【实验原理】

惊厥是临床常见症状，后果较为严重。传统抗惊厥药对呼吸、循环抑制较为明显，而且有的药物作用时间长，易与惊厥后的“抑制相”叠加，从而加重中枢抑制。而静脉麻醉药对呼吸、循环影响小，作用快、维持时间短，避免了这一现象。

【实验对象】

昆明种小鼠，体重 18～22g。

【实验器材和药品】

注射器 4 个，0.015%硝酸士的宁，0.08%氯胺酮，0.01%依托咪酯，生理盐水。

【实验步骤】

(1)取小鼠 6 只，分成 3 组，称重标记。

(2)给药：每组小鼠分别腹腔注射生理盐水、氯胺酮、依托咪酯 0.1ml/10g，3min 后再腹腔注射士的宁 0.1ml/10g，观察小鼠的惊厥潜伏期、持续期、惊厥类型等指标。

【实验结果】

实验结果记录于表 2-62-1。

表 2-62-1

	组别	鼠号	性别	体重(g)	给药时间	注射士的宁时间	出现惊厥时间	潜伏期(min)	惊厥停止时间	持续期(min)	惊厥类型	死亡数
生理盐水组												
氯胺酮组												
依托咪酯组												

【注意事项】

(1)惊厥类型指强直型、痉挛型。
(2)小鼠出现惊厥持续期超过 60min，则以 60min 记。
(3)综合全班结果进行统计分析。

实验六十三　氯胺酮对小鼠学习记忆功能的影响

【实验目的】

观察氯胺酮对小鼠记忆的影响。

【实验动物】

昆明种小鼠。

【实验药品与仪器】

小鼠跳台仪、小鼠避暗仪、0.05%氯胺酮、0.1%氯胺酮、0.2%氯胺酮、注射器。

【动物分组及处理】

按分层随机区组设计将小鼠分组，使各组小鼠雌雄比例、平均体重基本相同。在跳台实验和避暗实验中分别将小鼠分为 4 组：生理盐水组、0.05%氯胺酮组、0.1%氯胺酮组、0.2%氯胺酮组。每组均为 2 只。训练前 5min，各组按照上述剂量腹腔注射生理盐水或氯胺酮。注射容积均为 0.1ml/10g。

【实验方法】

（一）跳台实验

首先将小鼠放入反应箱内适应 3min，然后底部铜栅通以 36V 交流电，小鼠受到电击正常反应是跳上平台躲避电击，多数动物可能再次或多次跳至铜栅上，受到电击又会迅速跳回平台，如此训练 5min。用药后 24h 将小鼠再次放在平台上，记录第一次跳下平台的时间，即潜伏期和 3min 内跳下平台的次数，即错误次数，如果 3min 内小鼠一直未跳下平台，错误次数记为 0，潜伏期记为 180s。

（二）避暗实验

实验装置分为明暗两室，两室之间有一直径为 3cm 的圆洞，暗室底部铜栅通电。训练时先将小鼠放入反应箱中适应 3min，然后暗室底部铜栅通以 40V、50Hz 交流电，将小鼠背对洞口放入明室，小鼠进入暗室即受电击，取出小鼠。训练时潜伏期大于 180s 者弃去不用。用药后 24h 将小鼠再次放入明室，记录第一次进入暗室的时间，即潜伏期和 5min 内进入暗室的次数，即错误次数。如果 5min 内小鼠未进入暗室，错误次数记为 0，潜伏期记为 300s。

【统计学处理】

将全班数据合在一起统计，错误次数及潜伏期均用 $\bar{x} \pm s$ 表示，用 SPSS17.0 软件数据处理，采用单因素方差分析进行检验，$P<0.05$ 为有统计学意义。

【注意事项】

（1）实验仪器底部的铜栅容易生锈，导致电阻增加，每次实验前，应以砂纸打磨光滑。

（2）因为实验仪器可以 5 室同时进行记录，要注意每室开始与结束的时间，以免将记录的结果弄混淆。

【思考题】

氯胺酮具有哪些药理作用？查阅文献，思考氯胺酮对小鼠记忆能力可能与哪些因素有关？

实验六十四　侧脑室注射士的宁对吸入麻醉药催眠作用的影响

【实验目的】

探讨脑内士的宁敏感的甘氨酸受体（strychnine-sensitive glycine receptor，GlyR）与吸入麻醉药异氟烷、七氟烷、恩氟烷和乙醚催眠作用的关系。

【实验原理】

建立小鼠腹腔注射吸入麻醉药催眠模型，观察士的宁敏感的甘氨酸受体激动剂士的宁

(strychnine)能否缩短其翻正反射持续时间(睡眠时间，sleeping time，ST)。

【实验对象】

小鼠。

【实验步骤】

昆明小鼠按分层随机区组设计分为乙醚(2.0ml/kg)、异氟烷(1.2ml/kg)、恩氟烷(2.2ml/kg)和七氟烷(6.0ml/kg)4 组，每组再分人工脑脊液(artificial cerebrospinal fluid，aCSF)、Stry 1μg、Stry 2μg、Stry 4μg 4 个亚组。小鼠腹腔注射催眠剂量的吸入麻醉药，待翻正反射消失后 1min，侧脑室注射(icv)aCSF 或不同剂量的士的宁，观察其对睡眠时间(sleeping time，ST)的影响。icv 人工脑脊液或不同剂量的 Stry，容积均为 5μl，注射时间 5s，留针 25s。从翻正反射消失到翻正反射恢复的时间为翻正反射消失持续时间(Loss of righting reflex，LORR)，简称睡眠时间，即 ST。记录各组小鼠的 ST。

小鼠 icv 射方法：用手将小鼠的头部固定，用 10μl 的微量注射器，在小鼠两耳连线与双眼连线之间，在稍微偏离正中的头盖骨部位上，将注射器垂直刺入约 2mm(预先将塑料套管在针尖固定)，容积均为 5μl，在 10s 内完成注射，留针 30s。每次实验随机抽取 2 只小鼠 icv 亚甲蓝 5μl，10min 后断头取脑，冠状切片均可见两侧脑室、第三脑室、中央导水管及第四脑室底均有蓝染，但颜色递减，亚甲蓝也弥散入周围脑组织，深度逐渐变浅，证明 icv 部位正确。

4 种吸入麻醉药可任选一种，将全班结果综合一起统计、讨论。

【实验结果】

实验结果记录于表 2-64-1。

表2-64-1　侧脑室注射士的宁对吸入麻醉药催眠作用的影响　($\bar{x} \pm s$，$n=$　)

组别	睡眠时间(分)
Stry 1μg	
Stry 2μg	
Stry 4μg	
aCSF	

【思考题】

士的宁敏感的甘氨酸受体是否是吸入麻醉药催眠作用的主要靶位？

实验六十五　侧脑室注射士的宁对吸入麻醉药镇痛作用的影响

【实验目的】

探讨脑内士的宁敏感的甘氨酸受体(strychnine-sensitive glycine receptor，GlyR)与吸入

麻醉药异氟烷、七氟烷、恩氟烷和乙醚镇痛作用的关系。

【实验原理】

建立小鼠腹腔或皮下注射吸入麻醉药镇痛模型，用热板法、扭体法和福尔马林法（见实验四十六）分别观察鞘内注射(intrathecally injection)不同剂量的士的宁对其热板法疼痛指数(pain index in hot- plate test，HPPI)、扭体次数或Ⅰ、Ⅱ相小鼠舔被注射足累积时间(paw licking time，PLT)的影响。

【实验对象】

小鼠。

【实验步骤】

昆明小鼠按分层随机区组设计分为乙醚、异氟烷，恩氟烷和七氟烷4组，每组再分人工脑脊液(artificial cerebrospinal fluid，aCSF)、Stry 1μg、Stry 2μg、Stry 4μg 4个亚组。小鼠腹腔注射镇痛剂量的吸入麻醉药，待翻正反射消失后1min，鞘内注射aCSF或不同剂量的士的宁，观察其对痛阈的影响。

清醒小鼠鞘内注射方法：以左手掌心压住鼠身，拇、中二指按压骶骨两侧固定，示指按在双骶骨前缘连线正中点皮肤上（可触知L6棘突）指示进针点，右手持25μl微量注射器与脊柱上方成20°角于第5、6(L_5～L_6)腰椎间隙进针，针尖进入一侧棘突于横突间组织后减成100°角仔细缓慢推进，以鼠尾出现突然侧向运动为成功标志（可能系触及相应运动神经所致），缓慢注药，注射的时间为5s，容积为5μl，留针15s。预实验时，给10只小鼠鞘内注射2%利多卡因5μl/只，小鼠均出现双后肢瘫痪，而双前肢运动正常，阻滞持续10～20min后，双下肢活动恢复正常，表明鞘内注射部位正确。4种吸入麻醉药、3种镇痛实验方法均可任选一种，将全班结果综合一起统计、讨论。

【实验结果】

实验结果记录于表2-65-1~表2-65-3。

表2-65-1　Effect of Stry on the Pain index in hot- plate test (HPPI) in conscious mice ($\bar{x} \pm s$，$n=$　)

Drug	Dose (μg)	HPPT(s)					
		baseline	after intrathecal drugs				
			5min	10min	15min	20min	25min
aCSF	—	1.00					
Stry	0.1	1.00					
	0.2						
	0.4	1.00					

表2-65-2 Effects of Stry on writhing times of inhalation anesthetics treated mice （$\bar{x} \pm s$，$n=$ ）

组别	扭体次数
Stry 1μg	
Stry 2μg	
Stry 4μg	
aCSF	

表2-65-3 Effects of Stry on PLT（first phrase）of inhalation anesthetics treated mice. （$\bar{x} \pm s$，$n=$ ）

	aCSF	Stry0.1	Stry0.2	Stry0.4
生理盐水				
吸入麻醉药				

表2-65-4 Effects of Stry on PLT（second phrase）of inhalation anesthetics treated mice. （$\bar{x} \pm s$，$n=$ ）

	aCSF	Stry 0.1	Stry 0.2	Stry 0.4
生理盐水				
吸入麻醉药				

【思考题】

士的宁敏感的甘氨酸受体是否是吸入麻醉药镇痛作用的主要靶位？

实验六十六 丙泊酚对兔定量药物脑电图的影响

【实验目的】

观察丙泊酚对兔定量药物脑电图的影响，了解其量效关系和时效关系。

【实验原理】

脑电图(electroencephalography，EEG)是大脑皮质细胞电活动的综合表现。人们早已用 EEG 进行麻醉学研究，取得大量资料。但由于常规 EEG 的种种不足(如脑电变化与麻醉深度之间虽有相关性但缺乏特异性；灵敏度高但易受外界干扰；波形复杂、分析困难；同类药物的影响不同等)，使其实用价值不大。近年来，由于计算机技术的引入，出现了多种频谱分析法，尤其是双频谱指数(bispectral index，BIS)的应用，使脑电监测麻醉深度有了长足的进步。但这些方法有的只适用于个别药物，有的尚在实验阶段，且易受额肌电、电凝器等的干扰。BIS 的电极较少，监测脑区有限，无编辑功能，难以消除伪差。经几年试用表明，BIS 监测镇静、催眠作用(意识水平)较好，但监测疼痛程度差；用于异丙酚、咪达唑仑、异氟醚等较好，但对氯胺酮、氧化亚氮则不适用。

定量药物脑电图(quantitative pharmaco EEG，QPEEG)与 BIS 都属于数字化 EEG，是 30 年前迅速兴起的脑电图学的新领域，可在一个动物或人的头部同时放置 8～128 个电极，同步监测多个脑区的电活动。它利用电子计算机的强大运算能力和功率谱分析技术，对药物引起的 EEG 背景变化进行定量分析和一系列统计处理，根据脑电波的频率不同分成 α_1、

α_2、β_1、β_2、δ、θ6 个频段，计算其功率占总功率的百分比，以数字实时显示，从而建立药物对脑的作用模式。QPEEG 是药物引起脑功能变化的客观指标，可以迅速、定量、连续、无创地反映药物对脑功能的影响，是药物分类、预测疗效及寻找新药等的有效手段，已在神经病学、精神病学、药理学等方面得到了广泛应用。由于 QPEEG 可用于研究所有作用于中枢神经系统药物(包括麻醉药)的量效关系和时效关系，故可能成为监测麻醉深度的有效手段。

【实验对象】

家兔。

【实验器材和药品】

数字化脑电图机，小型呼吸机，维库溴铵、利多卡因、丙泊酚注射液，手术器械，注射器。

【实验步骤】

1. 模型制备 兔用戊巴比妥钠 30mg/kg 耳缘静脉注射麻醉后，安放自制钩形电极。然后以 1%利多卡因在颈前皮下局麻，进行气管造口，插入内径为 3mm 的金属套管，静置 45～50min。此时钳夹兔耳有摇头反应，即经耳缘静脉注射维库溴铵 0.3mg/kg，接动物小型呼吸机机械通气，频率 30 次/分，潮气量 20～25ml。

2. QPEEG 的观察和处理 兔仰卧固定于兔台，在兔左、右脑的额、顶、枕、颞各区头皮皮下放置自制钩形电极(由 35 mm×13 mm 不锈钢针灸针制成)，鼻根部放置参考电极。用数字化 EEG 机记录 EEG 数据。EEG 的处理是根据其频率分为 δ、θ、α_1、α_2、α_3、β 6 个频段，记录同一脑区不同频段所占功率百分比。频段划分：δ(0.8～3.8 Hz)、θ(4.0～7.8 Hz)、α_1 (8.0～8.8 Hz)、α_2 (9.0～10.8 Hz)、α_3(11.0～13.0 Hz)、β(13.0～30.0 Hz)。采集刺激前 30s 及刺激后 30s、1min、2min、5min、10min 的脑电信号，每次采样 5 s。

第一次(擦拭组)给予擦拭刺激，用干棉球擦拭腹正中皮肤 10cm；第二次(钳夹组)给予钳夹刺激，用止血钳钳夹兔右耳尖缘 10s，上两齿；第三次(丙泊酚组)放松钳夹 5min 后，静脉注射丙泊酚 5mg/kg，分别观察刺激(给药)前后 QPEEGβ 频段功率百分比的变化(表 2-66-1)。每种刺激均在给予戊巴比妥钠 60min 后的肌松兔模型上进行。

3. 统计学处理 数据用 SPSS 13.0 软件处理，计量资料以均数±标准差(Mean ± SD)表示。处理组间比较用 SNK 法，各时间点比较用 Dunnett 法，$P < 0.05$ 为差异有统计学意义。

【实验结果】

将全班结果综合一起统计、讨论。

表2-66-1 不同刺激对兔QPEEGβ频段功率百分比的影响（$n=$，$\bar{x} \pm s$）

脑区	组别	施加处理因素前后时间					
		前 30s	后 30s	后 1min	后 2min	后 5min	后 10min
左额	擦拭组						
	钳夹组						
	丙泊酚组						
右额	擦拭组						
	钳夹组						
	丙泊酚组						
左顶	擦拭组						
	钳夹组						
	丙泊酚组						
右顶	擦拭组						
	钳夹组						
	丙泊酚组						
左枕	擦拭组						
	钳夹组						
	丙泊酚组						
右枕	擦拭组						
	钳夹组						
	丙泊酚组						
左颞	擦拭组						
	钳夹组						
	丙泊酚组						
右颞	擦拭组						
	钳夹组						
	丙泊酚组						

实验六十七　犬的血流动力学监测

【实验目的】

了解心排血量的测量方法热稀释法；熟悉相关的理论知识。

【实验对象】

成年健康家犬，体重 10～30kg。

【实验器材和药品】

F7 或 Swan-Ganz 漂浮导管 1 根，专用静脉穿刺针及器材 1 套，输液装置 1 套，多功能生命体征监测仪 1 台，心排血量计算仪 1 台，肝素液冲洗管 1 根，消毒钳 1 把，洞布 1 块，狗台 1 个，大动物手术器械 1 副，3%戊巴比妥钠，5ml、10ml、20ml 注射器各 2 副，冰块和冰生理盐水，6#、8#、12#针头各 2 个，0.5%肝素溶液、棉球、纱布、3%碘酒、75%乙醇。

【实验步骤】

(1) 将监测仪接通电源，连接各种测压、测温导线。用肝素液冲洗漂浮导管各腔。将导管与监测仪连接。50ml 生理盐水置入散冰块中冷却（作为指示剂）备用。

(2) 取成年家犬一条，称重后肌内注射 3%戊巴比妥钠 1ml/kg，全身麻醉后，确定性别，测量体长。

(3) 将犬仰卧固定在实验台上，剪去右侧大腿根部皮毛。在大腿根部内侧纵行切开皮肤 4cm，分离股静脉 3cm。

(4) 应用专用静脉穿刺针穿刺股静脉，见回血后插入导引钢丝。退出穿刺针。经导引钢丝依次插入静脉扩张器、导管鞘。拔出静脉扩张器。导管鞘与特制单向活瓣旁路输液接头连接，输液管开口与输液器连接，并缓慢输注生理盐水（10 滴/分），经单向活瓣口插入漂浮导管。

(5) 缓慢推进漂浮导管，遇有阻力稍退或调整方向后再推进。一般插入 30～40cm，管端即可至右心房，监测仪显示右心房压波形，此时，将气囊充气 0.5～10ml (F7)。稍加用力导管即可飘入右心室，监测仪显示典型 RVP 波。此时将气囊完全充气（1.2～1.5ml，F7）。导管随血流进入肺动脉，显示典型 PAP 波形。导管再向前漂入，当压力波随气囊排气、充气上升支与下降支后无明显差别时测的压力即为 PAWP。

(6) 心排血量的测定；根据心排血量测定仪的提示输入体重、身高等数据。用体外测温电极测得指示剂温度与肺动脉血温差 10℃。用注射器抽取 10ml 冰生理盐水，并与漂浮导管开口（在右心房的管腔外口）连接，按 CO 测定钮，待推注音响后，立即以 10ml/min（F7）速度匀速推注完指示剂。这时计算仪根据所描记的热稀释曲线计算出 CO 及相关的血流动力学参数。

【思考题】

(1) 漂浮导管的结构及临床应用的意义是什么？

(2) 热稀释法测定心排血量的原理是什么？左、右心排血量有何不同?

实验六十八　犬的气管插管、硬膜外穿刺

【实验目的】

熟悉经口气管插管、硬脊膜外穿刺术技术和 Swan-Ganz 漂浮导管的使用方法。

【实验对象】

成年健康家犬，体重 10～30kg。

【实验器材和药品】

麻醉咽喉镜1套，气管导管(附套囊)3根，导管芯1根，牙垫1个，局麻喷枪1只，简易呼吸囊1个，听诊器1个；硬脊膜外腔穿刺针1个，硬脊膜外腔导管1根，50 ml药杯1只。

一、气管内插管术

1. 操作方法 用纱布分别将犬嘴拉开用血管钳将犬舌牵出。右手推开下唇，抬起下颌并启口，将舌拉出口腔，左手持喉镜沿嘴角右侧插入口腔并移至正中位，镜柄向左方倾斜，镜片向内推出，先见悬雍垂(不明显)，慢慢推进喉镜使其顶端抵达舌根，稍上提喉镜，可见会厌边缘。如采用直型喉镜，可挑起会厌而显露声门；如用弯型喉镜，则继续推进喉镜，使其顶端抵达舌根会厌交界处，然后上提喉镜，撬起会厌显露声门。右手持笔式持气管导管，斜端对准声门裂，在狗吸气末顺势将气管导管轻柔插过声门而进入气管，深度在声门下3～4cm，插管后塞入牙垫，退出喉镜，将导管与牙垫妥为固定。

2. 注意事项

(1)显露声门为插管之关键，应据解剖标志循序推进镜片，防入插入过深或过浅。

(2)操作要迅速准确，插管动作要轻柔，最好采用旋转法将导管推进，切忌用暴力。

(3)喉镜着力点始终应放在喉镜片顶端，并采用上提喉镜的手法，避免以上门齿作支点、利用撬的手法。

【思考题】

(1)气管插管的目的是什么，有何优点?它对血流动力学的主要影响是什么？

(2)气管拔管适应证是什么?

二、硬脊膜外穿刺

1. 备皮 剪去被穿刺部位的被毛。

2. 体位 采用侧卧位，尽量将脊柱向后弯曲，增大棘突间隙。

3. 消毒辅巾 以穿刺间隙为中心，用3%～5%碘酒及75%乙醇严格消毒皮肤2遍，范围为穿刺点上下10～15cm，两侧至腋后线，然后铺上无菌洞布。

4. 直入法穿刺 在选定间隙靠近下位棘突的上缘处做皮丘并向深层浸润、用12#导针刺破皮肤及棘上韧带，再将硬膜外穿刺针沿此处刺入，左手靠于背部把持针体，右手于矢状线上缓慢进针，遇黄韧带时可有韧带感，拔出针芯，针尾悬挂一液滴，再缓慢进针。如有阻力消失感(突破感)，此时可见针尾液滴被吸入，接上装有2～3 ml气体的注射器，注射气体无阻力，说明针尖已进入硬脊膜外腔。

5. 置管 将穿刺口调至预定方向，用导管测量皮肤至硬脊膜外腔的距离，仍以左手把持针体，右手将导管置入硬脊膜外腔。导管过斜后再进 3～5cm，然后左手缓慢拔针，右手固定导管，使导管不致随穿刺针带出。调整置入硬脊膜外导管长度，检查导管通畅度，回吸无血液、脑脊液后固定导管。

6. 穿刺针所经解剖层次

(1) 直入法：皮肤→皮下组织→棘上韧带→棘间韧带→黄韧带→硬脊膜外腔。

(2) 旁入法：皮肤→皮下组织→棘间韧带→黄韧带→硬脊膜外腔。

【实验结果】

将实验结果记入表 2-68-1。

表2-68-1

		HR	SP	DP	MAP	CO	PAWP	PAP	PAP
气管插管	前								
	后								
	增加								
硬膜外阻滞	前								
	后								
	增加								

【思考题】

(1) 连续硬膜外腔神经阻滞失败的原因是什么？

(2) 连续硬脊膜外腔阻滞的并发症有哪些？相应的处理原则是什么？

实验六十九 犬全身麻醉

【实验目的】

(1) 掌握全身麻醉的诱导、维持方法及苏醒时的注意事项。

(2) 熟悉常见静脉麻醉药、吸入麻醉药和肌松药的应用。

(3) 了解全身麻醉的方式(吸入、静脉和静吸复合麻醉)。

(4) 了解气管内插管和拔管的基本方法及拔管的指征。

(5) 学习麻醉机呼吸参数的设置及监护仪的正确应用。

【实验对象】

犬。

【实验原理】

通过全身麻醉的诱导、维持及苏醒三个阶段的实验教学，熟练掌握全身麻醉的方法及术中管理，能满足外科手术的需要。

【实验器材和药品】

(1) 手术台、手术灯、麻醉机、微量输注泵、监护仪、麻醉深度监测仪、肌松监测仪、吸引器。喉镜、气管导管、氧气及吸氧面罩、螺纹管、听诊器、输液器、注射器、动静脉套管针、大头针等。手术器械 1 套、动脉夹、纱布、丝线、动脉监测传感器。

(2) 氯胺酮、咪达唑仑、琥珀胆碱、维库溴铵、丙泊酚，芬太尼、异氟醚等；生理盐水、阿托品、肾上腺素。

【实验步骤】

(1) 给犬肌注氯胺酮 5～10mg/kg 基础麻醉后将其固定于实验台上，肌注阿托品 0.02～0.03 mg/kg。监测犬舌的脉搏血氧饱和度、心率、呼吸、心电图。

(2) 从后肢外踝后方向外上侧或前肢脚爪上方背侧正前位，剪去局部被毛，助手握紧腿，使皮下静脉充盈，术者按常规穿刺建立静脉通道。助手将犬后肢向外拉直，暴露腹股沟，剪去被毛，常规消毒，并用左手示指、中指触摸动脉搏动部位，固定好血管，右手持针头与皮肤呈 45°角，由动脉搏动最明显处直接刺入血管，连接动脉传感器监测血压。

(3) 面罩给氧，静脉注射咪达唑仑或丙泊酚，琥珀胆碱快速诱导后，经口明视下进行气管插管连接呼吸机；调节呼吸参数进行控制呼吸。将麻醉药挥发器打开，逐渐加大吸入浓度，给动物吸入不同浓度异氟醚，观察血压、心率、Bis 值的变化。然后关停麻醉药挥发器，过度通气快速排除异氟醚；待麻醉变浅后，用微量输注泵连续输注丙泊酚、间断给予芬太尼维持麻醉。

(4) 实验结束前 30min，逐渐停用麻醉药物，待犬自主呼吸恢复苏醒后，生命体征平稳，清理呼吸道分泌物后拔出气管导管。

(5) 实验期间观察记录犬舌的脉搏血氧饱和度、心率、呼吸、血压、Bis 值的变化。

【注意事项】

(1) 临床上麻醉前 12h 禁饮禁食，以免呕吐误吸引起窒息。
(2) 麻醉过程中，随时清除咽喉部的分泌物，保持呼吸道通畅。
(3) 动脉穿刺过程中注意配合，避免穿刺损伤、血肿及大出血等。
(4) 注意观察动物对麻醉药物的反应，避免动物麻醉过深导致死亡。

【思考题】

(1) 临床常用的全身麻醉药物的作用特点是什么？
(2) 麻醉诱导、维持及苏醒过程应注意什么问题？
(3) 苏醒期拔管的指征有哪些?

实验七十　椎管内麻醉

一、硬膜外腔阻滞

【实验目的】

硬膜外腔阻滞是将局部麻醉药注射到硬膜外腔，阻滞脊神经根部，使其支配的区域产生暂时性麻痹。因对机体生理功能的干扰较其他麻醉方法相对较小，是临床麻醉中最常用的方法之一，常用于中下腹部、双下肢手术的麻醉。本实验的目的：

(1) 了解硬膜外腔阻滞在临床麻醉中的应用。

(2) 掌握硬膜外阻滞常用的穿刺部位、穿刺方法。

(3) 掌握硬膜外腔阻滞对机体生理功能的影响。

【实验原理】

脊柱由各椎骨相连而成，相连的椎骨之间有椎板间孔解剖孔道。而椎管由各椎骨的椎孔叠加形成，椎管内有脊髓及其被膜。硬膜外腔是位于椎管内的一个潜在间隙，其外周是椎管壁，内为硬膜囊，来源于脊髓的神经根经此腔从椎间孔穿出支配相应躯体。硬膜外阻滞就是利用椎板间孔进入硬膜外腔注入局麻药，暂时麻痹腔内脊神经而产生麻醉作用。

【实验对象】

犬。

【实验器材和药品】

(1) 硬膜外穿刺针、硬膜外导管、注射器（5ml、10ml）、手术剪、监护仪、听诊器、呼吸机、麻醉机、氧气及吸氧装置等。

(2) 布比卡因、利多卡因、戊巴比妥钠、生理盐水、肾上腺素、阿托品、麻黄碱等。

【实验步骤】

1. 实验动物麻醉　用 2.5%戊巴比妥钠 1～1.5ml/kg 腹腔注射麻醉动物。助手将犬后肢向外拉直，暴露腹股沟，剪去被毛，常规消毒，并用左手示指、中指触摸动脉搏动部位，并固定好血管，右手持针头与皮肤呈 45°角，由动脉搏动最明显处直接刺入血管，固定后连接动脉传感器监测血压，监测各项生理指标。

2. 备皮及建立静脉通道　用剪刀剪去穿刺部位的被毛。从后肢外踝后方走向外上侧或前肢脚爪上方背侧正前位，剪去局部被毛，助手握紧腿，使皮下静脉充盈，术者按常规穿刺建立静脉通道。

3. 体位　采用侧卧位，尽量将脊柱向后弯曲，增大棘突间隙。

4. 消毒铺巾 以穿刺间隙为中心，用3%～5%的碘酒及75%乙醇溶液严格消毒皮肤2遍，范围为穿刺点上下10～15cm，两侧至腋后线，然后铺上无菌洞巾。

5. 穿刺术 直入法：双侧髂前上棘连线与脊柱交汇点为第3、第4腰椎间隙。在选定间隙靠近下位棘突的上缘处，用1%～2%利多卡因做皮丘并顺序阻滞所选定间隙的皮肤、皮下组织及深部各层结构。用 12#导针刺破皮肤及棘上韧带，再将硬膜外穿刺针沿此处刺入，左手靠于背部把持针体，右手于矢状线位缓慢进针，遇到黄韧带时可有韧带感，拔出针芯，接上留有2～3ml空气的注射器，再缓慢进针，如有阻力消失感(突破感)，注射器阻力感消失，此时注入空气或液体无阻力，说明针尖已进入硬膜外腔。

6. 置管 将穿刺针切口调至预定方向，用导管测量皮肤至硬膜外腔的距离，仍以左手把持针体，右手将导管置入硬脊膜外腔。导管通过切口再进针 3～5cm，然后左手缓慢拔针，右手固定导管并往里面缓慢置管，使导管不致随穿刺针带出。调整置入硬膜外腔导管长度(2～3cm)，检查导管通畅度，回吸无血液、脑脊液后固定导管。

7. 经导管注入局麻药试验量(1%～2%利多卡因3ml)，观察5min无蛛网膜下隙阻滞现象(血压、呼吸及四肢肌力变化)时，再注入首次药量。10min左右针刺皮肤以痛觉减退或消失为标准，判断是否达到预定的麻醉范围，同时观察并记录血压、呼吸等的变化。如出现血压下降到基础血压的1/3，可静脉注射麻黄碱并观察血压、心率等改变。

8. 穿刺针所经解剖层次

(1) 直入法：皮肤→皮下组织→棘上韧带→棘间韧带→黄韧带→硬脊膜外腔。

(2) 旁入法：皮肤→皮下组织→黄韧带→硬脊膜外腔。

【注意事项】

(1) 在穿刺过程中，如遇到穿刺困难，不能强行穿刺，应先退出穿刺针重新调整穿刺方向，一般针头朝向头侧再缓慢进针。

(2) 在穿刺过程中不能用力过猛，避免造成脊髓损伤，注意穿刺针通过黄韧带的突破感及硬膜外腔的负压现象。

(3) 局麻药中如需加入肾上腺素，剂量不宜过大，避免导致椎管内血管过度收缩引起脊髓缺血损伤。注药时，先回抽确定无血和脑脊液后再给试验剂量，注入实验剂量后一定要严密观察，以判断是否进入蛛网膜下隙。5～10min后再给首次剂量，避免单次大剂量给药造成的局麻药中毒或进入蛛网膜而引起全脊髓麻醉。

(4) 硬膜外腔血运丰富，在穿刺操作或导管置入过程中易损伤或误入血管内，应引起重视。

【思考题】

(1) 连续硬膜外腔神经阻滞失败的原因是什么？

(2) 影响连续硬膜外腔神经阻滞平面的因素有哪些？

(3) 连续硬膜外腔阻滞的并发症有哪些？相应的处理原则是什么？

(4) 硬膜外阻滞的适应证、禁忌证？

二、蛛网膜下隙阻滞

【实验目的】

蛛网膜下隙阻滞是将局麻药注入蛛网膜下隙并随脑脊液扩散直接作用于脊神经前后根的麻醉方法。与硬膜外腔阻滞同属于椎管内麻醉，是临床常用的麻醉方法之一，它分为单次和连续蛛网膜下隙阻滞，主用于中下腹尤其双下肢手术的麻醉。本实验的目的：

(1)了解蛛网膜下隙阻滞在临床上的应用。

(2)掌握蛛网膜下隙阻滞的穿刺部位、操作方法。

(3)了解导致全脊髓麻醉的因素。

(4)了解蛛网膜下隙麻醉对机体生理功能的影响。

【实验原理】

由椎骨椎孔形成的椎管内有脊髓及其被膜，覆盖于脊髓上的软脊膜与蛛网膜之间为蛛网膜下隙，内含有脑脊液。局麻药经椎间孔进入此腔，并随脑脊液循环可直接作用于脊髓和脊神经根而产生麻醉作用。

【实验对象】

家兔。

【实验器材和药品】

(1)腰穿针、注射器(2ml、5ml 各一支)、手术剪、监护仪、听诊器、呼吸机、麻醉机、氧气及吸氧装置、小动物固定器等。

(2)布比卡因、利多卡因、50%葡萄糖、麻黄素、肾上腺素、阿托品、生理盐水、碘伏。

【实验步骤】

1. 取家兔 1 只，称重，观察其四肢活动情况(如站立或行走步态)，并用针刺四肢观察有无躲避现象(痛觉反射)。

2. 备皮 用剪刀剪去穿刺部位的被毛(4cm×4cm)。

3. 体位 实验动物(兔)取侧卧位固定或助手扶持于水平实验台，尽量使兔臀部向腹侧屈曲，腰部脊柱向后方凸起使脊柱呈弓状，以尽量拉开棘突间隙。

4. 局麻药配制 与脑脊液比重相比，局麻药液分为轻比重、等比重和重比重三种。轻比重药液配制一般多用 6～10ml 较大量的生理盐水稀释局麻药而成；等比重用脑脊液稀释；临床最常用重比重液则是在局部麻醉药中加入适量葡萄糖。重比重液阻滞范围易调节，作用效果好而且持续时间较长。常用重比重液：0.75%布比卡因(或地卡因)+50%葡萄糖+麻黄素。

5. 穿刺点定位 取兔背部髂骨嵴内连线之中点(脊柱正中)为穿刺点，即：两侧髂前上棘与脊柱交点处的稍下方摸到第Ⅶ腰椎间隙。

6. 蛛网膜下腔穿刺、注药 在上述穿刺点无毛区域，用碘伏消毒，一手摸到第Ⅶ腰椎间隙，另一手持7#腰穿针沿第Ⅶ腰椎间隙略向头端刺入，穿刺针刺过黄韧带时有突破感(表明已进入硬膜外腔)，继续深刺，再有突破感且感觉阻力消失即停止进针，退出针芯，可见无色透明脑脊液流出，或有时无脑脊液流出但可见动物后肢跳动或有摆尾现象均标志着蛛网膜下隙穿刺成功。固定好穿刺针后：①重比重局麻药液注入 0.5ml(5s)，将兔以头高脚低位(约30°)固定10min左右，(正常麻醉)；②重比重局麻药液注入0.5ml(5s)，将兔以头低脚高位(约30°)固定10min左右，或正常体位下重比重局麻药液快速注入0.5ml(2s内)，或注入大剂量重比重局麻药液2ml(全脊髓麻醉)。

7. 观察兔呼吸、嘴唇颜色、四肢活动及其他情况，并用针刺四肢观察有无躲避，同时记录兔四肢活动及痛觉反射变化时间及变化情况(表2-70-1)。

表2-70-1 实验动物麻醉记录单

药物及剂量	注药前				注药后				
	呼吸/心率	嘴唇颜色	四肢活动情况	痛觉反射	起效时间	呼吸/心率	嘴唇颜色	四肢活动情况	痛觉反射

【注意事项】

(1)穿刺过程中，如遇阻力很大则可能遇到骨质，需将穿刺调整方向，不可猛力硬刺。

(2)回吸的脑脊液应无色透明，如遇出血应使脑脊液滴出少许，待透明后注入药液，以避免局麻药中毒。

(3)穿刺成功见脑脊液流出准备接注射器推注药物时，需固定好穿刺针及实验兔，回抽见脑脊液后再推注药物，药物注射完毕后需再次回抽脑脊液以确定药物是否注入蛛网膜下隙。

(4)注射药物时需注意给药的速度，注药完毕需注意实验兔的体位。

【思考题】

(1)蛛网膜下隙阻滞常见并发症及防治措施？

(2)影响蛛网膜下隙阻滞平面的因素有哪些？

(3)蛛网膜下隙阻滞与连续硬膜外腔阻滞有哪些区别？

(4)蛛网膜下隙阻滞的适应证及禁忌证有哪些？

(5)发生全脊髓麻醉时应如何处理？

实验七十一 围术期急性肺水肿的处理

【实验目的】

急性肺水肿是麻醉期间常见的肺部并发症之一，如何预防、及时发现并进行正确的处理是保证麻醉安全的关键。本实验的目的是：

(1)熟悉急性肺水肿的临床表现及发生的机制。

(2)掌握急性肺水肿的治疗。

(3) 了解麻醉过程中急性肺水肿的预防。

【实验对象】

家兔。

【实验材料和药品】

(1) 麻醉机、气管导管、微量输注泵、监护仪、氧气及面罩、螺纹管、听诊器、吸引器、气管切开包、婴儿喉镜、输液器、注射器。手术台、手术灯、手术器械 1 套、纱布、丝线。

(2) 阿托品、戊巴比妥钠、0.5%肝素、0.01%肾上腺素、生理盐水、呋塞咪注射液、山莨菪碱注射液、毛花苷 C(西地兰)注射液、咪哒唑仑、丙泊酚，琥珀胆碱等。

【实验步骤】

(1) 称重，按 3%戊巴比妥钠 1.0ml/kg 耳缘静脉注射麻醉，固定手术台上，同时行气管插管。

(2) 用头皮针穿插耳缘静脉并固定，打开静脉输液装置，注意排除管道内气体。

(3) 记录家兔的呼吸频率、心率、兔耳的脉搏血氧饱和度，并用听诊器听肺的正常呼吸音，然后快速输入 37℃生理盐水(按 100ml/kg，输液速度为 180～200 滴/分)，对犬心率和呼吸音进行监测。待呼吸、心率加快、双肺出现湿啰音，观察犬口鼻发现粉红色泡沫痰后，病理模型复制成功。如液体余 30ml 时仍未出现肺水肿的表现，从颈外静脉缓慢推注 0.01%肾上腺素(0.45mg/kg)。

(4) 出现肺水肿症状后，立即停止或减慢输液速度；按 20mg/kg 的量加输山莨菪碱注射液或 5mg/kg 的呋塞米注射液，观察呼吸从慢弱到深快，湿啰音也渐减弱至消失。

(5) 记录麻醉过程中家兔的血压、心率、呼吸频率、脉搏血氧饱和度及出现的意外和治疗情况(表 2-71-1)。

表2-71-1　急性实验性肺水肿对兔的影响

	实验前	实验后	治疗后
一般情况			
HR (bpm)			
肺部情况			
呼吸 (次/分)			
SpO_2 (%)			

【注意事项】

(1) 实验过程中密切观察呼吸改变和气管插管内是否有粉红色泡沫状液体流出，并用听诊器听肺部有无湿性啰音出现。

(2) 密切注意心率及呼吸的变化及肺水肿的情况，防治动物死亡。

(3) 如果治疗效果不佳，应根据动物的情况对症处理，避免肺水肿进一步加重。

【实验结果】

实验结束后要求学生书写一份实验小结。内容及要求见表 2-71-2。

表2-71-2 实验小结

小结内容	要求	分数(%)
一般项目	实验题目、实验目的、实验动物、日期、班级、实验者	10
实验过程	关键步骤，简明扼要	10
实验中的发现	对实验前后及治疗后的观察指标的变化，治疗效果进行归纳、整理	20
讨论分析	根据实验中发现的现象和结果，理论联系实际进行分析肺水肿发生的机制，条理分明、有科学性与逻辑性	60

【思考题】

(1) 肺水肿的表现有哪些？治疗原则？
(2) 肺水肿发生的机制是什么？肾上腺素为什么会导致肺水肿？
(3) 麻醉过程中怎样预防肺水肿的发生？

实验七十二 容量监测及循环管理

【实验目的】

(1) 了解动、静脉切开置管术。
(2) 掌握有创动脉血压、中心静脉压、肺动脉压、肺毛细血管楔压、心排血量的监测。
(3) 了解换能器的使用。
(4) 掌握常用血管活性药物药理作用及应用。
(5) 掌握常用晶体液、胶体液、血液进行容量治疗，并对比治疗效果。

【实验动物】

犬。

【实验器材和药品】

(1) 多功能心电监护仪、麻醉机。换能器、动脉穿刺针、Swan-Ganz 导管、三通、延长管、注射器(50ml、20ml、10ml、5ml)、储血袋、量筒等。

(2) 戊巴比妥钠、肝素、冰生理盐水(0～4℃)、生理盐水、羟乙基淀粉、聚明胶肽、麻黄碱、肾上腺素、去氧肾上腺素、去甲肾上腺素、多巴胺、阿托品、硝普钠、硝酸甘油等。

【实验步骤】

1. 实验分组 将参加实验的同学分为4组，每组1只实验犬。根据抗休克中输入液体成分的不同分为：生理盐水组(A组)：输入等量的生理盐水；羟乙基淀粉组(B组)：输入等量的羟乙基淀粉(万汶)；聚明胶肽(C组)组：输入等量的聚明胶肽(菲克血浓)；血液治疗(D组)组：输入等量自体血。

2. 实验操作步骤

(1)实验犬经腹腔注射2.5%戊巴比妥钠(30mg/kg)麻醉，然后经静脉注射肝素(300U/kg)致全身肝素化。

(2) 助手将犬后肢向外拉直，暴露腹股沟，剪去被毛，常规消毒，行左右动、静脉切开穿刺，右股动脉插管后接换能器进行有创血压测定；左股动脉插管连接储血袋放血用；左股静脉插管备输液用。经右颈内静脉插入Swan-Ganz导管至肺动脉总干，备血流动力学指标的测定(中心静脉压、肺动脉压、肺毛细血管楔压、心排血量)。

(3)复制犬失血性休克模型：采用Wiggers改良法制作犬可逆性休克模型，经左股动脉放血[速度为 2.0～2.5 ml(kg·min)]至平均动脉血压降至 40～50mmHg 并维持60min，在此期间根据平均动脉压的波动情况给予放血或回输血液，以维持血压稳定在此范围内。

(4)待休克 60min 后，依次应用麻黄碱、去氧肾上腺素、多巴胺等血管活性药物观察血压、心率的变化，应用每一种药物前，都必须待血压相对稳定后再应用。随后分别回输3种液体进行抗休克治疗，回输时间与放血时间基本保持一致，抗休克治疗后观察60min，对比四种液体的治疗效果。

3. 实验观察指标 分别于休克前(T_0)、休克60min(T_1)和抗休克10min(T_2)、30min(T_3)及 60min(T_4)测定并记录血流动力学指标：平均动脉压(MAP)、心率(HR)、中心静脉压(CVP)、肺动脉压(PA)、肺毛细血管楔压(PCWP)、和心排量(CO)的变化(表2-72-1)。

表2-72-1 失血性休克对血流动力学的影响

	T_0	T_1	T_2	T_3	T_4
CO(L/min)					
MAP(mmHg)					
HR(bpm)					
CVP(mmH_2O)					
PA(mmHg)					
PCWP(mmHg)					

【注意事项】

(1)在置入Swan-Ganz导管时要注意在置入导管过程中的压力曲线变化(图2-72-1～图2-72-5)，以便能顺利将导管置入肺动脉总干。采用冰生理盐水温度稀释法监测心排血量的变化。

(2)注意等量回输所放血量的液体或血液。

(3)注意观察休克 60min 后，应用各种血管活性药物对循环功能的影响，以充分理解这些药物的药理作用。

(4)每一步骤都应待血压相对稳定后，再进行操作。

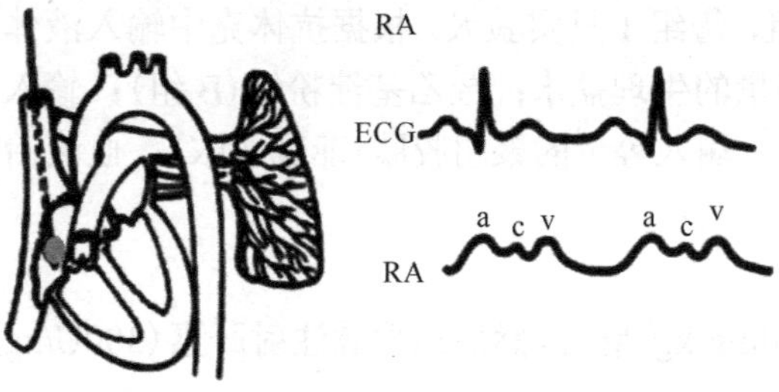

图 2-72-1 导管置入右心房的压力曲线图

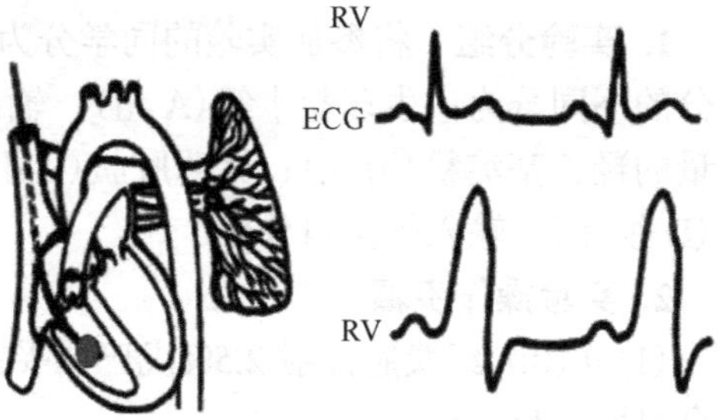

图 2-72-2 导管置入右心室的压力曲线图

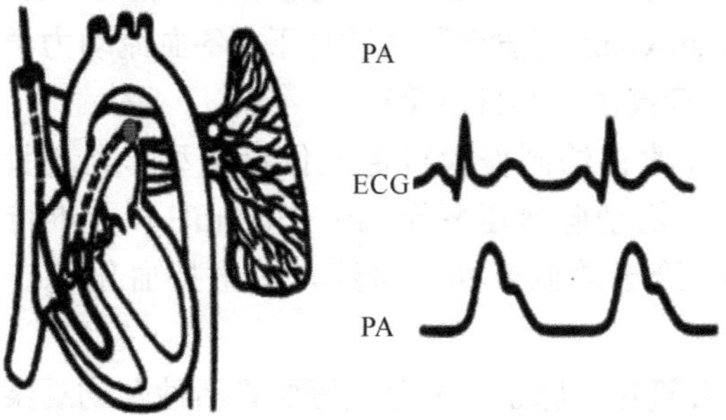

图 2-72-3 导管置入肺动脉的压力曲线图

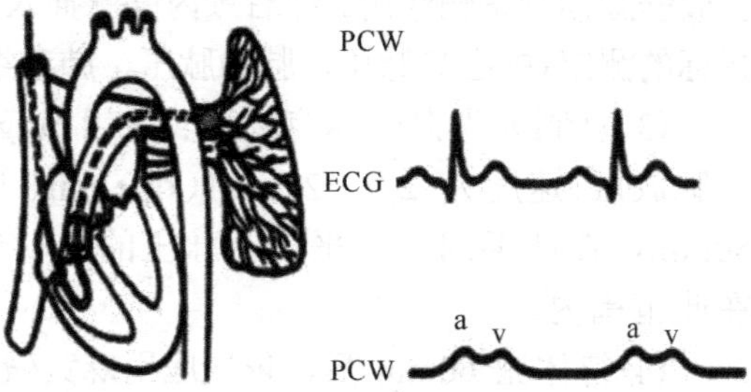

图 2-72-4 导管嵌入肺小动脉的压力曲线图

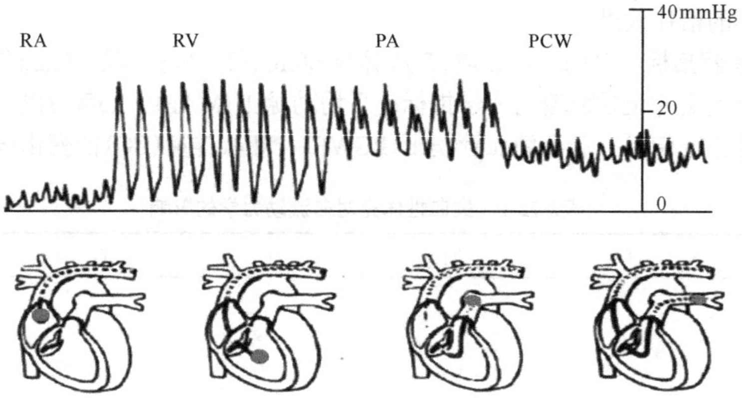

图 2-72-5 正常置管的全程波形图

【思考题】

(1)中心静脉压(CVP)的正常值及其临床意义。

(2)肺动脉压(PAP)和肺动脉楔压(PCWP)的正常值及其临床意义。

(3)麻黄碱、去氧肾上腺素、多巴胺等血管活性药物的药理作用是什么？

实验七十三　犬全身麻醉低温体外循环

【实验目的】

本实验是建立犬的体外循环模型，其目的是：

(1) 了解体外循环机的作用及体外循环过程。

(2) 熟悉心肌保护的常用方法。

(3) 了解体外循环的基本监测项目及其临床意义。

【实验原理】

体外循环(CPB)是将静脉系统血液引出体外，经过人工肺进行气体交换，由人工心脏将血液泵入动脉系统，以维持各器官及组织的代谢需要。

【实验对象】

犬。

【实验器材和药品】

(1) 麻醉机、喉镜、气管导管、体外循环机、变温器、膜肺、体外循环管道、动脉微栓过滤器、管道钳、超滤器、动静脉插管、微量输注泵、监护仪、除颤器、氧气及吸氧面罩、螺纹管、听诊器、吸引器、输液器、注射器等。手术台、手术灯、手术器械1套、动脉夹、纱布、丝线、动脉监测传感器。

(2) 阿托品、戊巴比妥、肝素、肾上腺素、生理盐水、呋塞米注射液、咪达唑仑、丙泊酚，琥珀胆碱、羟乙基淀粉、酚妥拉明、去甲肾上腺素、多巴胺等。

【实验步骤】

(1) 犬腹腔注射：肌内注射戊巴比妥 30mg/kg 麻醉后将其固定于实验台上，肌内注射阿托品 0.02～0.03mg/kg；监测犬舌的脉搏血氧饱和度、心率、呼吸、心电图。

(2) 助手将犬后肢向外拉直，暴露腹股沟，剪去被毛，常规消毒，行股动脉切开，置管固定后连接动脉传感器监测血压。暴露分离颈外静脉，行颈静脉切开，固定后把静脉导管与静脉输液装置连接并测中心静脉压。在犬的尿道口插入导尿管连接输液瓶，观察尿量。

(3) 面罩给氧，静脉注射咪达唑仑，琥珀胆碱后，经口明视下进行气管插管接呼吸机；调节呼吸参数进行控制呼吸。术中维持麻醉的稳定，避免麻醉过深过浅。

(4) 体外循环准备

1) CPB 基本构成：①血泵(人工心)：用以驱动血液进行循环，分滚压式和搏动式；②氧合器(人工肺)：可将血液迅速做气体交换，分膜式和鼓泡式；③各类富有弹性的动、静脉管道及储血器、过滤器、变温器等构成循环回路。

2) CPB 的预充：正确安装 CPB 管道，静脉管道与右心房或上、下腔静脉相连，动脉管道与升主动脉相连，并与变温器相连，用晶体液、胶体液及肝素将 CPB 管道充满，充分排气备用。配制改良托马斯停跳液低温备用。

(5) 建立犬 CPB：常规消毒铺巾，取正中开胸切口，劈开胸骨后给犬全身肝素化。在主动脉、右心房分别插动、静脉插管固定后连接 CPB 管道，切开主动脉根部插灌注针并固定待用。准备完毕后，核对管道后启动 CPB 机并循，建立犬 CPB；同时打开变温器降温。

(6) CPB 过程：并循 5min，犬体温达 32℃时阻断升主动脉，从主动脉根部灌注冷停跳液(20ml/kg) 使心搏停止；CPB 过程中维持温度 30～32℃，灌注压 60～80mmHg。开放主动脉前开始复温，升主动脉阻断 20min 后开放升主动脉，观察心脏复跳情况，出现心室颤动或复跳困难时，可静脉注射肾上腺素、利多卡因后进行胸内除颤。心脏成功复跳后，应用血管活性药维持犬的循环稳定、血离子酸碱平衡，待全身情况稳定、温度达到术前后逐渐调整动脉流量，回输血液停机。

(7) 停机后，用鱼精蛋白中和肝素待循环稳定，充分止血，拔出 CPB 管道。余血回收后从静脉通道输入犬体内。

(8) CPB 结束后充分止血关胸，如犬全身情况好，逐渐减浅麻醉后拔出气管导管观察其生命体征。

【注意事项】

(1) 术中注意维持麻醉的平稳，避免麻醉过深过浅发生导致生命体征的剧烈波动。充分供氧，避免缺氧及 CO_2 蓄积。

(2) CPB 前须正确安装管道，充分排气。CPB 中注意台上台下的配合，监测平均动脉压(MAP)、体温(T)、ACT、尿量、血气分析等。根据监测随时调整以维持各项指标正常。

(3) 注意加强心肌保护：①麻醉时避免缺氧、CO_2 蓄积造成心肌缺血；②全身降温、心脏的局部降温、血液稀释有利于心肌保护；③心脏停搏液在心肌保护中起主要作用；④手术操作须轻柔，避免损伤心肌，尽量缩短手术操作时间，减少主动脉阻断即心肌缺血时间。

(4) 注意鱼精蛋白中和肝素时，可能出现血压下降、气道压增高等过敏反应，严重者应停止给药，应用钙剂、动脉输血等措施，待情况好转后再继续缓慢给药。

(5) 合理应用血管活性药，保证实验犬循环功能的稳定，以尽量避免犬在实验中死亡。

【思考题】

(1) 心肌保护有哪些方法？

(2) CPB 的主要并发症有哪些？

(3) 简述 CPB 的过程。

第三部分　探索性实验

第一节　探索性实验的设置

传统的实验教学每堂课都有固定内容，学生按教师事先写好的实验指导的步骤进行实验，一般都可得到满意的结果。这类实验教学对于培养学生的基本知识、实验技能、分析问题与解决问题的能力是很有好处的，因而也是必需的。但是，传统实验教学缩窄了学生的视野，束缚学生的思维，捆住学生的手脚。学生未能主动参与，难以开发学生创新精神与智力潜能。所以一门教学实验课仅有传统的实验内容是不够的。教师不仅要给学生传授现成知识，更要引导学生对未知领域进行探索。因此在机能实验学第三阶段教学中设置探索性实验，以弥补传统实验的不足。探索性实验由查阅文献、选题、设计实验和预试验、开题报告、进行实验、完成论文、进行论文答辩等步骤组成。学生通过参加探索性实验，经历一次机能学科初步科研工作的实践，可以开阔视野、增长知识、活跃思维，激发起探索生命奥秘的热情。这对于培养学生严肃的科学精神、严谨的工作作风、勤奋刻苦的学风很有帮助，对于培养学生勇于开拓的精神与创新的能力、通过自学获取知识的能力、动手操作的能力、科学思维能力、语言与文字表达能力、团结互助的美德、联系公关的能力都有很大的促进作用，也使学生掌握进行初步科研工作的能力，为学生参加第二课堂的业余科研活动打下基础。探索性实验打破了以课堂为中心、教师为中心、书本为中心的传统教学模式。树立教师在教学中的主导作用与学生为教学活动的主体，充分调动学生学习的积极性、主动性与创造性。探索性实验也促进学生个性的发展与师生的双向交流，促进教师对学生进行因材施教。这对于培养学生各方面的能力与综合素质将起到极大地促进作用。

第二节　探索性实验的实施

探索性实验分三个阶段。

一、第一阶段

动员、选题、完成初步设计方案阶段。教师向学生宣讲开展探索性实验的目的、意义与具体实施计划。为避免同学产生依赖思想，要求每位学生都要独立完成一份实验设计，利用课余时间通过校园信息网络、图书、杂志查阅文献、收集资料，选择自己感兴趣的研究方向，确定研究题目、写出详细的研究计划与方案。然后在班内举行开题报告会。通过实验课导师指导小组选评出可靠方案，根据教师与同学提出的修改意见，进一步修改，完善研究方案，并把实验所需仪器、动物、试剂与药品计划上报实验室。

二、第 二 阶 段

实验阶段。根据选评出的实验设计，每 3～5 名学生组成一个研究小组，分别完成相应的实验设计。学生通过初期预试验，进行初步探索，进一步修改实验方案，经过反复实践，直至最终完成实验。此阶段一般需 4～5 单元时间。可通过晚上及假日开放实验室让学生做实验，以解决教学时数的不足。

三、第 三 阶 段

完成研究论文写作与论文答辩阶段。学生对实验结果进行分析、综合、推理，得出恰如其分的结论。按照正式发表论文的项目与要求写出研究的小论文，然后用 1 个单元时间在班上进行论文答辩。根据实验课导师指导小组的意见，研究组学生对论文作进一步的加工、完善。最后把论文交教师评定成绩、存档。

第三节　探索性实验的组织与管理

一、选题与设计实验方案

在学期初第一节课教师就向学生宣讲机能实验学改革的意义和三阶段安排。在教师讲完实验设计原理课后，即向学生宣讲探索性实验的目的、实验步骤、方法与注意事项。介绍校园网及图书馆的图书杂志情况，让学生有足够的业余时间去查阅文献，为选题与设计实验方案做准备。

学生可选择自己感兴趣的一、二个小问题进行探索性研究，设计的实验方案应符合科学性、创新性与可行性的原则。设计的实验应有科学根据，不要想当然。实验应有一定的新意，如进行以前未做过的实验，增加一些新的实验指标，改进一些实验内容或方法等，切忌完全重复前人所做的实验。要求学生通过实验的探索能有所发现，观察到整体动物或离体器官组织功能的变化，再通过进一步的实验探讨影响这些变化的因素或引起这些变化的机制；也可在整体或离体实验中研究受体激动剂与阻滞剂的作用，从受体水平上探索药物作用的机制。

所设计的实验应是在本院能提供的仪器设备、药物、试剂、实验技术、实验时间能完成的实验。并尽可能在实验中设立对照组，坚持实验要随机，可重复，每个实验应有一定的动物数。鉴于学生以前习惯于传统的按实验指导规定的框框进行教学实验，从未自己独立进行未知领域的探索，因此在开题报告前，应能召开全年级的“如何进行探索性实验”的专题报告会，由教师重点讲授机能实验学探索实验如何选题、设计实验方案及进行实验，邀请高年级的同学介绍他们进行探索性实验的心得、体会与收获，再由本年级学生的代表介绍自己进行探索性实验的选题与实验设计的经验与体会。报告会应由年级学生会组织及主持，这也是培养学生综合素质与才能的机会。教师及学生的发言内容最好用多媒体图像或投影显示，让学生在活泼、生动、热烈的晚会气氛中学到知识，进行交流，可以鼓舞士气，增强信心，受到启发，得到教益。

二、开 题 报 告

学生在完成课题实验方案的设计后，应立即上交给教师，然后做好开题报告的准备如投影片的书写等。教师则应认真阅读学生的实验设计方案，记下自己的意见、疑问与建议。

开题报告安排一个单元时间(4 学时)。可由班长或学习委员主持。每个课题组向全班做开题报告。报告的内容包括探索的题目、目的、基本原理、实验材料与方法、预期结果及可能存在的问题，时间为 10～15min。然后由同学与教师提问，设计人作答，时间为 10～15min，教师要注意掌握答辩的方向，启发诱导，让学生对课题发表意见，鼓励学生畅所欲言，展开争论，注意控制答辩时间。最后教师汇总大家意见，对每个课题设计方案，提出修改与完善的意见或建议学生再查阅有关文献资料、或请教有关学科教师再进行修改计划。学生根据大家意见进一步修改，充实完善实验设计方案，并上报给辅导教师及准备室。对于那些科学根据不足、缺乏新意、完全重复别人的实验、技术难度太大、缺乏相应的试剂与仪器、或在有限的几个单元探索性实验时间内无法完成的课题(如慢性实验)，应及早修改或删除。

三、指导学生进行实验

学生进行实验，要分工合作，人人参与，大家动手，齐心合力。教师对学生要严格要求，实验操作要规范，观察记录结果要及时、客观，鼓励学生自己制作简单实用的实验器材，以弥补实验室器材的不足。在指导学生实验过程中，“授之以鱼，不如授之以渔”。教师应采取启发诱导、提示的方式引导学生自己找到解决问题的答案。这有助于开发学生智力潜能，提高其分析问题与解决问题的能力。为了加强对学生有针对性的指导，可在电生理实验室、心血管实验室、离体器官实验室、病理模型及实验治疗实验室、药代动力学实验室都固定相对有经验的教师指导学生，另外再安排一位教师到实验室巡回指导。

由于教学时数比较有限，因此在探索性实验中在晚上及假日要开放实验室，提供实验器材及动物，让学生做实验。届时应适当安排教师与技术人员值班，对学生实验进行指导。

四、探索性实验论文的撰写

探索性实验的论文书写与一般的实验报告有所不同，要求按照正式论文格式。具体格式如下：

(1)标题：要求反映研究课题的基本要素，字数最好不要超过 25 个字。

(2)作者与班级：按照贡献大小进行排名，并注明所在班级与指导教师名字。

(3)摘要：按照目的、方法、结果、结论四个部分进行描述，要求有重要的数据，能概括全文的主要内容与观点，字数以350字以内为宜。

(4)前言：简要说明有关领域的研究概况和本研究的立论与宗旨。

(5)材料与方法：包括动物。药品、仪器、实验分组、实验模型、实验过程、数据处理等。

(6)结果：用文字及图表表示。

(7)讨论：根据结果并结合有关理论和文献资料进行分析。

(8)参考文献：只列重要的文献，注明作者、标题、杂志或书名、出版社或发表时间、卷、期，起止页码等。

五、论文答辩

在各课题组完成论文写作，做好论文答辩充分准备的基础上，召开全班论文答辩会，时间为5个学时。报告的内容包括：题目、实验目的、材料与方法，实验结果与讨论、结论。提问者则从实验设计的目的性、科学性、可行性与创新性，实验结果的可靠性，分析讨论的逻辑性等几方面加以讨论。对其中创新性较强、难度较大的实验可汇报阶段性结果，以后申请学生业余科研基金，把该项科研继续进行下去。教师应引导学生对每课题组实验结果进行科学分析，由表及里，从现象到本质，指出实验成功之处，以肯定学生成绩，也找出实验不足之处及分析其原因，进一步提出完善论文写作的意见。通过论文答辩使学生受到启发，开阔视野，增长知识，提高分析问题、解决问题及语言文字的表达能力。在论文答辩期间，记下各同学答辩表现，对表现好的可以适当加分。

六、教学准备室的密切配合

(1)做好日常仪器设备的保养与管理工作，及时检修有故障的仪器设备，使仪器设备尽量保持完好的备用状态。

(2)及时按照课题组需要的仪器设备、药品、试剂的上报计划对实验室的实验材料加以补充。

(3)教学准备室安排专人负责仪器设备、药品、试剂的管理与发放工作。一般手术器械、实验用品专柜保管，每组一套。每组设专人负责申报仪器药品计划，按计划领取仪器药品。切忌很多学生一起拥到准备室领物，以免造成工作中的忙乱。

(4)教学准备室技术人员要深入到实验室协助教师指导学生实验，帮助学生排除实验仪器设备的故障。

第四节　探索性实验成绩的评定

对学生探索实验成绩的评定贯穿此项实验探索的全过程，我们设定探索性实验占本门课程总成绩的40%，可按下述评分细则进行评价。

探索性实验评分细则(满分 40 分)

(1)设计排名：	第一作者 3 分，第二作者 2 分，其他作者 1 分
(2)设计质量：	满分 7 分
(3)实验结果：	满分 10 分
(4)答辩表现：	满分 5 分。对答辩中提出较高水平问题的同学可适当加分，但最多不超过 3 分
(5)小组互评：	满分 5 分
(6)论文排名：	第一作者 3 分，第二作者 2 分，其他作者 1 分
(7)论文质量：	满分 7 分

评分细则中第 1、6 项由每小组学生根据个人贡献大小经民主协商加以确定。设计排名主要根据在选题完成实验设计中贡献大小而定；而论文排名则主要反映在实验操作、结果整理与论文撰写中贡献的大小。第 2、3、4、7 项由教师评定，其中设计质量从科学性、可行性与创新性三方面考虑。科学性指实验必须从科学原理出发，符合科学研究的基本要求。可行性强调要根据现有条件(时间、动物、仪器设备、药品及试剂)进行设计，不可一味好高骛远，提倡用简洁的方法解决一、二个小问题；对于创新性，只要是学生以前未做过的、根据需要做了一定改进的都算具有创新性。实验结果则从可靠性、准确性与实验难度等方面综合考虑。对于难度较大、创新较多的实验，即使未能得出理想结果也可根据实际情况给予较高分数。答辩表现主要由教师根据小组成员在开题报告和论文答辩过程中的表现来确定。对提问好的同学加分是为了激发大家积极参与的热情。第 5 项小组互评，由各小组对其他组的探索性实验进行综合评定，给出分数，取其平均值。

附　　录

附录 1　t 值表

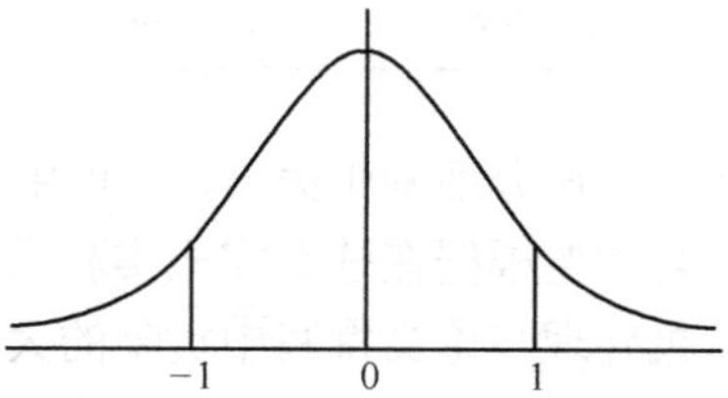

t 值表

自由度		概率，P									
	单侧：	0.25	0.20	0.10	0.05	0.025	0.01	0.005	0.0025	0.001	0.0005
ν	双侧：	0.50	0.40	0.20	0.10	0.05	0.02	0.01	0.005	0.002	0.001
1		1.000	1.376	3.078	6.314	12.706	31.821	63.657	127.321	318.309	636.619
2		0.816	1.061	1.886	2.920	4.303	6.965	9.925	14.089	22.327	31.599
3		0.765	0.978	1.638	2.353	3.182	4.541	5.841	7.453	10.215	12.924
4		0.741	0.941	1.533	2.132	2.776	3.747	4.604	5.598	7.173	8.610
5		0.727	0.920	1.476	2.015	2.571	3.365	4.032	4.773	5.893	6.869
6		0.718	0.906	1.440	1.943	2.447	3.143	3.707	4.317	5.208	5.959
7		0.711	0.896	1.415	1.895	2.365	2.998	3.499	4.029	4.785	5.408
8		0.706	0.889	1.397	1.860	2.306	2.896	3.355	3.833	4.501	5.041
9		0.703	0.883	1.383	1.833	2.262	2.821	3.250	3.690	4.297	4.781
10		0.700	0.879	1.372	1.812	2.228	2.764	3.169	3.581	4.144	4.587
11		0.697	0.876	1.363	1.796	2.201	2.718	3.106	3.497	4.025	4.437
12		0.695	0.873	1.356	1.782	2.179	2.681	3.055	3.428	3.930	4.318
13		0.694	0.870	1.350	1.771	2.160	2.650	3.012	3.372	3.852	4.221
14		0.692	0.868	1.345	1.761	2.145	2.624	2.977	3.326	3.787	4.140
15		0.691	0.866	1.341	1.753	2.131	2.602	2.947	3.286	3.733	4.073
16		0.690	0.865	1.337	1.746	2.120	2.583	2.921	3.252	3.686	4.015
17		0.689	0.863	1.333	1.740	2.110	2.567	2.898	3.222	3.646	3.965
18		0.688	0.862	1.330	1.734	2.101	2.552	2.878	3.197	3.610	3.922
19		0.688	0.861	1.328	1.729	2.093	2.539	2.861	3.174	3.579	3.883
20		0.687	0.860	1.325	1.725	2.086	2.528	2.845	3.153	3.552	3.850

续表

自由度		概率，*P*									
	单侧：	0.25	0.20	0.10	0.05	0.025	0.01	0.005	0.0025	0.001	0.0005
v	双侧：	0.50	0.40	0.20	0.10	0.05	0.02	0.01	0.005	0.002	0.001
21		0.686	0.859	1.323	1.721	2.080	2.518	2.831	3.135	3.527	3.819
22		0.686	0.858	1.321	1.717	2.074	2.508	2.819	3.119	3.505	3.792
23		0.685	0.858	1.319	1.714	2.069	2.500	2.807	3.104	3.485	3.768
24		0.685	0.857	1.318	1.711	2.064	2.492	2.797	3.091	3.467	3.745
25		0.684	0.856	1.316	1.708	2.060	2.485	2.787	3.078	3.450	3.725
26		0.684	0.856	1.315	1.706	2.056	2.479	2.779	3.067	3.435	3.707
27		0.684	0.855	1.314	1.703	2.052	2.473	2.771	3.057	3.421	3.690
28		0.683	0.855	1.313	1.701	2.048	2.467	2.763	3.047	3.408	3.674
29		0.683	0.854	1.311	1.699	2.045	2.462	2.756	3.038	3.396	3.659
30		0.683	0.854	1.310	1.697	2.042	2.457	2.750	3.030	3.385	3.646
31		0.682	0.853	1.309	1.696	2.040	2.453	2.744	3.022	3.375	3.633
32		0.682	0.853	1.309	1.694	2.037	2.449	2.738	3.015	3.365	3.622
33		0.682	0.853	1.308	1.692	2.035	2.445	2.733	3.008	3.356	3.611
34		0.682	0.852	1.307	1.691	2.032	2.441	2.728	3.002	3.348	3.601
35		0.682	0.852	1.306	1.690	2.030	2.438	2.724	2.996	3.340	3.591
36		0.681	0.852	1.306	1.688	2.028	2.434	2.719	2.990	3.333	3.582
37		0.681	0.851	1.305	1.687	2.026	2.431	2.715	2.985	3.326	3.574
38		0.681	0.851	1.304	1.686	2.024	2.429	2.712	2.980	3.319	3.566
39		0.681	0.851	1.304	1.685	2.023	2.426	2.708	2.976	3.313	3.558
40		0.681	0.851	1.303	1.684	2.021	2.423	2.704	2.971	3.307	3.551
50		0.679	0.849	1.299	1.676	2.009	2.403	2.678	2.937	3.261	3.496
60		0.679	0.848	1.296	1.671	2.000	2.390	2.660	2.915	3.232	3.460
70		0.678	0.847	1.294	1.667	1.994	2.381	2.648	2.899	3.211	3.435
80		0.678	0.846	1.292	1.664	1.990	2.374	2.639	2.887	3.195	3.416
90		0.677	0.846	1.291	1.662	1.987	2.368	2.632	2.878	3.183	3.402
100		0.677	0.845	1.290	1.660	1.984	2.364	2.626	2.871	3.174	3.390
200		0.676	0.843	1.286	1.653	1.972	2.345	2.601	2.839	3.131	3.340
500		0.675	0.842	1.283	1.648	1.965	2.334	2.586	2.820	3.107	3.310
1000		0.675	0.842	1.282	1.646	1.962	2.330	2.581	2.813	3.098	3.300
∞		0.6745	0.8416	1.2816	1.6449	1.9600	2.3263	2.5758	2.8070	3.0902	3.2905

附录 2 *F* 值表

F 值表

（方差分析用，上行：P=0.05，下行：P=0.01）

v_2(较小均方的自由度)	v_1(较大均方的自由度)										
	1	2	3	4	5	6	7	8	12	24	∞
1	161.4	199.5	215.7	224.6	230.2	234.0	236.8	238.9	243.9	249.1	254.3
	4052	4999.5	5403	5625	5764	5859	5928	5982	6106	6235	6366
2	18.51	19.00	19.16	19.25	19.30	19.33	19.35	19.37	19.41	19.45	19.50
	98.50	99.00	99.17	99.25	99.30	99.33	99.36	99.37	99.42	99.46	99.50
3	10.13	9.55	9.28	9.12	9.01	8.94	8.89	8.85	8.74	8.64	8.53
	34.12	30.82	29.46	28.71	28.24	27.91	27.67	27.49	27.05	26.60	26.13
4	7.71	6.94	6.59	6.39	6.26	6.16	6.09	6.04	5.91	5.77	5.63
	21.20	18.00	16.69	15.98	15.52	15.21	14.98	14.80	14.37	13.93	13.46
5	6.61	5.79	5.41	5.19	5.05	4.95	4.88	4.82	4.68	4.53	4.36
	16.26	13.27	12.06	11.39	10.97	10.67	10.46	10.29	9.89	9.47	9.02
6	5.99	5.14	4.76	4.53	4.39	4.28	4.21	4.15	4.00	3.84	3.67
	13.75	10.92	9.78	9.15	8.75	8.47	8.26	8.10	7.72	7.31	6.88
7	5.59	4.74	4.35	4.12	3.97	3.87	3.79	3.73	3.57	3.41	3.23
	12.25	9.55	8.45	7.85	7.46	7.19	6.99	6.84	6.47	6.07	5.65
8	5.32	4.46	4.07	3.84	3.69	3.58	3.50	3.44	3.28	3.12	2.93
	11.26	8.65	7.59	7.01	6.63	6.37	6.18	6.03	5.67	5.28	4.86
9	5.12	4.26	3.68	3.63	3.48	3.37	3.29	3.23	3.07	2.90	2.71
	10.56	8.02	6.99	6.42	6.06	5.80	5.61	5.47	5.11	4.73	4.31
10	4.96	4.10	3.71	3.48	3.33	3.22	3.14	3.07	2.91	2.74	2.54
	10.04	7.56	6.55	5.99	5.64	5.39	5.20	5.06	4.71	4.33	3.91
12	4.75	3.89	3.49	3.26	3.11	3.00	2.91	2.85	2.69	2.51	2.30
	9.33	6.93	5.95	5.41	5.06	4.82	4.64	4.50	4.16	3.78	3.36
14	4.60	3.74	3.34	3.11	2.96	2.85	2.76	2.70	2.53	2.35	2.13
	8.86	6.51	5.56	5.04	4.69	4.46	4.28	4.14	3.80	3.43	3.00
16	4.49	3.63	3.24	3.01	2.85	2.74	2.66	2.59	2.42	2.24	2.01
	8.53	6.23	5.29	4.77	4.44	4.20	4.03	3.89	3.55	3.18	2.75
18	4.41	3.55	3.16	2.93	2.77	2.66	2.58	2.51	2.34	2.15	1.92
	8.29	6.01	5.09	4.58	4.25	4.01	3.84	3.71	3.37	3.00	2.57
20	4.35	3.49	3.10	2.87	2.71	2.60	2.51	2.45	2.28	2.08	1.84
	8.10	5.85	4.94	4.43	4.10	3.87	3.70	3.56	3.23	2.86	2.42
30	4.17	3.32	2.92	2.69	2.53	2.42	2.33	2.27	2.09	1.89	1.62
	7.56	5.39	4.51	4.02	3.70	3.47	3.30	3.17	2.84	2.47	2.01
40	4.08	3.23	2.84	2.61	2.45	2.34	2.25	2.18	2.00	1.79	1.51
	7.31	5.18	4.31	3.83	3.51	3.29	3.12	2.99	2.66	2.29	1.80
60	4.00	3.15	2.76	2.53	2.37	2.25	2.17	2.10	1.92	1.70	1.39
	7.08	4.98	4.13	3.65	3.34	3.12	2.95	2.82	2.50	2.12	1.60
120	3.92	3.07	2.68	2.45	2.29	2.17	2.09	2.02	1.83	1.61	1.25
	6.85	4.79	3.95	3.48	3.17	2.96	2.79	2.66	2.34	1.95	1.38
∞	3.84	3.00	2.60	2.37	2.21	2.10	2.01	1.94	1.75	1.52	1.00
	6.63	4.61	3.78	3.32	3.02	2.80	2.64	2.51	2.18	1.79	1.00

附录 3　*q* 值表

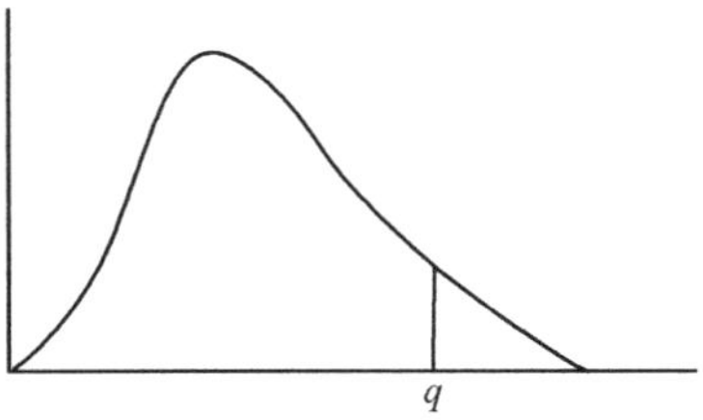

q 值表（Newman-Keuls 用法）

上行：*P*=0.05　下行：*P*=0.01

v	组数，α								
	2	3	4	5	6	7	8	9	10
5	3.64	4.60	5.22	5.67	6.03	6.33	6.58	6.80	6.99
	5.70	6.98	7.80	8.42	8.91	9.32	9.67	9.97	10.24
6	3.46	4.34	4.90	5.30	5.63	5.90	6.12	6.32	6.49
	5.24	6.33	7.03	7.56	7.97	8.32	8.61	8.87	9.10
7	3.34	4.16	4.68	5.06	5.36	5.61	5.82	6.00	6.16
	4.95	5.92	6.54	7.01	7.37	7.68	7.94	8.17	8.37
8	3.26	4.04	4.53	4.89	5.17	5.40	5.60	5.77	5.92
	4.75	5.64	6.20	6.62	6.96	7.24	7.47	7.68	7.86
9	3.20	3.95	4.41	4.76	5.02	5.24	5.43	5.59	5.74
	4.60	5.43	5.96	6.35	6.66	6.91	7.13	7.33	7.49
10	3.15	3.88	4.33	4.65	4.91	5.12	5.30	5.46	5.60
	4.48	5.27	5.77	6.14	6.43	6.67	6.87	7.05	7.21
12	3.08	3.77	4.20	4.51	4.75	4.95	5.12	5.27	5.39
	4.32	5.05	5.50	5.84	6.10	6.32	6.51	6.67	6.81
14	3.03	3.70	4.11	4.41	4.64	4.83	4.99	5.13	5.25
	4.21	4.89	5.32	5.63	5.88	6.08	6.26	6.41	6.54
16	3.00	3.65	4.05	4.33	4.56	4.74	4.90	5.03	5.15
	4.13	4.79	5.19	5.49	5.72	5.92	6.08	6.22	6.35
18	2.97	3.61	4.00	4.28	4.49	4.67	4.82	4.96	5.07
	4.07	4.70	5.09	5.38	5.60	5.79	5.94	6.08	6.20
20	2.95	3.58	3.96	4.23	4.45	4.62	4.77	4.90	5.01
	4.02	4.64	5.02	5.29	5.51	5.69	5.84	5.97	6.09
30	2.89	3.49	3.85	4.10	4.30	4.46	4.60	4.72	4.82
	3.89	4.45	4.80	5.05	5.24	5.40	5.54	5.65	5.76
40	2.86	3.44	3.79	4.04	4.23	4.39	4.52	4.63	4.73
	3.82	4.37	4.70	4.93	5.11	5.26	5.39	5.50	5.60
60	2.83	3.40	3.74	3.98	4.16	4.31	4.44	4.55	4.65
	3.76	4.28	4.59	4.82	4.99	5.13	5.25	5.36	5.45
120	2.80	3.36	3.68	3.92	4.10	4.24	4.36	4.47	4.56
	3.70	4.20	4.50	4.71	4.87	5.01	5.12	5.21	5.30
∞	2.77	3.31	3.63	3.86	4.03	4.17	4.29	4.39	4.47
	3.64	4.12	4.40	4.60	4.76	4.88	4.99	5.08	5.16

附录 4 χ^2 值表

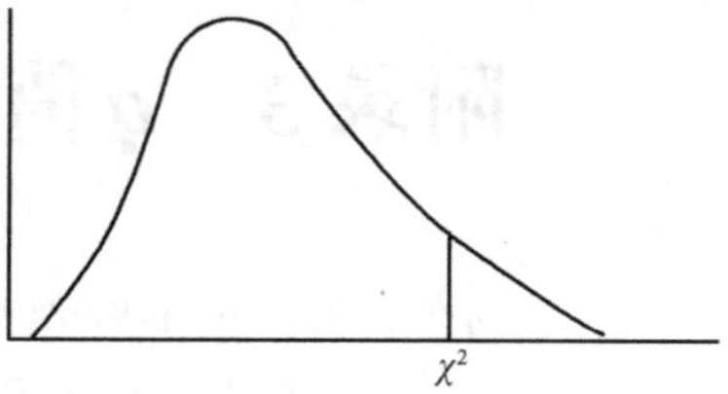

x^2 值表

自由度 v	概率，P												
	0.995	0.990	0.975	0.950	0.900	0.750	0.500	0.250	0.100	0.050	0.025	0.010	0.005
1					0.02	0.10	0.45	1.32	2.71	3.84	5.02	6.63	7.88
2	0.01	0.02	0.05	0.10	0.21	0.58	1.39	2.77	4.61	5.99	7.38	9.21	10.60
3	0.07	0.11	0.22	0.35	0.58	1.21	2.37	4.11	6.25	7.81	9.35	11.34	12.84
4	0.21	0.30	0.48	0.71	1.06	1.92	3.36	5.39	7.78	9.49	11.14	13.28	14.86
5	0.41	0.55	0.83	1.15	1.61	2.67	4.35	6.63	9.24	11.07	12.83	15.09	16.75
6	0.68	0.87	1.24	1.64	2.20	3.45	5.35	7.84	10.64	12.59	14.45	16.81	18.55
7	0.99	1.24	1.69	2.17	2.83	4.25	6.35	9.04	12.02	14.07	16.01	18.48	20.28
8	1.34	1.65	2.18	2.73	3.49	5.07	7.34	10.22	13.36	15.51	17.53	20.09	21.95
9	1.73	2.09	2.70	3.33	4.19	5.90	8.34	11.39	14.68	16.92	19.02	21.67	23.59
10	2.16	2.56	3.25	3.94	4.87	6.74	9.34	12.55	15.99	18.31	20.48	23.21	25.19
11	2.60	3.05	3.82	4.57	5.58	7.58	10.34	13.70	17.28	19.68	21.92	24.72	26.76
12	3.07	3.57	4.40	5.23	6.30	8.44	11.34	14.85	18.55	21.03	23.34	26.22	28.30
13	3.57	4.11	5.01	5.89	7.04	9.30	12.34	15.98	19.81	22.36	24.74	27.69	29.82
14	4.07	4.66	5.63	6.57	7.79	10.17	13.34	17.12	21.06	23.68	26.12	29.14	31.32
15	4.60	5.23	6.26	7.26	8.55	11.04	14.34	18.25	22.31	25.00	27.49	30.58	32.80
16	5.14	5.81	6.91	7.96	9.31	11.91	15.34	19.37	23.54	26.30	28.85	32.00	34.27
17	5.70	6.41	7.56	8.67	10.09	12.79	16.34	20.49	24.77	27.59	30.19	33.41	35.72
18	6.26	7.01	8.23	9.39	10.86	13.68	17.34	21.60	25.99	28.87	31.53	34.81	37.16
19	6.84	7.63	8.91	10.12	11.65	14.56	18.34	22.72	27.20	30.14	32.85	36.19	38.58
20	7.43	8.26	9.59	10.85	12.44	15.45	19.34	23.83	28.41	31.41	34.17	37.57	40.00
21	8.03	8.90	10.28	11.59	13.24	16.34	20.34	24.93	29.62	32.67	35.48	38.93	41.40
22	8.64	9.54	10.98	12.34	14.04	17.24	21.34	26.04	30.81	33.92	36.78	40.29	42.80
23	9.26	10.20	11.69	13.09	14.85	18.14	22.34	27.14	32.01	35.17	38.08	41.64	44.18
24	9.89	10.86	12.40	13.85	15.66	19.04	23.34	28.24	33.20	36.42	39.36	42.98	45.56
25	10.52	11.52	13.12	14.61	16.47	19.94	24.34	29.34	34.38	37.65	40.65	44.31	46.93
26	11.16	12.20	13.84	15.38	17.29	20.84	25.34	30.43	35.56	38.89	41.92	45.64	48.29
27	11.81	12.88	14.57	16.15	18.11	21.75	26.34	31.53	36.74	40.11	43.19	46.96	49.64
28	12.46	13.56	15.31	16.93	18.94	22.66	27.34	32.62	37.92	41.34	44.46	48.28	50.99
29	13.12	14.26	16.05	17.71	19.77	23.57	28.34	33.71	39.09	42.56	45.72	49.59	52.34
30	13.79	14.95	16.79	18.49	20.60	24.48	29.34	34.80	40.26	43.77	46.98	50.89	53.67
40	20.71	22.16	24.43	26.51	29.05	33.66	39.34	45.62	51.81	55.76	59.34	63.69	66.77
50	27.99	29.71	32.36	34.76	37.69	42.94	49.34	56.33	63.17	67.51	71.42	76.15	79.49
60	35.53	37.48	40.48	43.19	46.46	52.29	59.33	66.98	74.40	79.08	83.30	88.38	91.95
70	43.28	45.44	48.76	51.74	55.33	61.70	69.33	77.58	85.53	90.53	95.02	100.42	104.22
80	51.17	53.54	57.15	60.39	64.28	71.14	79.33	88.13	96.58	101.88	106.63	112.33	116.32
90	59.20	61.75	66.65	69.13	73.29	80.62	89.33	98.64	107.56	113.14	118.14	124.12	128.30
100	67.33	70.06	74.22	77.93	82.36	90.13	99.33	109.14	118.50	124.34	129.56	135.81	140.17

附录 5　常用实验动物的生理常数表

动物种类	猴	犬	猫	兔	豚鼠	大白鼠	小白鼠	蛙、蟾蜍
寿命（年）	7～30	10~20	8～10	6～9	4～8	2～2.5	1.5～2	2～8
成年时体重（kg）	3~15	12(5~15)	2~4	1.5~3	0.3~0.6	0.2～0.4	0.02～0.06	0.02
性成熟年龄（月）	24～42	12（6～8）	7～8	8	5～8	2～4	1.5~2.5	
生殖期限（年）	10	6	4	4	3~8	1.5	1	
动情期（日）	春秋	春秋（2～3 周）	春秋（15～26）	15	12～18	4～5	4～5	
交配期（日）		7～14	7～14	2～4	2～3	1	1	
妊娠期（日）	170	58～63	55～68	30～35	60～72	21～25	18～22	
每胎产子数	1	3～8	3~6	1~14	1~6	1~14	1~14	
哺乳期（日）	150	28~45	28~`45	45	15～30	20～35	17～30	
体温（℃）	38.5	38.5	39	38.5～39.5	39～40	37～42.5	37	
呼吸（次/分）	45～52	20～24	20～30	120～140	100~150	100~150	136~230	
心跳（次/分）	140～240	70～150	110～130	50～150	230~400	180~284	500~780	40~50
血压（mmHg 收缩压/舒张压）	159/105	120(80～180)/90(45～100)	120(120～155)/75（75～100）	110(90～150)/80(80～90)	77（28～140）/47（16～90）	60～150/60～140	90～160/70～100	20～60/20～40
一日排尿量(L)		0.2～1	0.2	0.1				
全血量 ml/100g（体重%）		7.4～9.0	4.7～9.0	5.5～7.2	5.8	7.78	6.3	
血红蛋白（g%）		13.6~15	11.2	12.4	15.3	10~14.8	9~14.8	14
红细胞（百万/mm³）	13~15	5.5~8.5	6~8	5~6	5~6	8.9		0.44
白细胞（千/mm³）	6~7	12~16	16(9~24)	9(6~13)	9(6～19)	14～15	8～19	
血小板（万/mm³）	20~25	32.6	25.0	40.0	78.3	12.4	93.0	

注：表中实验动物的生理常数各家主张不一，但均大同小异，故采用各院校实验资料最小数值和最大数值范围，供参考

附录 6　常用实验动物性别的鉴别

常用实验动物性别的鉴别

动物	雄性	雌性
小白鼠与大白鼠	生殖器与肛门间的距离较大	较小乳头明显
	用手指轻捏外生殖器，可见阴茎凸出，天热见下垂阴囊	
青蛙与蟾蜍	捏住腰部将之提起时，前肢做环抱状，并鸣叫	前肢呈伸直状，不鸣叫
	前肢拇指与食指间趾蹼上有棕黑色小突起（即所谓婚痣）	无婚痣
家兔	左手抓住颈部皮肤，右手拉住尾巴，将之夹在中指与无名指间，用拇指及食指将靠近生殖器的皮毛扒开，可见阴茎露出	仅呈椭圆形间隙，有阴道
豚鼠	无尾，其他同家兔	

附录 7　实验动物用注射针头的大小及注射药容量

实验动物用注射针头的大小及注射药容量

动物	项目	灌胃	皮下注射	肌内注射	腹腔注射	静脉注射
小白鼠	针头号	9(钝头)	$5\frac{1}{2}$	$5\frac{1}{2}$	$5\frac{1}{2}$	4
	最大注射量	1ml	0.5ml	0.4ml	1ml	0.81ml
大白鼠	针头号	玻璃灌胃器	6	6	6	$5\frac{1}{2}$
	最大注射量	2ml	1ml	0.4ml	2ml	4ml
豚鼠	针头号	细导尿管	6	6	6	$5\frac{1}{2}$
	最大注射量	2～3ml	1ml	0.5ml	2～4ml	5ml
兔	针头号	9 号导尿管	$6\frac{1}{2}$	$6\frac{1}{2}$	7	6
	最大注射量	20ml	2ml	2ml	5ml	10ml
猫	针头号	9 号导尿管	7	7	7	7
	最大注射量	5～10ml	2ml	2ml	5ml	10ml

附录 8　动物实验常用麻醉药的用法和用量表

动物实验常用麻醉药的用法和用量表

<table>
<tr><th>药物(常用溶液浓度)</th><th>动物</th><th colspan="2">给药途径剂量(mg/kg)</th><th>麻醉维持时间和特点</th></tr>
<tr><td rowspan="2">戊巴比妥钠（3%～5%）</td><td>犬、猫、兔</td><td>iv
ip
SC</td><td>25～40
30～40
50</td><td rowspan="2">2～4h、中途补充 5mg/kg，可维持 1h 以上，对呼吸血压影响较小，肌肉松弛不完全，但麻醉稳定，故常用</td></tr>
<tr><td>豚鼠、大鼠、小鼠</td><td>ip</td><td>40～50</td></tr>
<tr><td>异戊巴比妥钠 10%(阿米妥钠)</td><td>兔
鼠</td><td>iv
ip</td><td>40～50
30～100</td><td>2～4h，对呼吸、血压影响小，肌松不全，麻醉不够稳定</td></tr>
<tr><td rowspan="3">硫喷妥钠（5%）</td><td>犬、猫</td><td>iv
ip</td><td>15～50
25～50</td><td rowspan="3">维持 15～30min，iv 宜缓，以免抑制呼吸致死。抑制呼吸较严重，肌松不完全</td></tr>
<tr><td>兔</td><td>iv
ip</td><td>13～80
50～80</td></tr>
<tr><td>大鼠</td><td>iv，ip</td><td>50</td></tr>
<tr><td rowspan="3">乌拉坦（20%）</td><td>兔，猫</td><td>iv，ip
PO</td><td>900～1250
1000～1450</td><td rowspan="3">2～4h，对心功能影响小，对呼吸和生理神经反射抑制作用小，毒性小，较安全，但作用弱</td></tr>
<tr><td>鼠</td><td>ip
iM</td><td>100～1500
1300</td></tr>
<tr><td>蛙</td><td>淋巴囊</td><td>2000</td></tr>
<tr><td rowspan="2">苯巴比妥钠（10%）</td><td>犬</td><td>iv
ip</td><td>30～100
80～100</td><td rowspan="2">约 8h，对呼吸、血压影响较小，肌松不全，少用</td></tr>
<tr><td>猫</td><td>iv，ip</td><td>80～100</td></tr>
<tr><td rowspan="4">氯醛糖（2%）</td><td>犬</td><td>PO
SC
iv</td><td>100
100～150
60～100</td><td rowspan="4">约 6h，对血压和神经反射影响小，安全，但肌松不全，听觉抑制不深，适用于心血管药物实验</td></tr>
<tr><td>猫</td><td>SC
iM</td><td>15～80
34</td></tr>
<tr><td>兔</td><td>iv</td><td>50～100</td></tr>
<tr><td>大鼠</td><td>ip</td><td>50～80</td></tr>
</table>

注：表中所列剂量范围为最小有效量~最大剂量。

附录 9　常用生理溶液的成分和配制

(一)配制人工生理的主要条件

1. 渗透压　要等渗，然而不同的动物对同一物质等渗浓度的要求不相同，如生理盐水，冷血动物所用的是0.6%～0.75%，温血动物所用的是0.8%～0.9%。

2. 各种离子溶液中含一定比例的不同电解质(或称无机盐类)的离子，如Na^+、Cl^-、K^+、Ca^{2+}、Mg^{2+}、H^+、OH^-等，是维持组织和器官功能所必需，组织器官的不同，对生理溶液中离子成分和浓度要求亦不同。

3. pH 的影响 人工生理溶液的pH一般要求在7～7.8。

制备离体器官人工生理溶液时要注意：①由于蒸馏水在制造时不注意，或者储藏期过久，pH 会有改变；②哺乳动物心脏的冠状动脉，酸性生理溶液可使之扩张，而碱性生理溶液则可使之收缩；③酸性生理溶液可使平滑肌松弛，碱性时则能加速其节律，缩小其振幅。例如，猫和兔离体的小肠，pH 6～6.2 时，可停止收缩；如果逐渐增加其碱性，则逐渐出现兴奋；超过pH 8，则可出现痉挛收缩状态。又如，离体豚鼠的子宫，脑垂体后叶制剂可使之收缩，如果增加重碳酸盐则兴奋降低；④横纹肌对pH的变化不及平滑肌敏感，但是酸过多能使张力增加。

4. 其他条件 ①葡萄糖能提供组织活动所需的能量，但需临用时加入溶液中，特别是在天热时更应注意到这一点；②有的离体器官需要氧气，如离体的子宫、兔心、乳头肌等；在肠管实验时可以用空气；③蒸馏水最好是用玻璃仪器制的重蒸馏水，储藏期也不能过久，使用前可以将蒸馏水煮沸一次，以驱除CO_2。

(二)各种营养液的适用组织器官和成分

常用生理溶液的成分与配制

成为及储存备液浓度	每1000ml所需量					
	生理盐水 Normal Saline	任氏液 Ringer's	任洛氏液 Ringer-Iocke's	台氏液 Tyrode's	克氏液 Krebs'	维降氏液 De jaln's
NaCl	9g	6.5 g	9 g	3 g	6.9 g	9 g
KCl 10%		1.4ml(0.14g)	4.2ml(0.42g)	2.0ml(0.20g)	3.5ml(0.35g)	4.2ml(0.24g)
$MgSO_4 \cdot 7H_2O$ 10%				2.6ml(0.29g)	2.9ml(0.29g)	
$NaH_2PO_4 \cdot 2H_2O$ 5%		0.13ml (0.0065g)		1.3ml (0.065g)		
KH_2PO_4 10%					1.6ml (0.16g)	
$NaHCO_3$		0.2 g	0.5 g	1 g	2.1 g	0.5 g
$CaCl_2$Lm		0.13ml (0.12g)	2.16ml (0.24g)	1.8ml (0.20g)	2.52ml (0.28g)	0.54ml (0.06g)
葡萄糖		2 g	1g	1 g	2 g	0.5 g
通气		空气	O_2	O_2或空气	O_2+5%CO_2	O_2+5%CO_2
	哺乳类小量静脉注射	用于蛙类器官	用于哺乳类心脏等	用于哺乳类肠肌等	用于哺乳类及鸟类的各种组织	用于大鼠子宫，低钙可抑制自发收缩

注：1.生理溶液各家主张不一。本表主要根据 The staff of the department of pharmacology，university of edingburgh：pharmacological eaxperiments on isolated prdparations，livingstonc，Edingburgh and London，1970。

2. 配制含$CaCl_2$的溶液时，必须将$CaCl_2$单独溶解，充分稀释，然后才能与其他成分酿成的溶液相混合，否则可能导致$CaCO_3$或$Ca_3(PO_4)_2$沉淀析出。

3. 葡萄糖应在临用前加入，以免滋长细菌。

附录 10　化学试剂的规格

化学试剂的等级规格是根据不同的纯度决定的，在医学科学实验中，可根据实验目的选用不同纯度的化学试剂，以使实验结果准确可靠。

目前国内使用的试剂有国产和进口两类。除我国外，各国在试剂的品级规格上不相一致，即使在同一国家不同的生产厂家，其品级规格也不一致。因此在选用试剂时应注意到这一点。我国目前生产的化学试剂如下。

1. 一般试剂

(1) 一级品：优级纯度或保证试剂 GR，绿色瓶签。这一试剂杂质最低，纯度最高。适用于精密的分析及科学研究，常用来配制标准溶液。

(2) 二级品：分析纯 AR，红色瓶签，这级试剂纯度仅次于一级品，为分析实验广泛选用的试剂，有时也用它配制标准溶液。

(3) 三级品：化学纯 CP，蓝色瓶签，适用于一般分析化学制备和一般化学实验或教学实验。

(4) 四级品：实验试剂 LR，黄色瓶签。这种试剂纯度较低，适用于一般要求不高的实验及制备，如在分析实验中使用，还需进行提纯。

英、美等国试剂与国产试剂规格对照见下表。

进口试剂与国产试剂规格对照表

国名	级别	相当于国产试剂等级
美国	AR，ACS	一级或优级纯
	CP	分析纯
德国	GR	一级或优级纯
（EMK）	LAB	分析纯
	EP，PUKE	化学纯
德国	AR	一级或优级纯
（TS）	RENST，CR	分析纯
	PEIN，LR	化学纯
英国	AR	一级或优级纯
（BDE）	STR	分析纯
	LR，LC	化学纯
英国	GR	一级或优级纯
（LIGHT）	CP	分析纯
	LREP	化学纯
日本	GR	一级或优级纯
瑞士	PURISSPA	一级或优级纯
（FLUKA）	PURISS	分析纯
	PRACT	化学纯

2. 专用试剂 随着科学的发展，对化学试剂的纯度要求也越来越严格和专门化，现简述如下。

(1) 高纯试剂(CGS)。

(2) 超纯试剂(PURE，EP)。

(3) 光谱纯试剂(SSS，SP)。

(4) 色谱纯试剂(GC，GIC)。

以上试剂常用于光谱分析及高纯分析用。高纯试剂应包括超纯试剂、特纯试剂、光谱纯试剂等。纯度分别为 99.99%、99.999%和 99.999 9%以上，杂质(阳离子)总和不超过 0.01%、0.001%和 0.000 1%。它是由专用设备来生产的，在包装、储存、使用等方面都有特殊的要求。

专用试剂中另外还有生物试剂(BR)、生物染色试剂(BS)、指示剂(IND)、层析试剂(FCP)、光学分析试剂(US)、微量分析试剂(MAR)、有机标准试剂(UAS)、基准试剂(通常用于容量分析中的基准物质)，制备标准溶液使用，所配制的标准溶液无需标定。其成分为已知准确含量的 99.95%～100%、测折光率试剂(RI)、显微镜试剂(FMP)、闪烁纯试剂(PURITY)、凝固点试剂(FFT)、电泳纯试剂。

专用试剂中基准试剂的瓶签是蓝色、生物试剂是咖啡色、生物染色试剂用宝石红色、高纯试剂用浅蓝色瓶签。

此外，有的化学试剂还有各种同分异构体，如 D-(+)葡萄糖和 L-(–)葡萄糖。在一些实验特别是酶学实验中，对试剂的分子构型和位置异构要求较严。

使用中还应注意，使用哪种纯度的化学试剂还应有相应的纯水和容器配合，才能发挥高纯试剂的作用，一般配制一级或二级试剂常用二次蒸馏水或去离子水及硬质硼硅玻璃器皿或聚乙烯器皿，某些生物试剂需用 3 次重蒸馏水配制。

我国试剂纯度的标准分为：GB 表示符合国家标准；HG 表示符合化学工业部标准；HGB 表示符合化学工业部暂行标准；另外两种是地方企业标准和厂订标准。试剂符合哪组标准都在瓶签上端表明。在这些符号后面还有该化学试剂的系统编号，如 GB625-25，是硫酸的国家标准代号，HG3-123-64 是无水硫酸钠的部颁标准代号，HGB3166-60 是结晶硫酸钠的部颁暂行标准代号。

试剂瓶签左下角表明：骷髅为毒品；手榴弹为易爆；火把为易燃；试管滴液为遇水燃烧。

附录 11 常用实验仪器

第一节 BL-420E 生物机能实验系统

一、概 述

随着社会经济的发展，计算机将日益渗透到人类社会生活的各个领域并将发挥越来越重要的作用。以计算机为基础的生物机能实验系统可以完全替代原来利用分离的放大器、示波器、记录仪、刺激器等仪器所构成的繁琐而性能低下的生物信号观测系统，而且功能更加强大与灵活。研究人员、教师和学生可以通过生物机能实验系统观察到各种生物机体内或离体器官中探测到的生物电信号及张力、压力、温度等生物非电信号的波形，从而对生物机体在不同的生理或药理实验条件下所发生的机能变化加以记录与分析。

生物机能实验系统的基本原理(附录图 11-1，附录图 11-2)是：首先将原始的生物机能信号，包括生物电信号和通过传感器引入的生物非电信号进行放大(有些生物电信号非常微弱，如减压神经放电，其信号为微伏级信号，如果不进行信号的前置放大，根本无法观察)、滤波(由于在生物信号中夹杂有众多声、光、电等干扰信号，如电网的 50Hz 信号，这些干扰信号的幅度往往比生物电信号本身的强度还要大，如果不将这些干扰信号滤除掉，那么可能会因为过大的干扰信号致使有用的生物机能信号本身无法观察)等处理，然后对处理的信号通过模数转换进行数字化并将数字化后的生物机能信号传输到计算机内部，计算机则通过专用的生物机能实验系统软件接收从生物信号放大、采集硬件传入的数字信号，然后对这些收到的信号进行实时处理，一方面进行生物机能波形的显示，另一方面进行生物机能信号的实时存储，另外，它还要根据操作者的命令对数据进行指定的处理和分析，如平滑滤波、微积分、频谱分析等。对于存储在计算机内部的实验数据，生物机能实验系统软件可以随时将其调出进行观察和分析，还可以将重要的实验波形和分析数据进行打印。

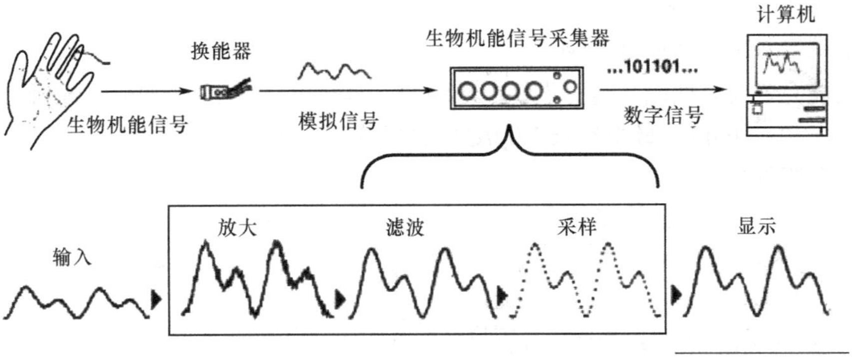

附录图 11-1　生物机能实验系统原理图

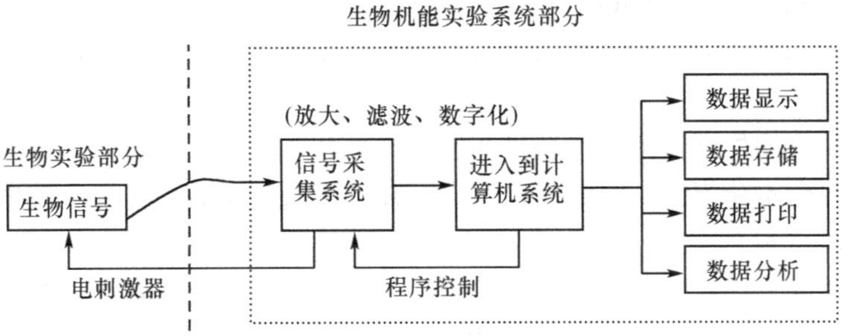

附录图 11-2　生物机能实验系统组成原理框图

(1) BL-420E 生物机能实验系统(附录图 11-3)是配置在微机上的 4 通道生物信号采集、放大、显示、记录与处理系统。该系统的主要特点如下。

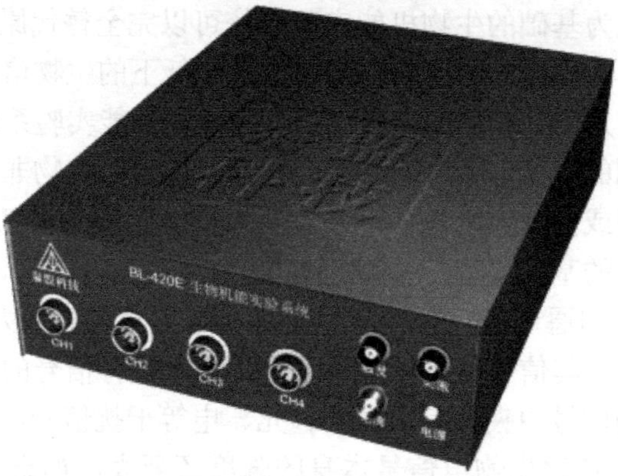

附录图 11-3 BL-420E 生物机能实验系统

1) 抗干扰能力强，工作稳定可靠。

2) 低噪声、高增益、宽范围(2～50 000 倍)的生物电放大器，适应各种强弱不同的生物电信号；生物电放大器的增益、耦合方式(AC/DC)、时间常数(DC，0.001～5s)、高频滤波(0.3Hz～10kHz)；

3) 采用 12 位 A/D 转换器，最高采样率达 60kHz，精度远大于传统的机械式记录仪。

4) 共模抑制比大于 80dB。

5) 等效输入噪声电压峰峰值小于 5μV。

6) 信噪比大于 60dB。

7) 双端输入阻抗分别为 10MΩ。

8) 功能完善的高性能、高可靠性电刺激器，具有电压输出(0～35V，最小步长 5mV)和电流输出(0～10mA，最小步长 1.0μA)两种模式，使用方便。

9) 具有监听和记滴功能。

10) 利用先进的 USB 接口技术与计算机进行通讯。

11) 系统内部不引入 220V 的交流电源，使干扰程度进一步降低，同时增加系统的安全性。

12) 光电隔离的刺激器产生更小的刺激伪迹。

13) 软件的分析功能强大。

(2) 配套软件 BL-NewCentury 的特点

1) 以中文 Windows98、Windows2000 或 Windows XP 为软件平台，全中文的图形化操作界面。

2) 为几乎所有的生理及大部分药理实验教学项目预设置了包括八大类共计 32 个实验模块。当选择一个实验模块后，计算机会自动设置其所需参数，并启动数据采样，让学生直接进入到实验状态。

3) 强大的数据分析功能：可实时地对原始生物信号或存储在磁盘上的反演数据信号进行积分、微分、频率直方图、序列密度直方图、频谱分析等运算，并将运算的结果(积分图、微分图、频率直方图、频谱分析图等)与原始波形一起实时、同步地显示在计算机屏幕上。

4) 强大的数据测量功能：可对原始生物信号或存储在磁盘上的反演数据信号进行实时测量、光标测量、选择区域测量、两点测量及区间测量，可得出生物信号的多种指标，如最大值、最小值、平均值、峰峰值、频率、面积、变化率及持续时间等。

5) 左右双视的设计思想，让 BL-420E 系统具有了两套独立的显示系统，可以在进行实验的同时观察以前记录的数据。

6) 可独立调节四个通道波形的扫描速度，使得波形显示清晰，可根据需要任意拉开或压缩波形显示。

7) 安全记录方式提供了意外情况下的数据保护功能。

8) 可以对反演数据进行原始数据导出、数据剪辑及图形剪辑。

9) 自身的网络控制功能，一方面，教师和学生可以利用自己的计算机进行文字信息的相互传递；另一方面，教师也可以在教师计算机上对某一组学生的实验进行监视。

10) 强大的联机帮助使操作更加方便。

二、运 行 软 件

在中文 Windows 操作系统中，按如下步骤启动软件。

(1) 进入 Windows 中文操作系统，如果计算机上安装有 Windows98 中文操作系统，则打开计算机后自动进入。

(2) 如果已经在计算机上安装了 BL-NewCentury 生物机能实验系统，那么在 Windows98 操作系统的桌面上将出现一个启动图标，见附录图 11-4。双击 BL-NewCentury 软件的启动图标即可以启动该软件。

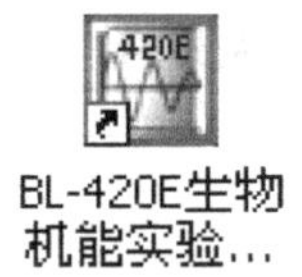

附录图 11-4　Windows 操作系统桌面上的“BL-420E 生物机能实验系统”启动图标

三、信号显示与处理软件主界面介绍

1. 主界面简介　BL-NewCentury 生物信号显示与处理软件的主界面如附录图 11-5 所示。主界面从上到下依次主要分为：标题条、菜单条、工具条、波形显示窗口、数据滚动条及反演按钮区、状态条 6 个部分；从左到右主要分为：标尺调节区、波形显示窗口和分时复用区三个部分。在标尺调节区的上方是刺激器调节区，其下方则是 Mark 标记区。分时复用区包括：控制参数调节区、显示参数调节区、通用信息显示区和专用信息显示区四个分区，它们分时占用屏幕右边相同的一块显示区域，可以通过分时复用区顶端的 4 个切换按钮在这 4 个不同用途的区域之间进行切换。分时复用区的下方是特殊实验标记选择区。BL-NewCentury 软件主界面上各部分功能清单请见附录表 11-1。

附录表11-1 BL-NewCentury软件主界面上各部分功能一览表

名称	功能	备注
刺激器调节区	调节刺激器参数及启动、停止刺激	包括两个按钮
标题条	显示 BL-NewCentury 软件的名称及实验标题等信息	
菜单条	显示所有的顶层菜单项，可以选择其中的某一菜单项以弹出其子菜单。最底层的菜单项代表一条命令	菜单条中一共有 8 个顶层菜单
工具条	一些最常用命令的图形表示集合，它们使常用命令的使用变得方便与直观	共有 21 个工具条命令
左、右视分隔条	用于分隔左、右视，也是调节左、右视大小的调节器	左、右视面积之和相等
时间显示窗口	显示记录数据的时间	在数据记录和反演时显示
4 个切换按钮	用于在 4 个分时复用区中进行切换	
增益、标尺调节区	在实时实验过程中调节硬件增益，在数据反演时调节软件放大倍数。选择标尺单位及调节标尺基线位置	
波形显示窗口	显示生物信号的原始波形或数据处理后的波形，每一个显示窗口对应一个实验采样通道	
显示通道之间的分隔条	用于分隔不同的波形显示通道，也是调节波形显示通道高度的调节器	4 个显示通道的面积之和相等
分时复用区	包含硬件参数调节区、显示参数调节区、通用信息区和专用信息区四个分时复用区域	这些区域占据屏幕右边相同的区域
Mark 标记区	用于存放 Mark 标记和选择 Mark 标记	Mark 标记在光标测量时使用
状态条	显示当前系统命令的执行状态或一些提示信息	
数据滚动条及反演按钮区	用于实时实验和反演时快速数据查找和定位，同时调节 4 个通道的扫描速度	实时实验中显示简单刺激器调节参数
特殊实验标记选择区	用于编辑特殊实验标记，选择特殊实验标记，然后将选择的特殊实验标记添加到波形曲线旁边	包括特殊标记选择列表和打开特殊标记编辑对话框按钮

2. 生物信号波形显示窗口简介 生物信号波形显示窗口是 BL-NewCentury 软件主界面中最重要的组成部分，实验观察到的所有生物信号波形及处理后的结果波形均显示在波形显示窗口中。BL-420E 生物机能实验系统是 4 通道的生物机能实验系统，即可以同时观察 4 个通道的生物信号波形，那么对应于每个实验通道必须有一个波形显示通道，所以在 BL-NewCentury 软件处于初始状态时屏幕上共有 4 个波形显示窗口（附录图 11-5）。

实验时可以根据自己的需要在屏幕上显示 1 个、2 个、3 个或 4 个波形显示窗口，也可以通过波形显示窗口之间的分隔条调节各个波形显示窗口的高度，但由于 4 个波形显示通道的面积之和始终相等，所以当把其中一个显示窗口的高度调宽时，必然会导致其他显示窗口的高度变窄。

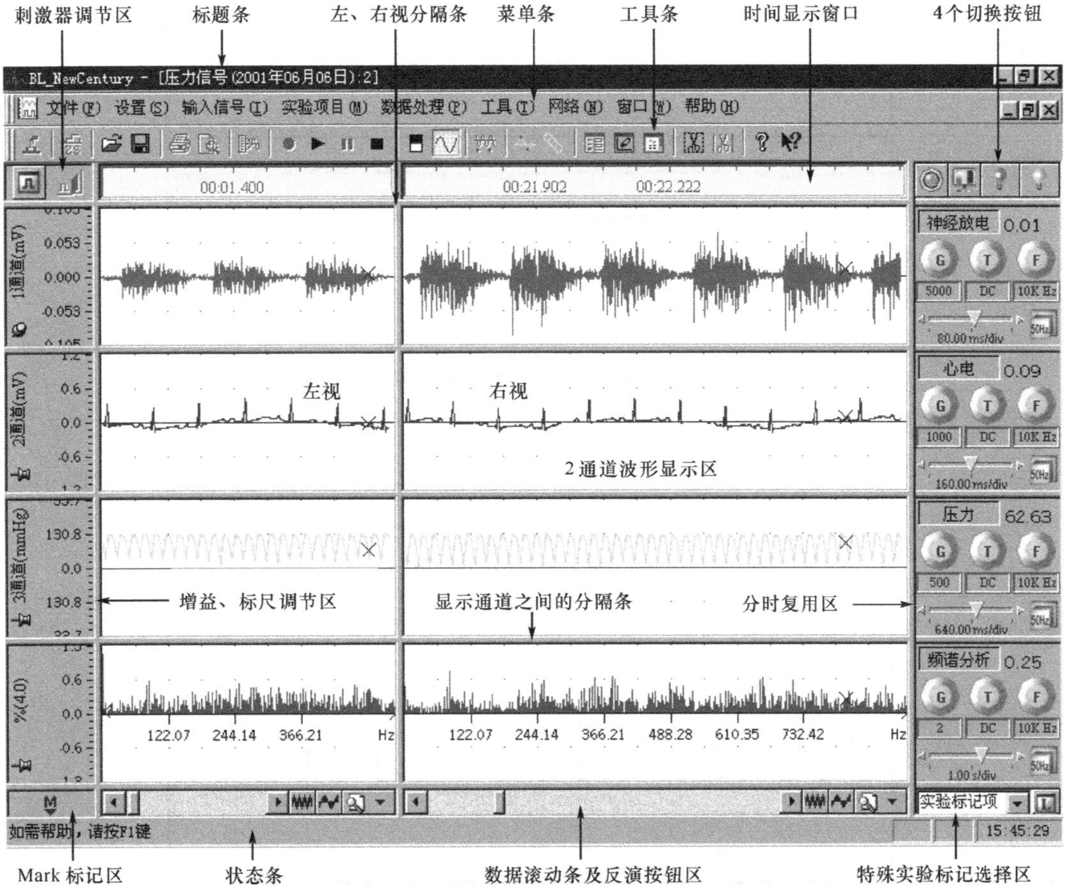

附录图 11-5　BL-NewCentury 生物信号显示与处理软件主界面

波形显示窗口高度调节的原则是：如果调节某一个显示窗口下部的通道分隔条以改变该窗口的显示高度，那么这种调节不影响该显示窗口上面显示窗口的大小，而只影响其下面波形显示窗口的高度，如果将本窗口的高度调窄，那么，在该窗口被调窄的过程中紧挨着它下面的显示窗口的高度变宽；如果将本窗口的高度调宽，那么它下面显示窗口中离它最远的显示窗口的高度首先变窄，其次是次远的显示窗口。例如，我们调节 2 通道显示窗口下面的分隔条来变窄 2 通道显示窗口的高度，那么在 2 通道显示窗口变窄的同时，3 通道显示窗口的高度变宽，见附录图 11-6；如果我们调节 2 通道显示窗口下面的分隔条使 2 通道的显示高度变宽，那么首先是 4 通道的显示高度变窄而不是 3 通道，直到 4 通道的高度变为零才会影响到 3 通道，见附录图 11-7。

附录图 11-8 表示一个通道的波形显示窗口，其中包含有标尺基线、波形显示和背景标尺格线三部分。

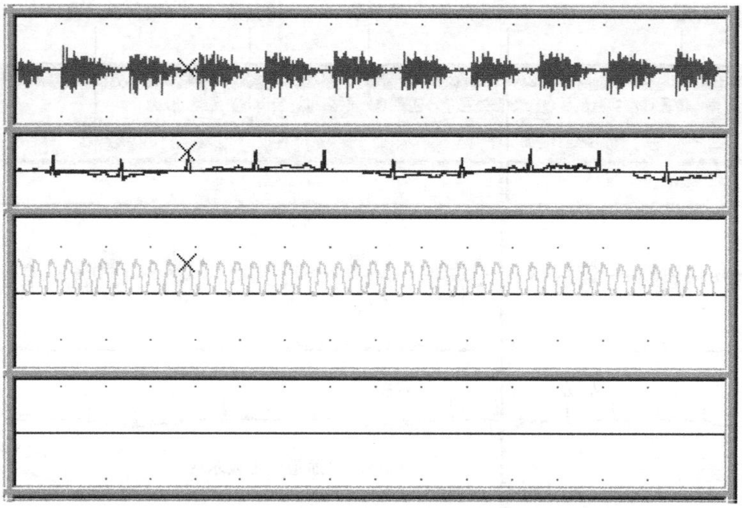

附录图11-6 2通道显示窗口高度变窄的同时3通道显示窗口高度变宽

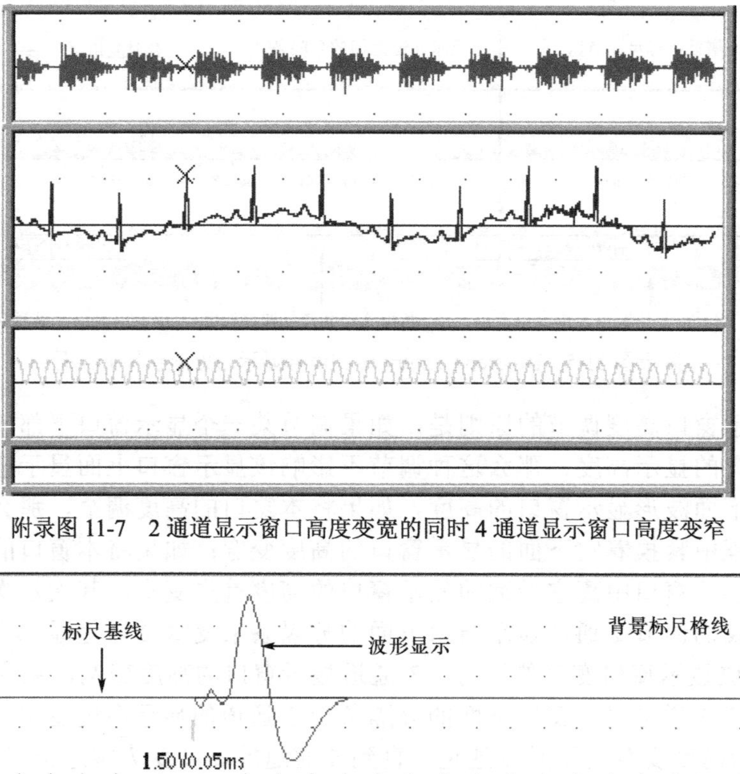

附录图 11-7　2 通道显示窗口高度变宽的同时 4 通道显示窗口高度变窄

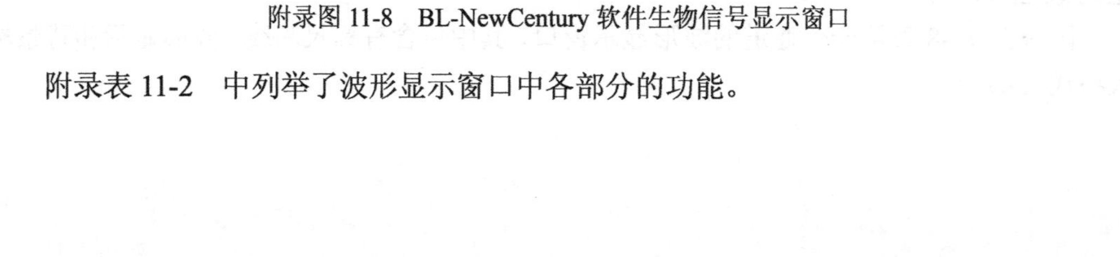

附录图 11-8　BL-NewCentury 软件生物信号显示窗口

附录表 11-2　中列举了波形显示窗口中各部分的功能。

附录表11-2　生物信号波形显示窗口各部分功能一览表

名称	功能	备注
标尺基线	生物信号的参考零点，其上为正，其下为负	
波形显示	显示采集到的生物信号波形或处理后的结果波形	见附录图 11-8
背景标尺点	波形幅度大小和时间长短的参考刻度线或点	其类型和颜色可选

四、菜 单 说 明

BL-NewCentury 软件中的顶级菜单，见附录图 11-9。

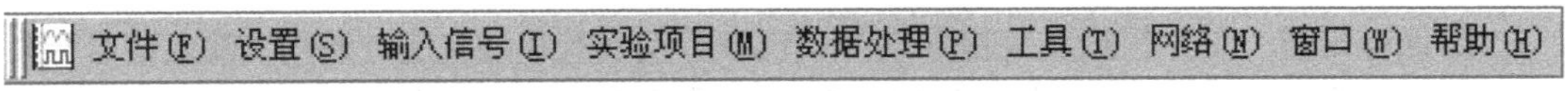

附录图 11-9　顶级菜单条

它包含文件菜单、设置菜单、输入信号菜单、实验项目菜单、数据处理菜单、工具菜单、网络菜单、窗口菜单、帮助菜单。

(一) 文件菜单

当用鼠标单击顶级菜单条上的“文件”菜单项时，“文件”下拉式菜单将被弹出，见附录图 11-10。文件菜单中包含有打开、另存为、打开配置、保存配置、打开上一次实验配置、高效记录方式、删除文件、打印、打印预览、打印设置、定制打印对话框、最近文件和退出 13 个命令。

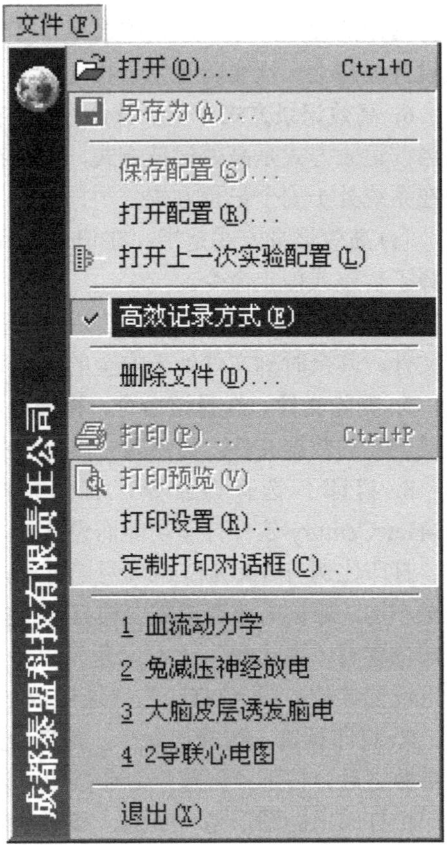

附录图 11-10　文件下拉式菜单

1. 打开　选择此命令，将弹出“打开”对话框。默认地，BL-NewCentury 软件对存储原始波形数据的文件采用“temp.tme”的命名方法，对在反演数据基础上剪辑的数据文件采用“cut.tme”的命名方法。如果在实验中对原始波形数据进行了记录，在实验结束后可以按自己的习惯任意改变记录数据文件的文件名，如果不为当前记录的文件进行重新命名，那么下次实验开始记录后将把这个 temp.tme 内容清除后重新记录。开始反演前，首先要在“打开”对话框中用鼠标在文件名列表框中选择一个文件名(或在“文件名”输入编辑框中直接输入要反演的文件名)，然后按“打开”按钮，即可打开反演数据文件并启动反演。另外，如果用鼠标左键双击文件列表框中的某一个文件名，也可以打开这个反演数据文件并启动反演。由于硬盘空间有限，对以往存储而现在及将来均不会再使用的数据文件应即时清除，以免硬盘空间被完全占满，这可能造成程序的执行速度变慢，影响到整个计算机系统的运行效率。

2. 另存为 选择此命令，将弹出“另存为”对话框，其形式与“打开”对话框完全一致(只是标题的名字不同)，“另存为”命令只在数据反演时起作用，该功能可以将正在反演的数据文件另外起一个名字进行存储，或者将该文件存储到其他目录的位置，如想将正在反演的文件存储到软盘上，那么可以选择该命令。

3. 打开配置 选择该命令后，会弹出一个“自定义模块选择”对话框，从自定义模块名下拉式列表中选择一个原来存储的实验模块，然后按“确定”按钮，系统将自动按照这个实验模块存储的配置进行实验设置同时启动实验。

4. 保存配置 首先根据实验指导教师自己设计的实验模块，通过通用“输入信号”菜单选择相应通道的相应生物信号，然后启动波形采样并观察实验波形，通过调节增益、时间常数、滤波和刺激器等硬件参数及扫描速度来改善实验波形，在满意于自己的实验波形后，选择“保存配置”命令，系统会自动弹出文件存储对话框，输入自定义实验模块的名字，然后按下“保存”命令按钮，则当时选择的实验配置就被保存起来，以后可以通过“打开配置”来启动自定义实验模块。

5. 打开上一次实验配置 是指当一次实验结束之时，本次实验所设置的各项参数均被存储到了计算机的磁盘配置文件 config.las 中，如果现在想要重复做上一次的实验而不想进行繁琐的设置，那么，只需选择“打开上一次实验设置”命令，计算机将自动把实验参数设置成与上一次实验时完全相同，并自动启动数据采集与波形显示。

6. 高效记录方式 选择该命令，将在高效记录方式和安全记录方式之间进行切换。如果当前记录方式是高效记录方式，那么在这个菜单命令项的前面有一个小钩标志；否则，现在系统处于安全记录方式。

(1)高效记录方式是指：在记录过程中，将不进行记录文件的关闭和打开操作，除非选择了暂停或停止命令。

(2)安全记录方式是指：在实验的整个过程中，只有在写入实验数据的时刻才打开记录文件，其余时刻文件处于安全的关闭状态。

7. 删除文件 选择该命令，将弹出“删除文件”对话框，可以从该对话框中选择一个需要删除的数据文件，然后按“删除”按钮即可删除所选择的数据文件。

8. 打印 选择该命令，首先会弹出“定制打印”对话框，该对话框是专门为 BL-NewCentury 软件打印功能而设计的，在任何打印机上其界面均一样。

打印比例有 100%和 50%两档可选，打印的通道可以任意指定，凡是在通道号前面打一个小钩，即认为该通道需要被打印，打印位置只有在 50%打印比例时有效，可以选择的打印位置有“左上角”、“右上角”、“左下角”和“右下角”，其他参数设置组框中包括 4 个可设置参数：“彩色打印”、“通用数据打印”、“4 张/组”和“打印整个文件”。

9. 打印预览 选择该命令，首先会弹出“定制打印”对话框，根据该对话框选择好打印参数之后，按下“预览”命令按钮可以进入到打印预览状态，打印预览显示的波形与从打印机打印出的图形是一致的，即所见即所得。

10. 定制打印对话框 选择该命令，将弹出“定制打印”对话框，当在某一次打印或打印预览时取消了对话框中的“每次打印时均显示该对话框”选项，那么以后打印或打印预览时将不再显示该对话框，而自定义打印参数的设置将与最后一次关闭该对话框时的相同。如果这时又想改变自定义的打印参数，那么需要重新打开“定制打印对话框”，无论在什么情况下，选择该命令都将打开“定制打印”对话框。

11. 最近文件　最近文件是指最近一段时间反演过的数据文件，它们的名字被列在“文件”菜单的下面，在 BL-NewCentury 软件中最多可以列举 4 个最近文件。

12. 退出　选择该命令，将退出 BL-NewCentury 软件。

(二)设置菜单

当用鼠标单击顶级菜单条上的“设置”菜单项时，“设置”下拉式菜单将被弹出，见附录图 11-11。设置菜单中包括工具条、状态栏、实验标题、实验人员、实验相关数据、记滴时间、光标类型、通用标记时间显示开关、特殊标记时间显示开关、设置记录时间、扫描显示方式、显示方向和定标等 13 个菜单选项，其中工具条、显示方向和定标三个菜单选项还有二级子菜单。

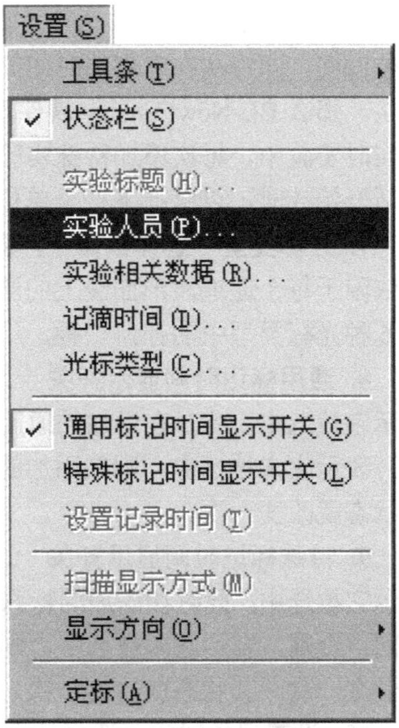

附录图 11-11　设置菜单

1. 工具条　选择该菜单选项，将弹出工具条菜单的子菜单，该子菜单内包含三个子命令：标准工具条、图形剪辑工具条和定制。

标准工具条是一个开关命令，用于打开和关闭 BL-NewCentury 软件的标准工具条。

图形剪辑工具条是一个开关命令，用于打开和关闭 BL-NewCentury 软件中的图形剪辑工具条。

当选择定制菜单命令后会出现一个“自定义”对话框，该对话框的作用是自定义 BL-NewCentury 软件的菜单命令和工具条命令。一般切记不要随意改变其中的设置。对于该对话框，我们只讲一个用处，即将 Windows 的其他应用软件添加到 BL-NewCentury 软件的“工具”菜单中。

自定义对话框中包含有 6 个标签：命令、工具栏、工具、键盘、菜单和选项，它们在对话框的顶部，标签视可以理解为对话框中的对话框。

2. 状态栏　状态栏菜单命令是一个开关命令，用于打开和关闭 BL-NewCentury 软件窗口底部显示信息的状态栏。

3. 实验标题　可以通过该命令来改变实验标题，并且可以为同一个实验设置第二个实验标题。当选择该命令后，会弹出“设置实验标题”对话框。当用通用信号输入方式来完成一个实验时，可以为这个通用实验定义一个实验标题，这样便于打印出来的资料存档。如果想为实验添加第二个实验标题，那么只需在“标题 2”中输入即可。

4. 实验人员　该功能对实验中的网络打印特别有用，否则，实验人员将很难从网络打印机中找到自己打印的实验图形，因为很多组人员都共享同一台网络打印机。选择该命令，将弹出“实验组及组员名单输入”对话框，该对话框用来输入实验人员的名字和实验组号。

5. 实验相关数据 可以通过该命令来设置一些与本实验相关的数据。当选择该命令后，会弹出“实验相关数据设置”对话框，在对话框中，可以设置本实验中使用的动物名称、动物体重、麻醉方法、麻醉剂和麻醉剂剂量等参数，可以在动物名称下拉式列表框中选择一个动物名称，也可以自己直接输入，动物名称限定在 5 个汉字以内。而麻醉方法和麻醉剂则限定在 10 个汉字以内。如果对话框下面的“打印”复选框旁边有一个小钩，那么表示这些数据将随着实验波形一起被打印出来，如果没有小钩，表示不打印这些数据。

6. 记滴时间 选择该命令，将弹出“记滴时间选择”对话框。它用于选择统计记滴的单位时间，即每次在选定的时间间隔内统计尿滴数。如果选择“影响尿生成的因素”实验模块，那么 BL-NewCentury 软件不仅实时地统计尿滴的总数，也统计单位时间的尿滴数。在实时实验中，每次添加特殊实验标记时，即使计时的单位时间已经经过一段时间，也将重新开始计时，以统计下一个单位时间内的尿滴数。

7. 光标类型 选择该命令，将弹出“选择光标类型”对话框。光标类型是指光标测量时依附于每个通道波形曲线上的测量光标，可以根据自己的爱好或需要选择对话框中列举的 6 种光标类型中的任何一种。

8. 通用标记时间显示开关 这是一个开关命令，当该菜单命令项的前边有一个小钩，表示它被选中，此时在添加的通用标记旁边将显示添加这个通用标记时刻的绝对时间；否则，表示它未被选中，则在添加的通用标记旁边不显示时间信息。每选择这个命令一次，其状态就改变一次。

9. 特殊标记时间显示开关 这是一个开关命令，当该菜单命令项的前边有一个小钩，表示它被选中，此时在添加的特殊实验标记下边将显示添加这个特殊实验标记时刻的绝对时间；否则，表示它未被选中，则在添加的特殊实验标记下边不显示时间信息，每选择这个命令一次，其状态就改变一次。

10. 设置记录时间 选择该命令，会弹出“设置记录时间”对话框。控制方式是指控制记录的方式，有 3 种方式可供选择：人工控制、间隔记录和条件记录。人工控制方式是指系统是否进行实验数据的记录是根据用户选择的命令执行，如刚开始实验时计算机自动启动数据记录功能，选择一次记录按钮将停止数据记录，当再一次选择该按钮时将重新启动数据记录；间隔记录和条件记录都是指计算机根据预先设置好的启动和停止记录条件自动启动和停止记录，间隔记录和条件记录的区别在于：间隔记录可多次启动和停止记录，而条件记录仅启动和停止记录一次。时间选择有两种，包括绝对时间和相对时间。绝对时间是指计算机系统所显示的本地时间，而相对时间是指以计算机的当前时间为 0 时刻开始计算的时间。

11. 扫描显示方式 这是一个开关命令，当该菜单命令项的前边有一个小钩，表示它被选中；否则，表示它未被选中。每选择这个命令一次，其状态就改变一次。

扫描显示方式是指以心电监护仪的工作方式进行波形显示，这种显示方式是指整个波形并不移动，每次只刷新需要改变的一部分波形。这种显示方式可以减少波形移动带来的显示抖动感觉。

12. 显示方向 选择该菜单选项，将弹出显示方向菜单的子菜单。该子菜单内包含有两个子命令：从右向左和从左向右。

(1) 从右向左：该命令在实时实验过程中对连续显示的波形起作用。如果当前实验模式为刺激触发方式，那么只能采用示波器显示方式，显示的方向也只能是从左向右。

选择这个命令后，将使实验波形从右向左显示，即新的波形从通道显示窗口的右边出现，并向窗口左边移动，最终在窗口左边消失。

从右向左显示方向为系统默认的显示方向。

(2) 从左向右：实验波形从左向右显示。

13. 定标　选择该菜单选项，将弹出定标菜单的子菜单。该子菜单内包含有两个子命令：调零和定标。

(1) 调零：执行该命令可以使系统处于输入端悬空状态时，偏离红色基线(0 校准线)的直流输入信号波形回到基线位置，即起到消除初始信号直流偏置的作用。

具体操作步骤如下。

1) 从“定标”子菜单中选择“调零”命令，此时会弹出一个提示对话框，见附录图 11-12。

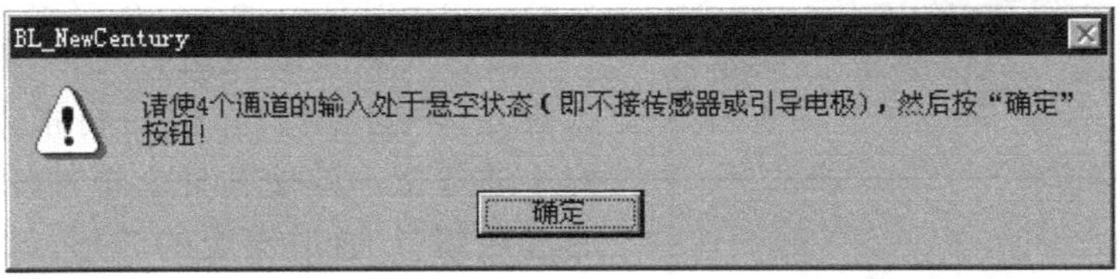
BL_NewCentury
请使4个通道的输入处于悬空状态（即不接传感器或引导电极），然后按“确定”按钮！
确定

附录图 11-12　调零功能中显示的“提示”对话框

2) 在提示对话框中按“确定”按钮，会弹出一个“放大器调零”对话框，同时，4 个通道自动启动数据采样和波形显示。此时可以通过“放大器调零”对话框进行调零处理，见附录图 11-13。

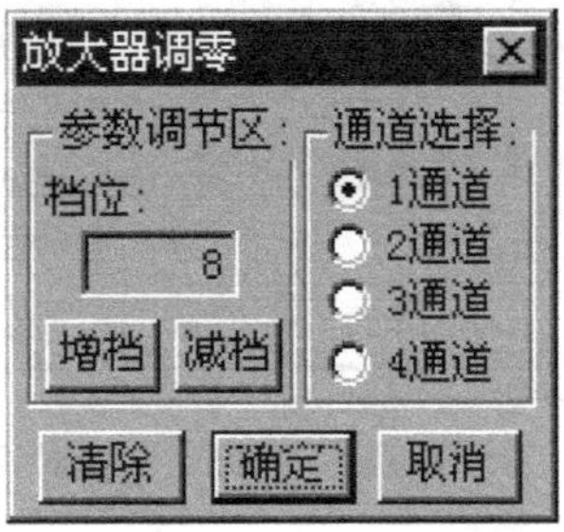

附录图 11-13　“放大器调零”对话框

例如，首先对 1 通道进行调零处理，如果 1 通道的波形显示在基线的下方，那么就按“增档”按钮，直到显示的波形曲线处于离标准零基线最近的位置为止。然后可以对 2 通道进行调零处理，首先在“通道选择”区中将通道设定为 2 通道，再开始调零，如果 2 通道的波形显示在基线的上方，那么就按“减档”按钮，直到显示的波形曲线处于离标准零基线最近的位置为止，依次类推为 3 通道、4 通道进行调零处理，当每个通道均调节完毕后，按“确定”按钮存储调零结果并且结束本次调零操作。

“放大器调零”对话框中的“清除”按钮用于清除上一次调零的结果，“取消”按钮用于结束本次调零操作，但不将本次调零的结果存储到磁盘上。

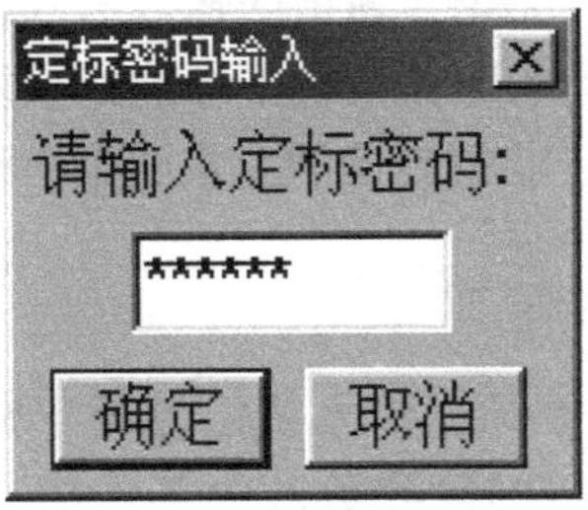

附录图 11-14　定标密码输入对话框

(2) 定标：当选择定标命令后，会弹出一个定标密码输入对话框，见附录图 11-14，请输入定标密码，如果输入的密码不对，系统将禁止进行定标操作(这主要是为了防止在实验中因误操作而造成原来定好的标值丢失，从而使实验不能得到精确的测量结果)，见附录图 11-15，默认的定标密码为 123456。如果输入了正确的定标密码，将进入到定标过程中，此时，4 个信号采集通道将自动启动数据采样，采样后的波形显示在 4

个通道的波形显示窗口中，并且在 BL-NewCentury 软件主界面的左下方将弹出一个“定标”对话框，见附录图 11-16，通过选择定标对话框中的不同参数就能够在一次定标处理过程中完成 4 个通道的传感器信号的定标操作。定标过程如下。

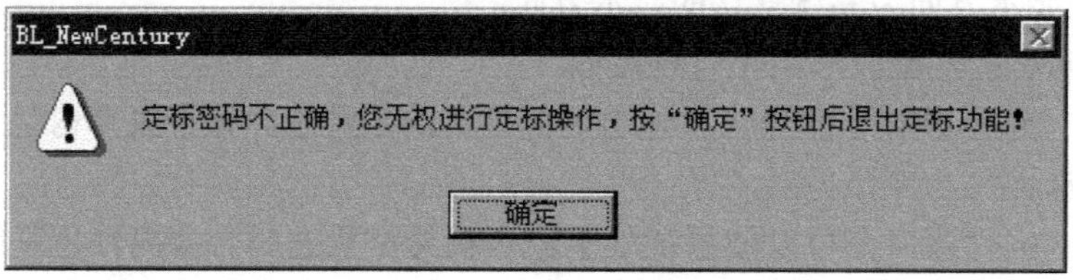

附录图 11-15　定标密码出错提示对话框

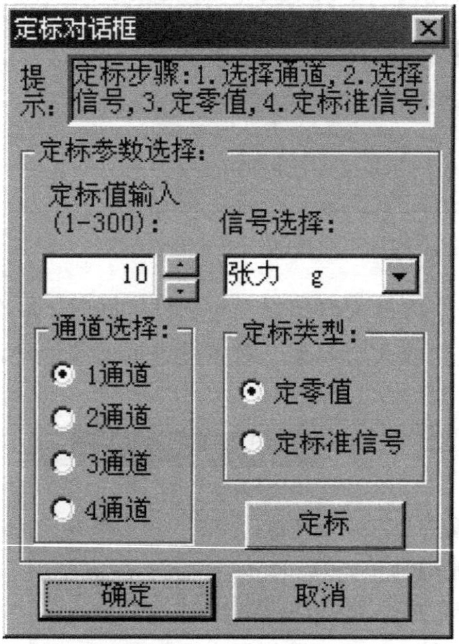

附录图 11-16　定标对话框

1) 如果要为张力信号进行定标处理，那么需要将信号选择参数选为张力信号。

2) 首先对 1 通道进行定标。将定标类型参数设定为“定零值”，然后将张力传感器插入到 1 通道上，并使其处于不加任何负载状态，通过观察 1 通道出现的波形，调节张力传感器的零点，使其输入信号线处于离 1 通道标准零基线最近的位置。当输入信号稳定后，用鼠标按下定标对话框中右下方的“定标”按钮。

3) 将定标类型参数设定为“定标准信号”，然后在张力传感器上挂一个砝码，砝码的大小可以在(1～300g)的范围内任意选择，如 10g，然后在“定标值输入”编辑框中输入在张力传感器上吊挂的砝码重量，如 10。观察 1 通道波形显示窗口中输入信号线的位置，不能使其饱和(如果输入信号线处于窗口顶部，我们可以认为输入信号已经饱和)，如果输入信号饱和，可以通过减小 1 通道的增益或减小传感器上吊挂砝码的重量等方法来使传感器的输入处于非饱和状态。当输入信号稳定后，用鼠标按下“定标”对话框中右下方的“定标”按钮，完成 1 通道张力信号的定标。

4) 将通道选择参数设定为 2 通道，定标类型参数设定为“定零值”，然后将同一个张力传感器插入到 2 通道的信号输入接口上，但需注意，此时，无论 2 通道的输入信号线是否在基线上，均不可再调节张力传感器的零点，否则，1 通道的定标值将不准确。重复步骤 2)、3) 完成 2 通道的定标操作。一般而言，科研工作者为了获得精确的测量结果，不同的通道应该使用不同的传感器。

5) 用与 2 通道定标同样的方法为 3 通道、4 通道定标。

6) 如果需要为其他传感器信号，如压力信号、温度信号、气体流量信号等定标，其方法与张力信号定标的方法完全一样，只是需要将“信号选择”参数改为其他信号的名称即可。

7) 定标完成后，如果按“确定”按钮，定标结果将被存储到 biolap98.cfg 配置文件中；如果按“取消”按钮，本次定标无效，定标结果将不被存储。以后，若不再进行定标操作，计算机将一直使用此次定标的结果；如果又重新进行定标，那么新的定标结果将被存储并将被系统所使用。

（三）输入信号菜单

当用鼠标单击顶级菜单条上的“输入信号”菜单项时，“输入信号”下拉式菜单将被弹出，见附录图 11-17。信号输入菜单中包括有 1 通道、2 通道、3 通道、4 通道 4 个菜单项，每一个菜单项有一个输入信号选择子菜单，见附录图 11-18。

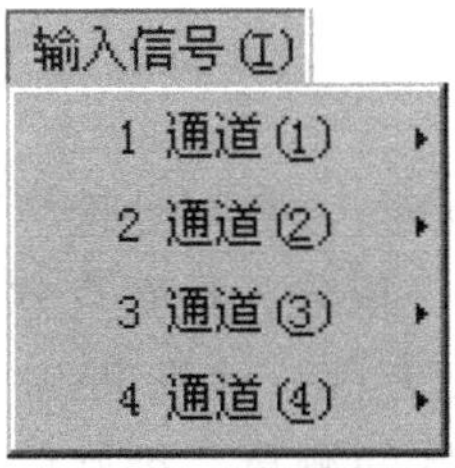

附录图 11-17　输入信号下拉式菜单

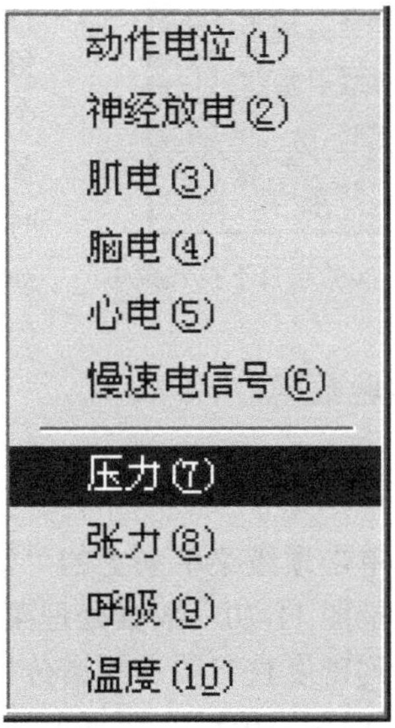

附录图 11-18　输入信号选择子菜单

1. 1 通道　当选择该命令后，会向右弹出一个输入信号选择子菜单，见附录图 11-18，用于具体指定 1 通道的输入信号类型。具体的输入信号类型包括动作电位、神经放电、肌电、脑电、心电、慢速电信号、压力、张力、呼吸及温度信号。选定了 1 通道的输入信号类型后，可以再通过“输入信号”菜单继续选择其他通道的输入信号，当选定所有通道的输入信号类型之后，使用鼠标单击工具条上的“开始”命令按钮，就可以启动数据采样，观察生物信号的波形变化了。例如，从 1 通道选择的输入信号为“神经放电”，2 通道选择的输入信号为“压力信号”，然后启动波形显示，就可以代替实验项目中的“减压神经放电”实验模块，在 1 通道上观察减压神经放电，2 通道上观察动脉血压。如果将 1 通道的输入信号选为“神经放电”，2 通道的输入信号选为“呼吸”，则可代替实验项目中的“膈神经放电”实验模块。

2. 2 通道　2 通道的输入信号选择与 1 通道的输入信号选择完全一样。

3. 3 通道　3 通道的输入信号选择与 1 通道的输入信号选择完全一样。

4. 4 通道　4 通道的输入信号选择与 1 通道的输入信号选择完全一样。

(四)实验项目菜单

当用鼠标单击顶级菜单条上的“实验项目”菜单项时，“实验项目”下拉式菜单将被弹出，见附录图 11-19。实验项目下拉式菜单中包含有 8 个菜单项，它们分别是肌肉神经实验、循环实验、呼吸实验、消化实验、感觉器官实验、中枢神经实验、泌尿实验及其他实验。

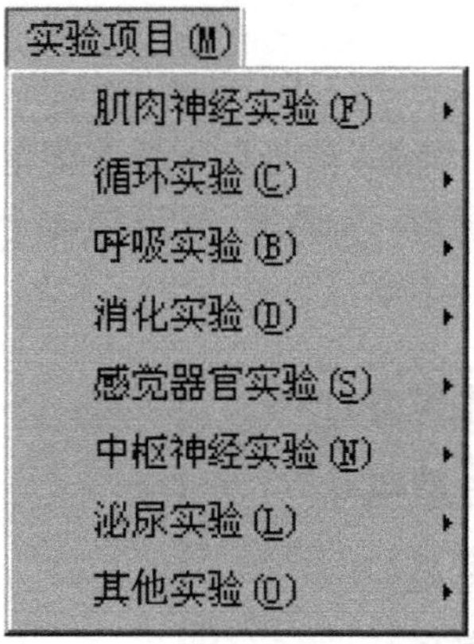

附录图 11-19　实验项目下拉式菜单

这些实验项目组将生理及药理实验按性质分成类，在每一组分类实验项目下又包含有若干个具体的实验模块，当选择某一类实验，可以根据自己的需要从中选择一个实验模块，当选择了一个实验模块之后，系统将自动设置该实验所需的各项参数，包括信号采集通道、采样率、增益、时间常数、滤波及刺激器参数等，并且将自动启动数据采样，直接进入到实验状态。当完成实验后，根据不同的实验模块，打印出的实验报告包含有不同的实验数据。

(五)数据处理菜单

当用鼠标单击顶级菜单条上的“数据处理”菜单项时，“数据处理”下拉式菜单将被弹出，见附录图 11-20。数据处理菜单中包括有微分、积分、频率直方图、序列密度直方图、非序列密度直方图、频谱分析，计算直线回归方程，计算 PA2、PD2、PD2′，计算药效参数 LD_{50}、ED_{50}，计算半衰期、两点测量、区间测量、细胞放电数测量、心肌细胞动作电位测量等 14 个命令。根据需要可对数据进行相应的处理。

(六)工具菜单

当用鼠标单击顶级菜单条上的“工具”菜单项时，“工具”下拉式菜单将被弹出，见附录图 11-21。工具菜单的作用是集成 Windows 操作系统中的工具软件和其他 Windows 应用软件，如记事本、画图、Windows 资源管理器、计算器、Excel、Word 等。选择工具菜单上的某一个命令，将直接从 BL-NewCentury 软件中启动选择的 Windows 应用程序。例如，要启动画图软件，然后将区域选择的图形复制到画图软件中进行拼接，那么选择工具菜单中的画图命令将直接进入到画图程序，在画图的“编辑”菜单中选择“粘贴”命令，即可以将选择的图形连同数据一起复制到画图软件中。

(七)网络菜单

当用鼠标单击顶级菜单条上的“网络”菜单项时，“网络”下拉式菜单将被弹出，见附录图 11-22。网络菜单中包括有连接、发送消息、请求消息、请求数据、停止数据、网络关机和设置地址 7 个命令。对学生机有效的命令是：连接、发送消息、设置地址 3 个命令；而对教师机有效的命令包括：发送消息、请求信息、请求数据、停止数据和网络关机 5 个命令。

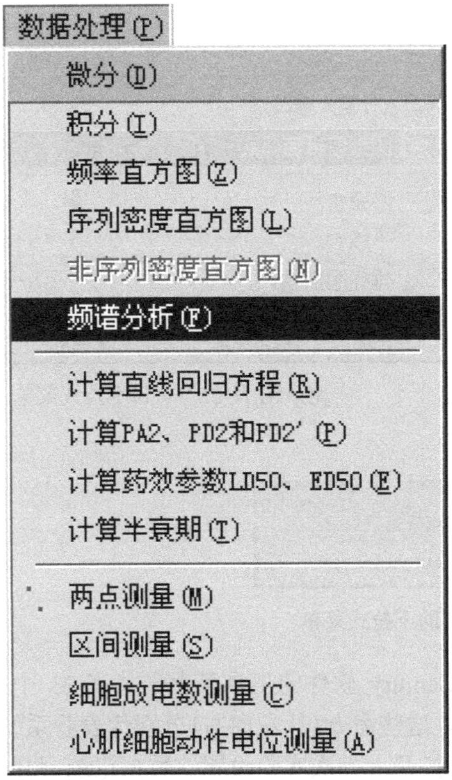

附录图 11-20　数据处理下拉式菜单

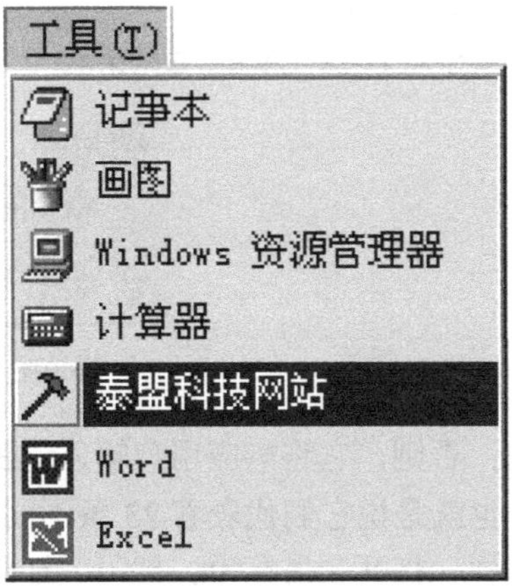

附录图 11-21　工具下拉式菜单

(八)窗口菜单

当用鼠标单击顶级菜单条上的“窗口”菜单项时，“窗口”下拉式菜单将被弹出，见附录图 11-23。

窗口菜单中包括有参数设置窗口、X-Y 输入窗口、图形剪辑窗口、层叠、平铺、排列图标和正在使用窗口 7 个命令。可以根据需要选择适当的参数。

(九)帮助菜单

当用鼠标单击顶级菜单条上的“帮助”菜单项时，“帮助”下拉式菜单将被弹出，见附录图 11-24。帮助菜单中包括帮助主题、关于 BL-NewCentury 两个命令。

五、工　具　条

工具条(附录图 11-25)和命令菜单的含义相似，它也是一些命令的集合。但是它和命令菜单又有些差异，具体来讲，它是把一些常用的命令以方便、直观(图形形式)的方式直接呈现在使用者面前，它所包含的命令可以和命令菜单中的重复，也可以不同，但是它所包含的命令应该是常用的，这是图形化操作系统提供给用户的另一种命令操作方式。工具条上的每一个图形按钮被称为工具条按钮，每一个工具条按钮对应一条命令，当工具条按钮以雕刻效果的图形方式显示时，表明该工具条按钮不可使用，此时，它对用户的输入没

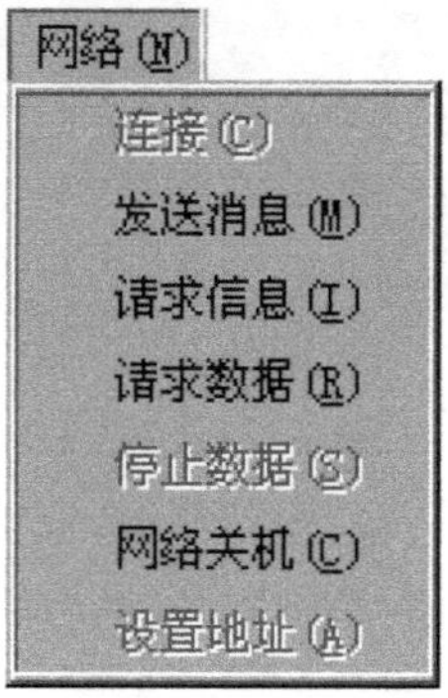

附录图 11-22　网络下拉式菜单

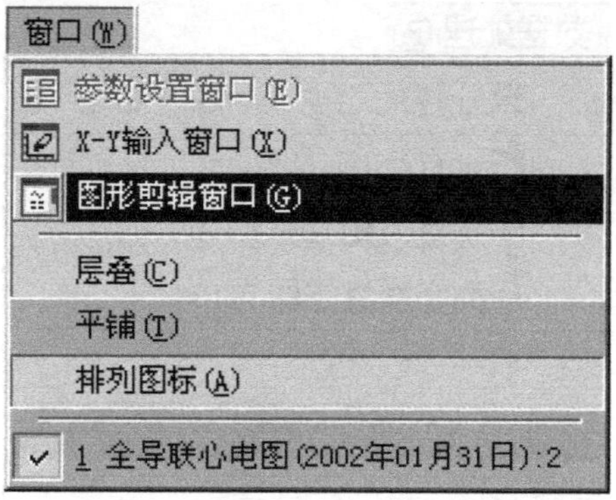

附录图 11-23　窗口下拉式菜单

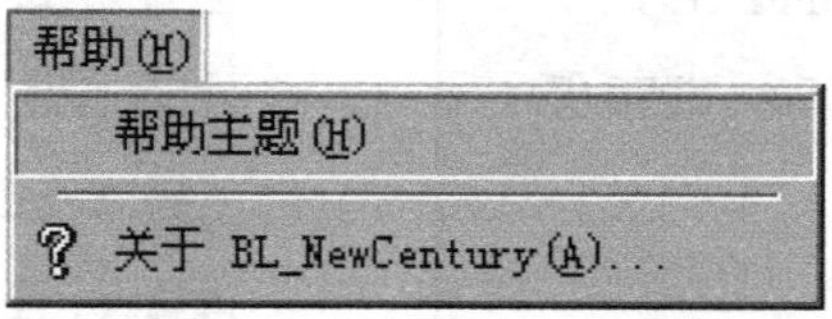

附录图 11-24　帮助下拉式菜单

有反应；否则，它将响应用户输入。BL-NewCentury 软件的工具条上一共有 23 个工具条按钮，也就是说它们代表着 23 条不同的命令。这些命令(从左向右)分别代表着系统复位、零速采样、打开、另存为、打印、打印预览、打开上一次实验设置、数据记录、开始、暂停、停止等命令。

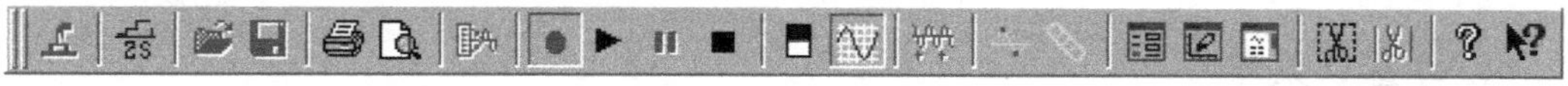

附录图 11-25　工具条

1. 系统复位　选择系统复位命令将对 BL-420E 生物机能实验系统的所有硬件及软件参数进行复位，即将这些参数设置为默认值。

2. 零速采样　所谓零速采样是指：在扫描速度为零的情况下，仍然进行数据采样，并且将最新采样的数据显示在显示窗口的数据出现端，此时，我们可以观察到最新数据的变化规律，但是整个波形并不向前移动。零速采样功能适用于变化非常缓慢的生物信号。

3. 反演数据文件　该命令与“文件”菜单中的“打开”命令功能相同。

4. 另存为　该命令与“文件”菜单中的“另存为”命令功能相同。

5. 打印　该命令与“文件”菜单中的“打印”命令功能相同。

6. 打印预览　该命令与“文件”菜单中的“打印预览”命令功能相同。

7. 打开上一次实验设置　该命令与“文件”菜单中的“打开上一次实验设置”命令功能相同。

8. 数据记录　“记录”命令是一个双态命令，所谓双态命令是指每选择该命令一次，其所代表的状态就改变一次，这就好像是一盏电灯的开关，这种命令通过按钮标记的按下和弹起表示两种不同的状态。当记录命令按钮的红色实心圆标记处于按下状态时说明系统现在正处于记录状态，否则系统仅处于观察状态而不进行观察数据的记录。

默认状态下，BL-NewCentury 软件对存储原始波形数据的文件采用“temp.tme”的命名方法，首先将数据存储在程序运行当前目录下的一个临时文件中。在停止记录后，可以按自己的要求重新命名该临时数据文件的名字并将其存储到\data 子目录或其他指定目录下，以便将来查找方便。

9. 开始实验　选择该命令，将启动数据采集，并将采集到的实验数据显示在计算机屏幕上；如果数据采集处于暂停状态，选择该命令，将继续启动波形显示。在反演时，该命令用于启动波形的自动播放。

10. 暂停实验　选择该命令后，将暂停数据采集与波形动态显示；反演时，暂停波形自动播放。

11. 停止实验　选择该命令，将结束当前实验，同时发出“系统参数复位”命令，使整个系统处于开机时的默认状态，但该命令不复位设置的屏幕参数，如通道背景颜色、基线显示开关等。

12. 通道背景颜色　选择该命令，显示通道的背景颜色将在黑色和白色这两种颜色中进行切换。

13. 删除、添加背景标尺格线　当波形显示背景没有标尺格线时，单击此按钮可以添加背景标尺格线；当波形显示背景有标尺格线时，单击此按钮可以删除背景标尺格线。

14. 添加标记　在实时实验过程中，当单击该命令，将在波形显示窗口的顶部添加一个通用实验标记，其形状为向下的箭头，箭头前面是该标记的数值编号，编号从 1 开始按顺序进行，箭头后面则显示添加该标记的时间，可以打开或关闭通用标记的时间显示，在一次实验中，最多只能添加 200 个这样的通用实验标记。

15. 两点测量命令　该命令与“数据处理”菜单中的“两点测量”命令功能相同。

16. 区间测量命令　该命令与“数据处理”菜单中的“区间测量”命令功能相同。

17. 打开参数设置窗口　该命令与“窗口”菜单中的“参数设置窗口”命令功能相同。

18. X-Y 输入窗口　该命令与“窗口”菜单中的“X-Y 输入窗口”命令功能相同。

19. 图形剪辑窗口　该命令与“窗口”菜单中的“图形剪辑窗口”命令功能相同。

20. 图形剪辑　该命令代表图形剪辑功能。

21. 数据剪辑　该命令代表数据剪辑功能。

22. 该打开关于对话框　该命令与“帮助”菜单中的“关于 BL-NewCentury”命令功能相同。

23. 及时帮助　该工具条按钮的功能为及时帮助，当选择该工具条命令后，鼠标指示将变成一个带问号的箭头，此时用鼠标指向屏幕的不同部分，然后按下鼠标左键，将弹出关于指定部分的帮助信息。

六、时间显示窗口

BL-420E 生物机能实验系统软件 BL-NewCentury 在工具条和通道显示窗口之间加入了一个时间显示窗口(附录图 11-26)，用于显示记录波形的时间。如果没有进行数据记录，那么时间显示窗口将不会显示时间变化；如果进行实验波形的记录，那么，时间显示窗口将显示记录波形的时间。这样，在反演时波形的时间显示就与实际实验中的时间相一致。时间显示窗口显示的时间格式为：“分：秒：毫秒”。

附录图 11-26　时间显示窗口

七、标尺调节区

BL-420E 生物机能实验系统软件 BL-NewCentury 软件显示通道的最左边为标尺调节区，见附录图 11-27。每一个通道均有一个标尺调节区，用于实现调节标尺零点的位置及选择标尺单位等功能。

允许/禁止波形高度自动调节按钮是一个开关型按钮，它用于启动或禁止波形的自动调节。允许/禁止波形高度自动调节按钮的上方显示的是通道号和当前标尺使用的单位，如血压的单位可以选择 mmHg，也可以选择 kPa，甚至于选择 mV。标尺调节窗口的右边显示的是当前使用的标尺，标尺刻度会受到包括窗口大小、标尺基线(0 刻度值)位置及软件放大倍数的影响，所以在某一个硬件放大倍数下，标尺的刻度不一定固定。如果想调节标尺基线(标尺的 0 刻度线)的位置，首先将鼠标移动到标尺上，这时鼠标光标会变成一个上下指示的蓝色箭头加一个原来斜向指示箭头的组合形状。此时按下鼠标左键，在按住鼠标左键不放的情况下上下移动鼠标，这时整个标尺会随着鼠标的移动而上下移动，从而调节标尺 0 点的位置。

当我们将鼠标光标移动到标尺单位显示区，然后按下鼠标右键，将会弹出一个标尺选择快捷菜单，见附录图 11-28。

标尺单位选择快捷菜单分为上、中、下三个部分，最上面的 12 个命令用于选择标尺类型；中间的“标尺设置”命令用于设置单位刻度的标尺大小；下面的三个命令用于光标测量时选择光标在波形上的位置。可供选择的标尺单位有 mV、μV、g、kPa、mmHg、cmH_2O、℃、ml、cm、Ohm、Hz 及%共 12 种，在任何实验中，均可以根据自己的需要任意选择以上 12 种单位中的一种作为当前使用的标尺单位，标尺的值会根据各种单位不同的定标值自动调节，如果已经对各种单位精确定标，那么将会得到在该单位下的精确测量值。

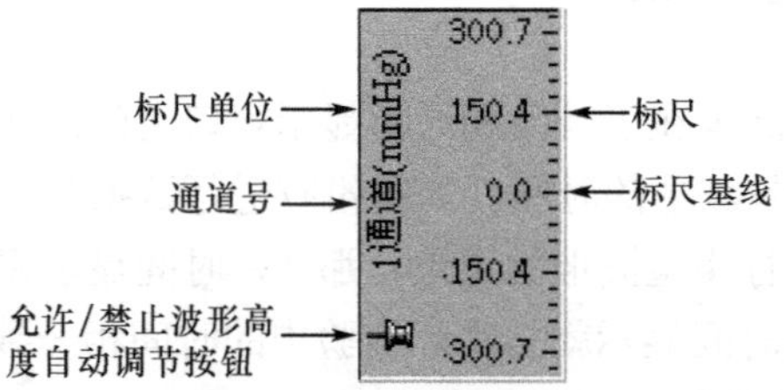

附录图 11-27　标尺调节区

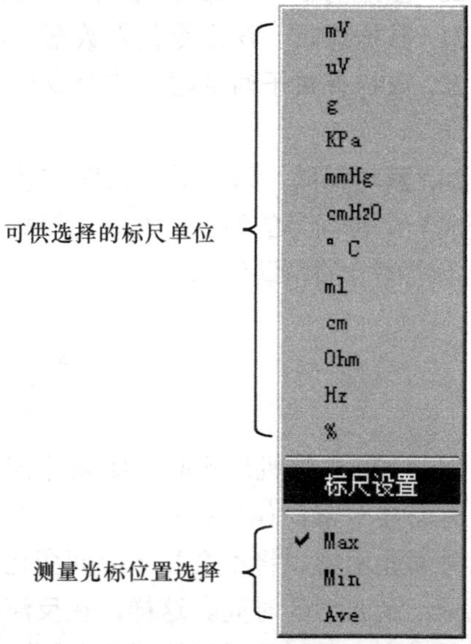

附录图 11-28　标尺单位选择快捷菜单

标尺设置命令用于自定义标尺刻度的大小，当选择这个命令后，将弹出“自定义标尺刻度”对话框，见附录图 11-29。在这个对话框中，包含有原来标尺的一些基本信息，包括通道号，标尺单位和新标尺可以输入的最大、最小范围，这些信息都是不可改变的。可以在“输入新刻度值”编辑框中输入自定义的标尺刻度，输入的新标尺刻度的范围在对话框中显示的最大和最小输入值之间，最大输入值是当前标尺刻度的 5 倍，最小输入值是当前标尺刻度的 1/5。当输入新的标尺刻度之后，按下“确定”按钮新标尺奖励可生效，并且禁止波形自动调节功能；如果按下“取消”按钮，则新标尺无效。

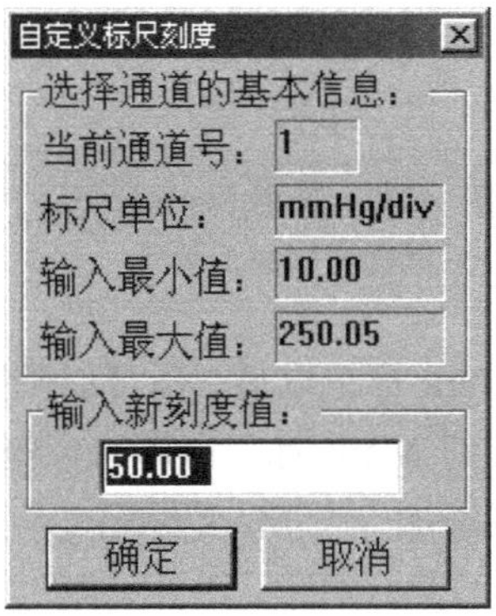

附录图 11-29　自定义标尺刻度对话框

光标测量是指当在实时实验过程中暂停或反演数据时，在每个有波形显示的通道中，伴随着波形曲线有一个测量光标，该光标随着鼠标的移动而左右移动，并且始终依附在波形曲线上，光标处的波形数值将被自动测量出来并且显示在硬件调节区的右上角。

八、Mark 标记选择区

Mark 标记选择区在 BL-NewCentury 软件窗口的左下方，位于标尺调节区的下面，见附录图 11-30。

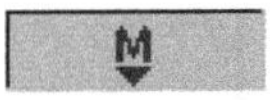

附录图 11-30　Mark 标记选择区

Mark 标记是用于加强光标测量的一个标记，该标记单独存在没有意义，它只有与测量光标配合使用时才能完成简单的两点测量功能。测量光标是用来测量波形曲线上任意一点的当前值。如果测量光标与 Mark 标记配合，那么当测量光标移动时，它将测量 Mark 标记和测量光标之间的波形幅度差值和时间差值(测量的结果前加一个 Δ 标记，表示显示的数值是一个差值)，见附录图 11-31。测量的结果显示在通用显示区的当前值和时间栏中。

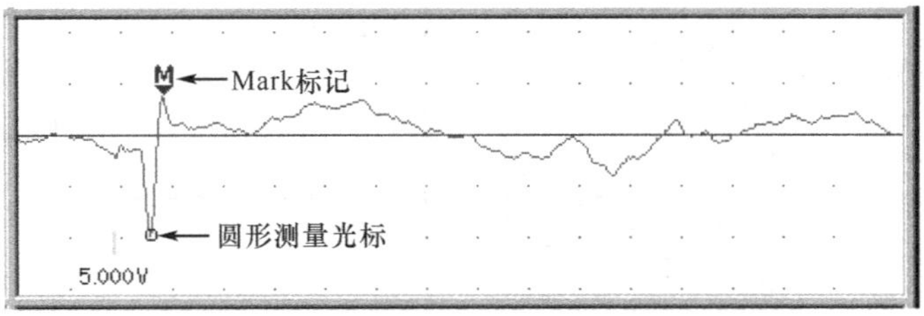

附录图 11-31　Mark 标记和圆形测量光标

在通道显示窗口的波形曲线上添加 Mark 标记有两种方法，一种是利用通道显示窗口快捷菜单中的“添加 M 标记命令”。另一种是使用鼠标在 Mark 标记区中选择然后拖放到指定波形曲线上，首先，将鼠标移动到 Mark 标记区，Mark 标记区中的 M 字母将从蓝色变为红色，这时，按下鼠标左键，鼠标光标将从箭头变为箭头上方加一个 M 字母，见附

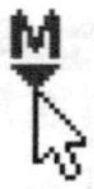

附录图 11-32 选择 Mark 标记后鼠标光标的形状

录图 11-32；然后，在按住鼠标左键不放的情况下拖动 Mark 标记，将 Mark 标记拖放到任何一个有波形显示的通道显示窗口中的波形测量点上方，然后松开鼠标左键，这时，M 字母将自动落到对应于这点 x 坐标的波形曲线上，也就是说 M 标记也只能落在波形曲线上。如果将 M 标记拖到没有波形曲线的地方释放，它将自动回到 Mark 标记区。放好 Mark 标记以后，还可以随时移动它的位置，如果不需要 Mark 标记了，只需用鼠标将其拖回到 Mark 标记区即可，拖回的方法与拖放它的方法相同。还可以为每一个通道的波形曲线添加一个 Mark 标记。

九、分时复用区

在 BL-NewCentury 软件主界面的最右边是一个分时复用区，见附录图 11-33。在该区域内包含有 4 个不同的分时复用区域：控制参数调节区、显示参数调节区、通用信息显示区和专用信息显示区；它们通过分时复用区顶部的切换按钮进行切换。

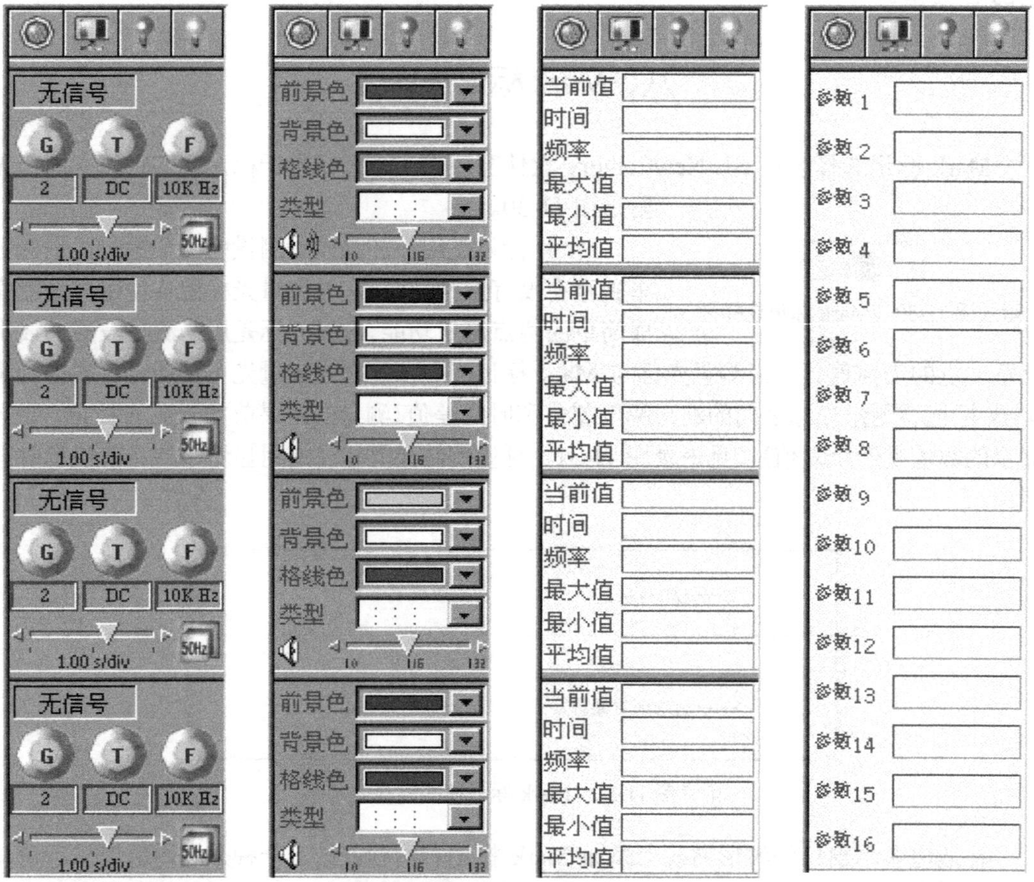

控制参数调节区　显示参数设置区　通用信息显示区　专用信息显示区

附录图 11-33 分时复用区

1. 控制参数调节区　是 BL-NewCentury 软件用来设置 BL-420E 硬卡参数及调节扫描速度的区域，对应于每一个通道有一个控制参数调节区，用来调节该通道的控制参数。

2. 显示参数调节区　用来调节每个显示通道的显示参数及硬卡中该通道的监听器音量。

3. 通用信息显示区　用来显示每个通道的数据测量结果。

4. 专用信息显示区　用来显示某些实验模块专用的数据测量结果。

十、特殊实验标记选择区

特殊实验标记选择区(附录图 11-34)位于分时复用区的下方，即屏幕的右下角。特殊实验标记选择区中包含有一个特殊实验标记选择列表(附录图11-35)和一个打开特殊实验标记编辑框(附录图 11-36)。

如果某个实验模块本身预先设置有特殊实验标记组，那么，当选择这个实验模块时，特殊实验标记选择列表就会列出这个实验模块中所有预先设定的特殊实验标记，见附录图 11-35。如果某个实验没有预先设定有特殊实验标记组，可以通过特殊实验标记选择列表旁边的“打开特殊实验标记编辑对话框”按钮打开特殊实验标记编辑对话框，见附录图 11-36。可以在特殊实验标记编辑对话框中选择一个已经编辑好的特殊实验标记组，或者自己新建一个特殊实验标记组，然后按“确定”按钮选择该组特殊标记。

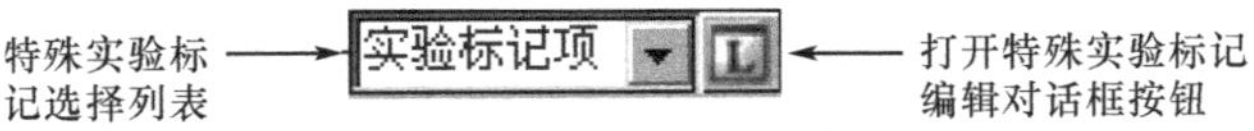

附录图 11-34　特殊实验标记选择区

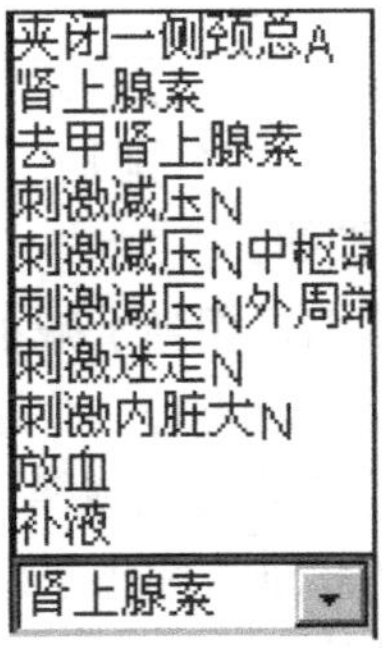

附录图 11-35　特殊实验标记选择列表

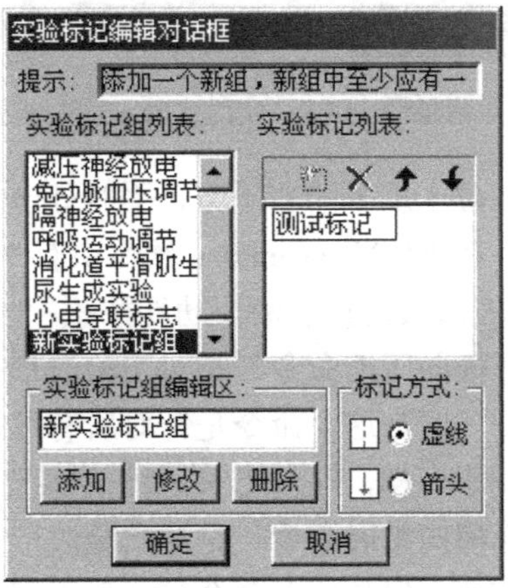

附录图 11-36　特殊实验标记编辑对话框

十一、滚动条和数据反演功能按钮区

滚动条和反演功能按钮区在 BL-NewCentury 软件主窗口通道显示窗口的下方，见附录图 11-37。

数据选择滚动条位于屏幕的下方，它的作用是通过对滚动条的拖动，来选择实验数据中不同时间段的波形进行观察。该功能不仅适用于反演时对数据的快速查找和定位，也适用于实时实验中，将已经推出窗口外的实验波形重新拖回到窗口中进行观察、对比(仅适用于左视的滚动条)。在实时实验中，如果有一个典型实验波形被推移出了窗口，这时，想看一下这个波形而不想停止当前实验，那么如果已经对这个波形进行了记录，就可以通过左视的滚动条查找这个典型波形并通过左视的通道显示窗口观察这个波形。具体的操作方法是：首先使用鼠标选择并拖动左、右视分隔条将左视拉开，然后拖动左视下部的滚动条进行典型波形数据定位，在拖动滚动条的同时，对应于当前滚动条位置的波形将显示在通道显示窗口中，继续拖动过程直到找到想观察的典型波形为止。注意，此时实验并没有停止，照样可以通过右视观察实时出现的生物波形，并且数据记录也照样进行。在反演状态，通过滚动条的拖动，可以方便地察看任何指定时间的实验波形，并且可以在左、右视进行波形的对比显示，如对比加药前后实验动物的反应变化波形等。在进行实时实验时，右视的滚动条将消失，取而代之的是简单的刺激参数调节区，见附录图 11-38。之所以这样设计的原因是：在实时实验的过程中，如果我们需要查看本次实验前面记录的数据，我们无需暂停、也不必停止实验就可以通过左视进行观察，所以此时右视的滚动条没有必要存在，也就是说，右视在实时实验过程中始终处于观察当前实验波形的状态。

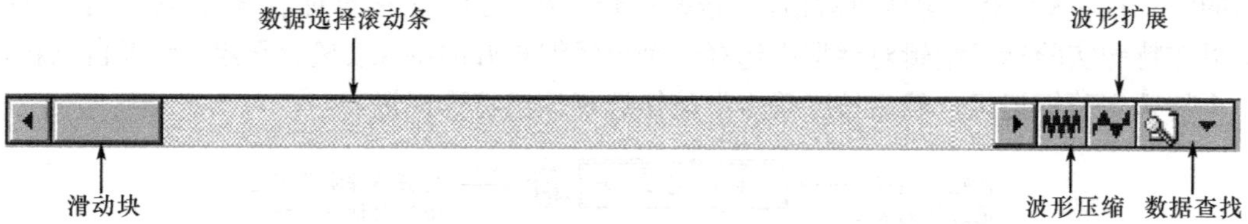

附录图 11-37　滚动条和数据反演功能按钮区

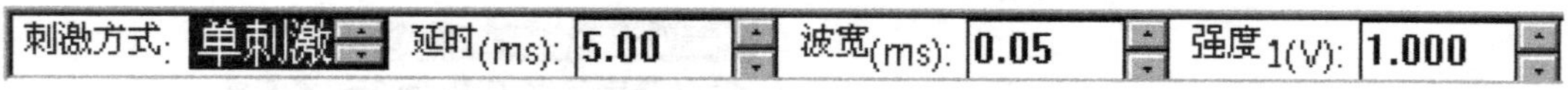
刺激方式:
单刺激
延时(ms):
5.00
波宽(ms):
0.05
强度1(V):
1.000

附录图 11-38　实时实验过程中右视滚动条转化为简单刺激参数调节区

反演按钮位于屏幕的右下方，平时处于灰色的非激活状态，当进行数据反演时，反演按钮被激活。在 BL-NewCentury 软件中有 3 个数据反演按钮，它们分别是：波形横向(时间轴)压缩和波形横向扩展两个功能按钮、一个数据查找菜单按钮。

1．波形横向压缩命令　是对实验波形在时间轴上进行压缩，相当于减小波形扫描速度的调节按钮。但是这个命令是针对所有通道实验波形的压缩，即将每一个通道的波形扫描速度同时调小一档，在波形被压缩的情况下可以观察波形的整体变化规律。

2．波形横向扩展命令　是对实验波形在时间轴上进行的扩展，相当于增大波形扫描速度的调节按钮。但是这个命令与波形压缩按钮一样是针对所有通道实验波形的扩展，在波形扩展的情况下可以观察波形的细节。

3．反演数据查找菜单按钮　是指该按钮形式上是一个按钮，但实际上是一个包含若干个相关命令的选择菜单，所以在该按钮的右边有一个下拉箭头指示这个按钮可以进行展开。当使用鼠标左键单击这个按钮时，将在这个按钮上方弹出一个数据查找菜单，包含按时间查找、按通用标记查找、按特殊标记查找三个子菜单，可以根据需要选择。

十二、刺激器设置

刺激器调节区位于BL-NewCentury软件主界面左上角，在工具条的下方，其内部包含两个与刺激器调节相关的按钮，分别是“打开刺激器调节对话框按钮”和“启动刺激器按钮”，见附录图 11-39。

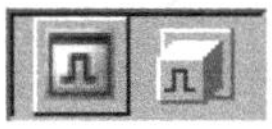

附录图 11-39　刺激器设置区

1. 刺激器各参数　见附录图 11-40。

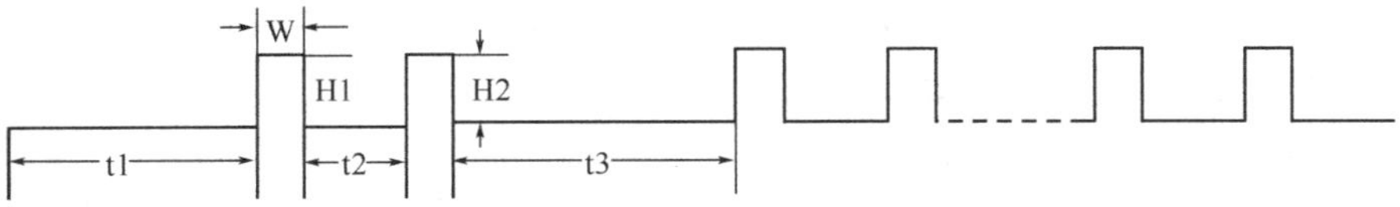

附录图 11-40　刺激器参数分析示意图

(1) t1(延时)：刺激脉冲发出之前的初始延时(范围：0～6s，单位：ms)。

(2) t2(波间隔)：双刺激或串刺激中两个脉冲波之间的时间间隔(范围：0～6s，单位：ms)。

(3) t3(延时 2)：在连续刺激中，连续刺激脉冲之间的时间间隔，可与 t1 相等，也可以不等(范围：0～6s，单位：ms)，在显示中，该参数将被换算为频率，换算公式如下：F = 1/(t3+w)；其中 F 为频率(单位：Hz)，t3 和 W 的单位是 s。

(4) W(波宽)：刺激脉冲的宽度(范围：0～200ms，单位：ms)。

(5) H1(强度 1)：单刺激、串刺激中的刺激脉冲强度，或双刺激中第一个刺激脉冲的强度(范围 0～35V，单位：V)。如果选择的刺激模式为电流刺激，那么它表示第一个刺激脉冲的电流强度(范围 0～10mA，单位：mA)。

(6) H2(强度 2)：双刺激中第二个刺激脉冲的强度(范围 0～35V，单位：V)。如果选择的刺激模式为电流刺激，那么它表示第二个刺激脉冲的电流强度(范围 0～10mA，单位：mA)。

2. 设置刺激器参数中的设置属性对话框　如附录图 11-41。

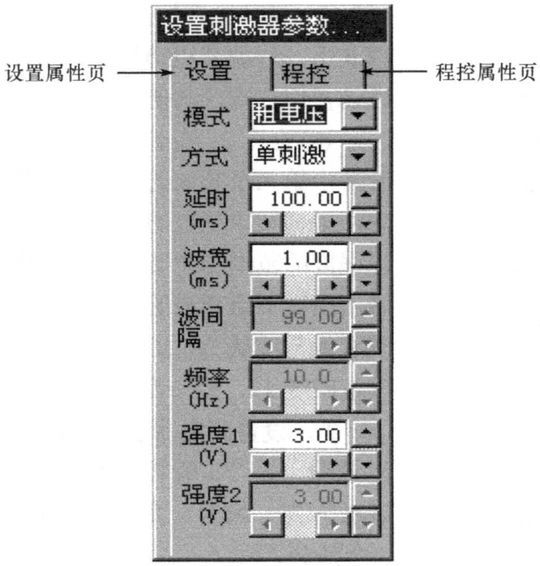

附录图 11-41　设置刺激器参数对话框

(1)模式：有4种刺激器模式供选择，分别是粗电压、细电压、粗电流及细电流。

粗电压刺激模式的刺激范围为0～35V，步长为50mV；细电压刺激模式的刺激范围为0～5V，步长为5mV；粗电流刺激模式的刺激范围为0～10mA，步长为10μA；细电流刺激模式的刺激范围为0～1mA，步长为1μA。

(2)方式：调节刺激器的刺激方式。有5种刺激方式可供选择，它们分别是：单刺激（为默认选择）、双刺激、串刺激、连续单刺激与连续双刺激。

(3)延时：调节刺激器第一个刺激脉冲出现的延时。延时的单位为ms，其范围从0～6s可调。每调节粗调按钮一次，其值改变5ms，调节微调按钮一次，其值改变0.05ms。

(4)波宽：调节刺激器脉冲的波宽。波宽的单位为ms，其范围从0～200ms可调。每调节粗调按钮一次，其值改变0.5ms，调节微调按钮一次，其值改变0.05ms。

(5)波间隔：调节刺激器脉冲之间的时间间隔（适用于双刺激和串刺激）。波间隔的单位为ms，其范围从0～6s可调。每调节粗调按钮一次，其值改变0.5ms，调节微调按钮一次，其值改变0.05ms。波间隔的有效范围还受到刺激频率的影响。

(6)频率：调节刺激频率（适用于串刺激和连续刺激方式）。频率的单位为Hz，其范围从0～2000Hz可调。每调节粗调按钮一次，其值改变10Hz，调节微调按钮一次，其值改变0.1Hz，但刺激器的频率受到波宽和波间隔（在串刺激和连续双刺激时波间隔才起作用）的影响，因此如果调节的波宽较长，刺激频率将不能调节到2000Hz，计算机会自动计算出当时可以调节的最高刺激频率。

(7)强度1：调节刺激器脉冲的电压幅度（当刺激类型为双刺激时，则是调节双脉冲中第一个脉冲的幅度）或电流强度。电压幅度的单位为V，其范围从0～35V可调。在粗电压模式下，每调节粗调按钮一次，其值改变500mV，调节微调按钮一次，其值改变50mV；在细电压模式下，每调节粗调按钮一次，其值改变50mV，调节微调按钮一次，其值改变5mV。

电流强度的单位为mA，其范围从0～10mA可调。在粗电流模式下，每调节粗调按钮一次，其值改变100μA，调节微调按钮一次，其值改变10μA；在细电流模式下，每调节粗调按钮一次，其值改变10μA，调节微调按钮一次，其值改变1μA。

(8)强度2：当刺激类型为双刺激时，它用来调节双脉冲中第二个脉冲的幅度。当刺激器类型为串刺激时，它用来调节串刺激的脉冲个数。强度2的电压幅度或电流强度的范围和调节方式与强度1完全相同。如果该参数用来调节串刺激的脉冲个数，脉冲个数的单位为个，其有效范围从0～200个可调。每调节粗调按钮一次，其值改变10，调节微调按钮一次，其值改变1。

3．设置刺激器参数的对话框中的程控属性页 如附录图11-42。程控属性页中包括：程控方式、程控刺激方向、增量、主周期、停止次数和程控刺激选择6个部分。

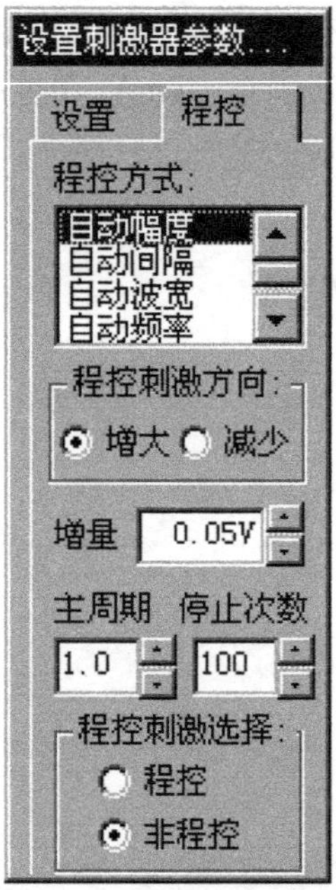

附录图11-42 设置刺激器参数的对话框中的程控属性页

(1) 程控方式：该命令为程控刺激方式选择子菜单，包括：自动幅度、自动间隔、自动波宽、自动频率和连续串刺激 5 种程控刺激方式。自动幅度方式按照设定的主周期自动对单刺激的刺激幅度进行改变；自动间隔方式按照设定的主周期自动对双刺激的刺激波间隔进行改变；自动波宽方式按照设定的主周期自动对单刺激的刺激波宽进行改变；自动频率方式按照设定的主周期自动对串刺激的刺激频率进行改变；连续串刺激方式按照设定的主周期自动、连续的发出串刺激波形。

(2) 程控刺激方向：包括“增大”、“减小”两个选择按钮，它们控制着程控刺激器参数增大或减小的方向。如果程控刺激器的方向为增大，则如果参数增大到最大时，系统自动将其设定为初始值；如果程控刺激器的方向为减小，则如果参数减小到最小时，系统自动将其设定为初始值。

(3) 程控增量：程控刺激器在程控方式下每次发出刺激后程控参数的增量或减量。

(4) 主周期：程控刺激器的主周期，单位为 s。主周期是指程控刺激 2 次刺激之间的时间间隔。

(5) 停止次数：是指停止程控刺激的次数，在程控刺激方式下，每发出一个刺激将计数一次，所发出的刺激数达到停止次数后，将自动停止程控刺激，也就是说在停止次数是停止程控刺激的一个条件。

(6) 程控刺激选择：包括“程控”和“非程控”两个选择按钮，可以通过这个选择按钮的选择，在程控刺激器和非程控刺激器之间进行选择。在任何时候，都可以选择“程控”按钮来将刺激器设置为程控刺激器；也可以选择“非程控”按钮随时停止程控刺激器。

十三、状　态　条

状态条用于显示提示信息、键盘状态及系统时间等，见附录图 11-43。

附录图 11-43　状态条

状态条从左到右分为 3 个部分，它们分别是提示信息显示区、键盘状态显示区和系统时间显示区。

(1) 提示信息的内容将根据系统当前具体操作的不同而不同。

(2) 键盘状态显示大、小写字母切换按钮状态和小键盘数字按钮状态。

(3) 系统时间显示区显示当前系统时间。

第二节　752 紫外分光光度计

752 型分光光度计为单光束紫外光栅分光光度计，测定波长 200～800nm，适于测定 10^{-6} ～10^{-2}mol/l 的稀溶液。

(一) 结构原理

752 型分光光度计由光源室、单色器、样品室、光电管暗盒、电子系统及数字显示器等部件组成，仪器的工作原理如附录图 11-44，仪器内部光学系统如附录图 11-45 所示。从钨灯或氢灯发出的连续辐射经滤色片选择聚光镜聚光后投向单色器进狭缝，此狭缝正好位于聚光镜及单色器内准直镜的焦平面上，因此进入单色器的复合光通过平面反射镜反射及准直镜变成平行光射向色散光栅。光栅将入射的复合光通过衍射作用形成按照一定顺序均匀排列的连续单色光谱，此时单色光谱重新返回到准直镜，然后通过聚光原理成像在出射狭缝上。出射狭缝选出指定带宽的单色光通过聚光镜落在试样室被测样品中心，样品吸收后透射的光经光门射向光电管阴极面。根据光电效应原理，会产生一股微弱的光电流。此光电流经电流放大器放大，送到数字显示器，测出透光率或吸光度，或通过对数放大器实现对数转换，显示出被测样品的浓度 C 值。

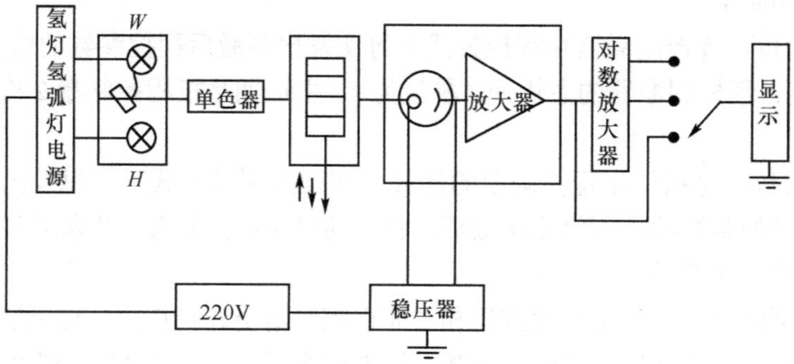

附录图 11-44　工作原理图

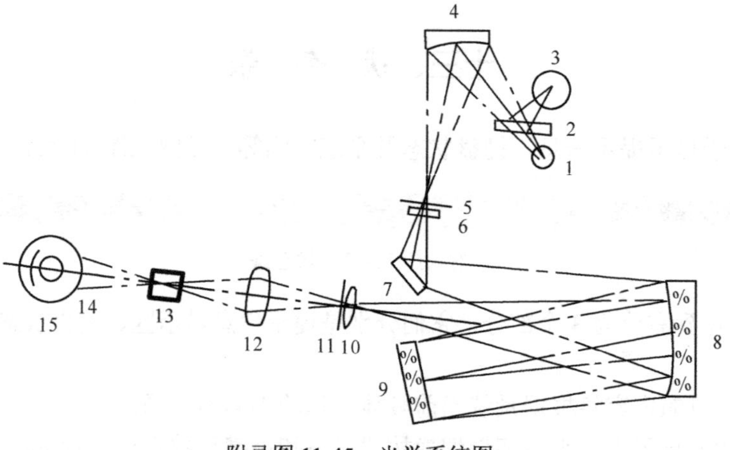

附录图 11-45　光学系统图

1.钨灯；2.滤色片；3.氢灯；4.聚光镜；5.进狭缝；6.保护玻璃；7.反射镜；8.准直镜；9.光栅；10.保护玻璃；11.出狭缝；12.聚光镜；13.样品；14.光门；15.光电管

(二)使用方法

752 型分光光度计的仪器外观如附录图 11-46 所示。

(1)将灵敏度旋钮调到“1”档(放大倍数最小)。

(2)打开电源开关，钨灯点亮，预热 30min 即可测定。若需用紫外光则打开“氢灯”开关，再按氢灯触发按钮，氢灯点亮，预热 30min 后使用。

(3)将选择开关置于“T”。

(4) 打开试样室盖(光门自动关闭)，调节 0%旋钮，使数字显示为“000.0”。

(5) 调节波长旋钮，选择所需测的波长。

(6) 将装有参比溶液和被测溶液的比色皿放入比色皿架中。

(7) 盖上样品室盖，使光路通过参比溶液比色皿，调节透光率旋钮，使数字显示为 100.0%(T)。如果显示不到 100.0%(T)，可适当增加灵敏度的档数，同时重复“4”，调整仪器为“000.0”，然后将被测溶液置于光路中，数字显示值即为被测溶液的透光率。

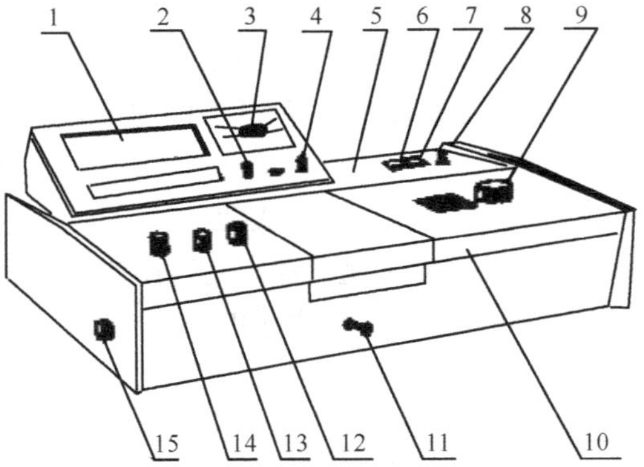

附录图 11-46　仪器外观图

1.数字显示器；2.吸光度调零旋钮；3.选择开关；4.浓度旋钮；5.光源室；6.电源室；7.氢灯电源开关；8.氢灯触发按钮；9.波长手轮；10.波长刻度窗；11.试样架拉手；12.100%T 旋钮；13.0%T 旋钮；14.灵敏度旋钮；15.干燥器

(8) 若不需测透光率，仪器显示 100.0%(T)后，将选择开关调至“A”，调节吸光度旋钮，使数字显示为“000.0”。再将被测溶液置于光路后，数字显示值即为溶液的吸光度。

(9) 若将选择开关调至“C”，将已知标定浓度的溶液置于光路，调节浓度旋钮使数字显示为标定值，再将被测溶液置于光路，则可显示出相应的浓度值。

(三) 注意事项

(1) 测定波长在 360nm 以上时，可用玻璃比色皿；波长在 360nm 以下时，要用石英比色皿。比色皿外部要用吸水纸吸干，不能用手触摸光面的表面。

(2) 仪器配套的比色皿不能与其他仪器的比色皿单个调换。如需增补，应经校正后方可使用。

(3) 开关样品室盖时，应小心操作，防止损坏光门开关。

(4) 不测量时，应使样品室盖处于开启状态，否则会使光电管疲劳，数字显示不稳定。

(5) 当光线波长调整幅度较大时，需稍等数分钟才能工作。因光电管受光后，需有一段响应时间。

(6) 仪器要保持干燥、清洁，放置在坚固平稳的工作台上，避免周围震动及日光直射，周围不能有 H_2S 等腐蚀性气体存在，远离高强度磁场，推荐使用交流稳压器。

(7) 经常注意干燥器中防潮硅胶是否变色，若发现变色硅胶变成红色，应取出烘干至蓝色，待冷却后再置入。

(8) 比色皿被有色物污染时可用 3mol/L HCl 和等体积的 C_2H_5OH 混合浸泡洗涤。

(9) 比色皿每次使用完毕后，应立即用去离子水洗净，再用镜头纸揩干，放入比色皿盒内。

(10) 仪器使用完毕后，应用罩子罩好，在罩内放置数代硅胶，防止灯室受潮及污染。

(四)补充相关知识

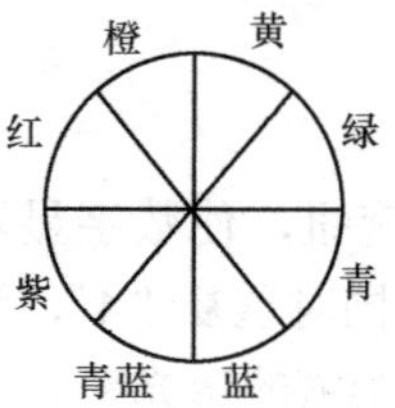

附录图 11-47 互补色图

(1)有色溶液的颜色实际上是被吸收光的补色，见附录图 11-47。

(2)吸光光度分析的定量定律：朗伯-比尔定律。设入射单色光强度为 I_0，通过装在比色皿中浓度为 C 的有色溶液，液层厚度为 L，透过光的强度为 I。

$$\lg I_0/I = KCL$$

式中 $\lg I_0/I$ 表示光通过溶液时被吸收的程度，称为“消光度”(E)，又称“光密度”(D)或“吸光度”(A)。

$$\therefore\ A=KCL$$

吸光度具有加和性质，这一性质对多组分测定是有用的。

此外，吸收强度的变化还有用透光度(T)表示的。

$$T=I/I_0,\ A=\lg I_0/I=\lg 1/\mathrm{T}$$

透光度不具有加和性质。

无色溶液对紫外光进行吸收时，上述定律和公式完全适用。

A-吸光度；K-吸光系数；C-溶液浓度；L-溶液光径长度；I_0-入射光强度；I-透过光的强度；T-透光度。

K 与入射光的波长、物质的性质、溶液的温度有关。

如果溶液浓度以 mol/L 表示，液层厚度以 cm 表示，则此系数称为“摩尔吸光系数”以 ε 表示。

吸光系数大小是关于反应灵敏度高低的重要标志，其在 10^4～10^5 认为该反应灵敏度较高。

以上公式产生的条件是：①入射光必须是单色光；②吸收发生在均匀介质中；③吸收物资互相不发生作用。

引起测得值偏离原因：①入射光非单色光；②溶液的化学因素；③朗伯-比尔定律的局限性。

(3)吸光度测量条件的选择

1)入射光波长的选择：①选最大吸收峰的波长；②显色化合物较强吸收而其他试剂吸收很小的波长；③除此之外，还要求所选波长附近吸收峰变化较平坦，以减少对朗伯-比尔定律的偏差。

2)选择适当的参比溶液：①当试液、试剂、显色剂均无色时，可用蒸馏水作参比溶液；②试剂和显色剂均有色时，可用空白溶液(不加试样溶液)作参比溶液；③试剂和显色剂均无色，试液中其他组分有色时，应采用不加显色剂的试液作参比溶液；④试剂和显色剂均有色，试液中其他组分也有色时，应在一份试液中加掩蔽剂，将被测组分掩蔽起来，再加入试剂和显色剂，以此溶液作参比，可以消除共存组分的干扰。

选择参比溶液总的原则是：尽可能全部抵消各种共存有色物资的干扰，使试液的吸光度真正反映被测物的浓度。

3)吸光度读数范围的选择：①控制溶液的浓度：改变溶液的稀释度；②选择不同厚度的比色皿。总之，吸光度控制在 0.35～0.75 时测得的值较准确。

(4) 定量测定的方法

1) 标准曲线法：将一系列浓度不同的标准品溶液，按一定的操作方法显色后，分别测得吸光度。以吸光度值为纵坐标，浓度为横坐标，绘制 A-C 曲线，称为标准曲线，在相同条件下，测定被测溶液的吸光度，从标准曲线上找出对应的浓度值，即得被测溶液的浓度。标准曲线法要求标准试样和未知试样的组成保持一致。

2) 标准对比法：将标准品与样品分别在相同条件下显色并测得吸光度，因为是相同物质在相同条件下测得，故 K 值相同，所以：$C_X=C_S\times A_X/A_S$ 从测得的吸光度和标准溶液的浓度直接计算得到样品溶液的浓度。在测定的浓度区间内溶液完全遵守朗伯-比尔定律。且 C_S 和 C_X 很接近时，才能得到较准确的结果。C_X：样品浓度；A_X：样品吸光度；C_S：标准品浓度；A_S：标准品吸光度。

第三节　药理、生理多用仪

一、YSD-4 型药理生理实验多用仪

(一) 矩形波刺激器

由前面板上“刺激输出”插口可输出矩形波，其电压幅度由拨动式波段开关和“强度”旋钮调节，分 0～2V、0～10V、0～100V 三档。矩形波的波宽由“波宽”旋钮调节，波宽为 0.2～20ms 连续可调。在后面板上有“同步”插口输出同步信号可接示波器外触发供观察波形时使用。在前面板上有‘延迟’旋钮可调节刺激输出与同步输出之间的延迟，以便在观察时使波形处于示波器荧光屏的正中，延迟时间由 0.2～20ms 连续可调，前面板上的氖灯可显示刺激输出的有无，并可显示刺激频率的快慢及波宽的宽窄，但不能显示刺激的强度。根据不同用途，刺激方式分连续 A、连续 B、连续双次、定时和单次五种。

1. “连续 A”　按“启动”钮即可输出连续脉冲，脉冲频率由“A 频率”选择开关决定，只有当按“停止”钮时才停止输出。按“启动”或“停止”钮时，后面板的电磁标Ⅱ即可作输出标记。

2. “连续 B”　本档主要用于做激怒实验。由后面板两芯插座输出可变交流(50Hz)电压，输出的次数由“B 时间”选择开关控制。

3. “连续双次”　可输出一对连续脉冲，每对脉冲的触发周期由“B 时间”选择开关决定，每对脉冲的时间间隔由“延迟”钮在 300ms 内连续可调。“波宽”和“强度”钮均起作用。

4. “定时”　按“启动”钮即可输出连续脉冲，脉冲的频率由“A 频率”选择开关决定，每串输出的持续时间由“B 时间”选择开关决定。例如，“A 频率”为 8Hz，“B 时间”为 1s，按“启动”钮即输出定时为 1s、频率为 8Hz 的矩形波，也就是 1s 的时间内可输出 8 个脉冲。

5. “单次”　按“启动”钮可输出单次脉冲，可用于单刺激。

(二) 数字式计数器

1. 计时间　前面板右面的开关向上拨到“计时”，多用仪即可按“B 时间”选择开关

所选定的时间进行计时，由荧光数码管直接显示累计的时间数，并由后面板的电磁标Ⅰ或Ⅱ进行时间记录。按“停止”钮可使计数器复“0”。

2. 计滴数 前面板右面的开关向下拨到“计数”；将受滴器的引线插头插入“计数输入”的插口中，数码管即可显示滴下液滴的次数，由后面板上电磁标Ⅱ进行记录，此时电磁标Ⅰ仍可计时。

(三) 恒温控制

将恒温电热箱上的水银接点式温度计调节到所需的温度，把两电极引线的插头插入后面板上的“温度控制”插口，开关拨向“恒温”一边，两芯插座的输出与电热器相连，即可自动调节加温。

(四) 注意事项

(1) 后面板上的钮子开关若拨向“恒温”一边，则两芯插座有交流220V输出，须注意人身安全，故一般应将开关拨向“电惊厥”一边。

(2) 刺激输出电缆线的两头不能相碰，尤其当刺激强度旋钮旋到最大时更须注意不能短路，否则因输出电流过大而损坏仪器。

(3) 本机后面板有单独地线插孔必须良好接地。

(4) 注意频率与波宽的关系。以频率为100次/s的脉冲为例，则周期为10ms，此时，脉冲波宽不应超过10ms，即波宽应小于周期。

(5) 注意频率与延迟的关系。延迟加波宽应小于周期。使用延迟时应从最小延迟调节，逐步加大至所需程度为止。

二、YSD-5型药理生理实验多用仪

YSD-5型药理生理实验多用仪是在YSD-4型多用仪的基础上提高性能的一种仪器，它保留了4型原有的5种刺激方式、交流输出和数字显示功能。刺激输出除有矩形波外，还有尖脉冲、直流波形，并有恒压、恒流两种输出方式。本仪器设有短路保护电路和短路音响报警装置。

(一) 矩形波、尖脉冲、直流刺激器

当波形选择开关分别置于“方”、“尖”、“直”时，在前面板刺激输出插口可分别输出矩形波、尖脉冲和直流波。三种输出波的电压幅度由输出波段开关选择为0～1V、0～10V、0～50V三档恒压输出，每档均由输出细调连续调节。当输出波段开关置于恒流1mA或10mA，在刺激输出插口可恒定输出0～V 1mA或0～10mA 的脉冲电流，输出细调在其范围内连续可调。当波形选择开关置于“方”时，矩形波的波宽范围由波宽选择开关和细调钮在0.1～1000ms连续可调。在后面板上有同步插口输出同步信号可接示波器外触发，供观察波形时使用。在前面板上有延迟开关0.1～1000ms，调节延迟细调钮可调节刺激输出与同步输出之间的延迟，以便观察时使波形处于示波器荧光屏的正中。

前面板的发光二极管可指示多用仪控制部分有否正常工作，并指示刺激频率的快慢及显示波形的宽窄，但不能显示刺激输出的有无、强弱。在后面板上有一监测接线柱可接示波器，监测刺激输出的波形。

根据不同的用途，可选择不同的刺激方式，由刺激方式选择开关决定，分为 5 种。

1. “连续 A” 按“启动”钮即可输出连续脉冲，其间隔时间从 0.1～99.9ms 和 1～999ms 任意选择。只有当按“停止”钮时才停止输出。按“启动”钮时，后面板“打记”电磁标有输出，供记录用。

2. “连续 B” 本档主要用于激怒实验。由后面板两芯插座输出可变交流(50Hz)电压，输出的次数由“B 时间”选择开关控制。

3. “连续双次” 本档主要用于测定组织不应期。产生的刺激输出为一对一对的连续脉冲，对与对之间的周期由“B 时间”选择开关决定，每对脉冲之间的间隔可由延迟开关和延迟细调钮在 0.1～1000ms 范围内连续可调，“波宽”和“输出”钮均起作用。

4. “定时” 按“启动”钮可输出连续脉冲的间隔时间由“A 间隔”选择开关决定，但输出时间的长短由“B 时间”选择开关决定，可产生定时刺激。例如，当“A 间隔”为 125ms，“B 时间”为 1s 时，按“启动”钮即可输出定时为 1s、频率为 8Hz 的矩形波，也就是在 1s 的时间内可输出 8 个脉冲，但这时波宽应小于 125ms，“延迟”、“波宽”和“输出”钮均起作用。

5. “单次” 按“启动”钮可输出单次脉冲，可用于单刺激。“延迟”、“波宽”和“输出”钮均起作用。

(二)数字式计数器

(1)当“测量方式”置于“波宽”时，荧光数码管自动显示刺激脉冲的宽度，每隔 10s 自动显示一次。

(2)当“测量方式”置于“延迟”时，荧光数码管自动显示刺激脉冲和同步输出的延迟时间，每隔 10s 自动显示一次。

(3)当“测量方式”置于“计时”时，按“启动”钮后，多用仪即可按“B 时间”选择开关所选定的时间进行计时，荧光数码管显示累计的时间数。“B 时间”在 1s 时，显示为累计的“秒数”;“B 时间”置于 60s 时，显示为累计的“分数”。按“停止”钮可使计数器复“0”，在计时的同时，后面板的“计时”电磁标供记录用。

(4)计滴数

1)当“测量方式”置于“连续”时，将受滴装置的引线插头插入“计数”插口，按“启动”钮后，荧光数码管可显示液滴的次数，并由后面板上记数电磁标进行记录。

2)当“测量方式”置于“定时”时，“时间”置于所需的位置，按“启动”钮后，则根据“B 时间”来定时计数，到规定时间后计数停止。

(三)恒温控制

把“刺激方式”钮置于任意一档。将恒温电热箱上的水银接点式温度计调节到所需的温度，把两极引线的插头插入后面板的“温度控制”插口，开关拨向“恒温”一边，两芯插座的输出与电热器相连，即可自动调节温度。

附录12　灭火器的使用

灭火器可分为干粉灭火器、二氧化碳灭火器、泡沫灭火器、清水灭火器等。我们实验室使用的灭火器是干粉灭火器和二氧化碳灭火器两种。下面介绍一下灭火器的性能、适应范围及使用方法。

1. 干粉灭火器　由充装干粉的筒体、高压二氧化碳钢瓶和喷嘴等组成，以高压二氧化碳气体为动力喷射干粉灭火。

(1)适用范围：扑救石油及其产品、有机物、可燃气体等火灾。

(2)性能：适用温度为－20～55℃。

(3)灭火级别：2A 9B。

(4)维修保养：灭火器每半年定期检查一次，如发现压力指示表低于绿线区应及时补充氮气。

(5)使用方法：使用前先将其上下颠倒几次，使筒内干粉松动，然后拔下保险销，一手握喷嘴，另一只手用力握紧压把，干粉便会喷出。

2. 二氧化碳灭火器　筒内充装压缩的液态二氧化碳灭火剂，使用时，借助自身压力以气态喷射灭火的器具。

(1)适用范围：扑救档案材料、仪器仪表及600V下的电气火灾等。

(2)性能：适用温度为-10～55℃。

(3)灭火级别：2B。

(4)维修保养：二氧化碳灭火器每半年定期检查灭火剂重量，灭火剂减少额定充装重量的5%后，应重新安装。

(5)使用方法：使用二氧化碳灭火器时，先要拔出保险销，将鸭嘴压下，二氧化碳即可喷出。